Manual Clínico de Acupuntura

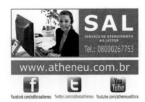

Manual Clínico de Acupuntura

EDITORES

João Paulo Bittar
Médico Especialista em Acupuntura pelo Colégio Médico Brasileiro
de Acupuntura (CMBA) e Associação Médica Brasileira (AMB).

Ari Ojeda Ocampo Moré
Médico Especialista em Acupuntura.
Graduado no Curso de Medicina da Universidade Federal de Santa Catarina (UFSC).
Residência Médica em Acupuntura no Hospital Regional de São José.
Mestre em Neurociências pela UFSC.
Membro do Grupo de Pesquisa Translacional em Acupuntura da UFSC.
Médico do Núcleo de Acupuntura do Hospital Universitário da UFSC.

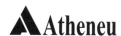

EDITORA ATHENEU

São Paulo —	Rua Jesuíno Pascoal, 30
	Tel.: (11) 2858-8750
	Fax: (11) 2858-8766
	E-mail: atheneu@atheneu.com.br
Rio de Janeiro —	Rua Bambina, 74
	Tel.: (21)3094-1295
	Fax: (21)3094-1284
	E-mail: atheneu@atheneu.com.br
Belo Horizonte —	Rua Domingos Vieira, 319 — conj. 1.104

CAPA: Paulo Verardo

PRODUÇÃO EDITORIAL: Rosane Guedes

Dados Internacionais de Catalogação na Publicação (CIP)
(Câmara Brasileira do Livro, SP, Brasil)

Manual clínico de acupuntura / editores João Paulo Bittar,
Ari Ojeda Ocampo Moré. -- São Paulo : Editora
Atheneu, 2014.

Vários autores.
Bibliografia.
ISBN 978-85-388-0513-7

1. Acupuntura 2. Clínica médica 3. Medicina chinesa
4. Medicina tradicional I. Bittar, João Paulo. II. Moré, Ari
Ojeda Ocampo.

	CDD-610.951
14-03966	NLM-WB 369

Índices para catálogo sistemático:

1. Acupuntura : Medicina chinesa   610.951

BITTAR, J.P.; MORÉ, A. O. O.

Manual Clínico de Acupuntura

© EDITORA ATHENEU

São Paulo, Rio de Janeiro, Belo Horizonte, 2015

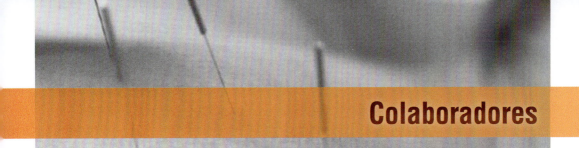

Colaboradores

Adair Roberto Soares dos Santos
Professor Associado do Departamento de Ciências Fisiológicas do Centro de Ciências Biológicas da Universidade Federal de Santa Catarina (UFSC) e Coordenador do Laboratório de Neurobiologia da Dor e Inflamação

Agamenon Honório Silva
Médico Especialista em Acupuntura pela Associação Médica Brasileira e Colégio Médico de Acupuntura. Mestre em Cirurgia pela Universidade Federal do Ceará

Alexandre Castelo Branco de Luca
Graduação em Medicina pela Universidade de Santo Amaro (UNISA). Residência Médica em Ginecologia e Obstetrícia e Doutorado pelo HC-FMUSP. Chefe do Ambulatório de Acupuntura da Disciplina de Ginecologia do HC-FMUSP. Presidente da American College for Advancement in Medicine (ACAM) no Brasil. CCT – Certified Chelation Therapy (1º brasileiro a ter este título internacional para realização de Terapia de Quelação). Membro da American Academy for Anti-aging Medicine – Brasil (A4M). Membro da Associação Brasileira de Ozonioterapia (ABOZ)

Alexandre Massao Yoshizumi
Presidente do Colégio Médico de Acupuntura de São Paulo (CMAESP). Mestre pela Faculdade de Saúde Pública da USP. Título de Especialista em Acupuntura. Coordenador do Ambulatório de Acupuntura (YNSA) da Secretaria da Agricultura e Abastecimento do Estado de São Paulo

Ana Cláudia Lopes Calças
Médica Acupunturista

Ana Claudia Nakandakari
Médica Especialista em Acupuntura. Residência Médica em Acupuntura pela Faculdade de Medicina de São José do Rio Preto

Ana Flávia Lima
Médica Especialista em Acupuntura. Residência em Acupuntura no Hospital Universitário da Universidade Federal de Santa Catarina (UFSC)

Ana Patrícia Moreira de Lima
Graduada em Medicina pela Faculdade de Medicina de São José do Rio Preto (FAMERP). Título de Especialista em Anestesiologia pela SBA. Título de Especialista em Acupuntura pelo CMBA e AMB. Especialização em Dor pela Unifesp

Ana Paula Marques Fernandes Yoshizumi
Médica Ginecologista e Obstetra do Hospital do Servidor Público Estadual de São Paulo (HSPE). Título de Especialista em Acupuntura

Ana Rita Vieira de Novaes

Graduação em Medicina (1986) e Mestrado em Saúde Coletiva pela UFES (2007). Especialista em Homeopatia, Acupuntura, Pediatria e Medicina Geral Comunitária com Experiência Clínica desde 1990. Implantação do Centro de Referência de Práticas Integrativas em 2000 na SESA. Referência Técnica da Secretaria Municipal de Saúde de Vitória, ES, de 2010 a 2012. Docente em Saúde Coletiva na Escola de Ciências Médicas da Santa Casa de Misericórdia de Vitória de 2007 a 2013. Coordena a Política Estadual de Práticas Integrativas e Complementares da Secretaria de Estado da Saúde do ES desde 2008

Anaflávia de Oliveira Freire

Médica Especialista em Acupuntura. Mestre e Doutora pela Universidade de São Paulo (USP)

André G. Daleffe

Médico Especialista em Acupuntura. Formado na Residência Médica em Acupuntura do Hospital Universitário da Universidade Federal de Santa Catarina (UFSC)

André Wan Wen Tsai

Graduado em Medicina pela Faculdade de Medicina da USP em 1999. Título de Especialista da Sociedade Brasileira de Ortopedia e Traumatologia (SBOT) em 2003. Título de Especialista da CMBA em 2004. Pós-graduação em Acupuntura e Medicina Tradicional Chinesa no Hospital Memorial Chang Gung da República da China, Taiwan 2006-2007. Coordenador do Curso de Acupuntura do Centro de Acupuntura do IOT/HC-FMUSP. Coordenador da Residência Médica em Acupuntura do HC-FMUSP

Bernardo Rodrigues Ayres

Médico Residente de Acupuntura do Hospital das Clínicas da Faculdade de Medicina da Universidade de São Paulo

Bibiana de Moraes Arns

Médica de Família e Comunidade, Formada na Universidade do Extremo Sul Catarinense (UNESC) em 2009. Residência em Medicina de Família e Comunidade pelo HU da Universidade Federal de Santa Catarina (UFSC) em 2012

Carlos Eduardo Mendes dos Santos

Médico Especialista em Acupuntura pelo Colégio Médico Brasileiro de Acupuntura (CMBA), Associação Médica Brasileira (AMB) e pelos CRMS ES e SP. Membro da Associação Brasileira para Estudo da Obesidade (ABESO). Presidente da Colégio Médico Brasileiro de Acupuntura Federada Espírito Santo (CMA-ES) 2012 a 2014

Charles Dalcanale Tesser

Médico, Especialista em Medicina Preventiva e Social, Mestre e Doutor em Saúde Coletiva. Professor Adjunto do Departamento de Saúde Pública da Universidade Federal de Santa Catarina (UFSC)

Chin An Lin
MD, PhD. Professor Colaborador do Departamento de Clínica Médica da Faculdade de Medicina da USP. Médico Assistente-doutor da Clínica Geral do Hospital das Clínicas da Faculdade de Medicina da USP. Docente do Curso Optativo de Graduação "Fundamentos em Acupuntura" da Faculdade de Medicina da USP. Docente do Curso de Especialização em Acupuntura do Centro de Acupuntura do Instituto de Ortopedia e Traumatologia do Hospital das Clínicas da Faculdade de Medicina da USP e Pesquisador do Laboratório de Poluição Atmosférica Experimental da FMUSP

Cláudio L. M. Couto
Médico Especialista em Acupuntura pela Associação Médica Brasileira e Colégio Médico de Acupuntura. Mestre em Clínica Médica pela Universidade Federal do Rio Grande do Sul. Diretor do Grupo de Estudos de Acupuntura Neurofuncional (GEANF). Coordenador do Ambulatório de Dor do Centro de Saúde Modelo do Município de Porto Alegre

Cleyton de Sousa Margarida
Médico Graduado pela UFSC em 2006. Residência em Acupuntura concluída pelo Hospital Regional de São José em 2013

Diego Ladeia Muiños de Andrade
Médico Formado pela Escola Bahiana de Medicina e Saúde Pública. Acupunturista com Especialização pelo Center AO

Dinamara Kran Rocha
Residência Médica em Acupunturiatria no Hospital de Base do Distrito Federal (2008-2010). Preceptora do Programa de Residência Médica do Hospital de Base do Distrito Federal (HBDF)

Douglas Tetsuo Hiraoka
Médico Residente de Acupuntura do Hospital das Clínicas da Faculdade de Medicina da Universidade de São Paulo

Durval Campos Kraychete
Professor Adjunto de Anestesiologia da Universidade Federal da Bahia. Coordenador do Ambulatório de Dor e Acupuntura. Vice-presidente da Sociedade Brasileira para o Estudo da Dor

Eduardo Minoru Shiratori
Médico Especialista em Acupuntura

Eduardo N. Usuy Jr.
Médico Gastroenterologista e Endoscopista. Presidente da Sociedade Brasileira de Endoscopia Digestiva – Estadual Santa Catarina. Membro Titular da Sociedade Brasileira de Gastroenterologia

Elisabete dos Reis Carneiro
Médica Pediatra, Psicanalista, Especialista em Acupuntura e Medicina Chinesa pela Unifesp. Mestre em Farmacologia pela Unifesp. Doutora em Ciências pela Unifesp. Fundadora do Ambulatório de Acupuntura em Pediatria da Unifesp

Fernanda Medeiros Nakamura

Formação em Medicina pela FAMERP (2002) e Residência em Acupuntura Médica pela FAMERP (2004-2006). Desde 2009, Responsável pelo Setor de Acupuntura Infantil em Guarulhos no Hospital Municipal da Criança e do Adolescente, Ambulatório da Criança e Centro de Estimulação Precoce Orfeu Paraventi Sobrinho e Integrante do Grupo de Trabalho de Práticas Integrativas e Complementares do Município de Guarulhos, SP

Fernando Claudio Zuvan Genschow

Médico com atuação em Acupunturiatria desde 1980. Residência em Medicina Interna. Mestrado em Ciências da Saúde/Epidemiologia. Supervisor do Programa de Residência Médica em Acupunturiatria do Hospital de Base do Distrito Federal (HBDF). Preceptor das Disciplinas de Acupunturiatria e do Internato em Acupunturiatria do Curso de Medicina da Escola Superior de Ciências da Saúde (ESCS)

Fernando Henrique Marciano Vella

Formado em Medicina pela Faculdade de Medicina de Ribeirão Preto – USP. Especialização em Acupuntura pelo Centro de Pesquisa e Estudo em Medicina Chinesa (Center AO)

Gabriel Hahn Monteiro Lufchitz

Médico de Família e Comunidade pelo Hospital Universitário da Universidade Federal de Santa Catarina (HU/UFSC)

Gherusa Helena Milbratz

Médica Oftalmologista do Hospital Universitário da Universidade Federal de Santa Catarina. Doutora em Oftalmologia pela Faculdade de Medicina de Ribeirão Preto da Universidade de São Paulo

Graciela de Oliveira Richter Schmidt

Médica Formada na Universidade Federal de Santa Catarina. Especialista em Acupuntura pelo Hospital Regional Homero de Miranda Gomes, São José, SC. Especialista em Medicina Esportiva pela Universidade do Estado de Santa Catarina

Hildebrando Sábato

Médico Acupunturiatra pelo Colégio Médico Brasileiro de Acupuntura (CMBA) e Associação Médica Brasileira (AMB). Diretor e Membro do Corpo Docente do Instituto Médico Brasileiro de Acupuntura (IMBA). Presidente do Colégio Médico Brasileiro de Acupuntura (CMBA) 2012-2014

Igor Dórea Bandeira

Graduando em Medicina pela Faculdade de Medicina da Bahia (FMB) da Universidade Federal da Bahia (UFBA). Pesquisador do Núcleo de Estudos em Neuromodulação (NEMO)

Iris Hermes Zanella Troncoso

Graduada em Medicina pela Universidade Federal de Santa Catarina (UFSC)

Janete Shatkoski Bandeira

Médica Especialista em Acupuntura pela Associação Médica Brasileira e Colégio Médico de Acupuntura. Membro Fundador do Grupo de Estudos de Acupuntura Neurofuncional (GEANF)

Jerusa Alecrim Andrade

Médica com Doutorado, Mestrado e Especialização em Acupuntura – Medicina Interna pela Universidade Autônoma de Barcelona (Espanha). *Master in Headache* pela International Headache Society e Sociedade Brasileira de Cefaleia. Pesquisadora dos Efeitos da Acupuntura no Tratamento das Dores de Cabeça e Enxaqueca com Tese e Publicações Internacionais sobre esse Tema

Jéssica Maria Costi

Médica com Especialização em Pediatria e Acupuntura – Ambulatório de Acupuntura do Hospital Regional de São José Dr. Homero de Miranda Gomes, São José, SC. Coordenadora do Programa de Residência Médica em Acupuntura do HRSJ-HMG

João Bosco Guerreiro da Silva

Médico pela Escola Paulista de Medicina em 1983. Residência Médica em Medicina Preventiva e Social pela EPM em 1984-85. Mestre em Saúde Pública pela Faculdade de Saúde Pública da USP em 1999. Doutor em Ciências pela Unifesp em 2005. Pós-graduado em Principles and Practice of Clinical Research pela Universidade de Harvard em 2009. Professor Adjunto da Faculdade de Medicina de São José do Rio Preto (FAMERP). Professor da Residência Médica em Acupuntura da FAMERP desde 2004. Diretor Científico do Colégio Médico Brasileiro de Acupuntura. Editor para a América do Sul da Revista European Journal of Integrative Medicine

João Eduardo Marten Teixeira

Médico Especialista em Acupuntura pela Residência Médica em Acupuntura do Hospital Homero de Miranda Gomes (São José, SC). Aperfeiçoamento em Medicina Física e Reabilitação pela Associação de Assistência à Criança Deficiente (AACD – São Paulo, SP)

José Eduardo Tambor Bueno

Título de Especialista em Acupuntura pelo CMA. Preceptor do Ambulatório de Acupuntura do Hospital do Servidor Público Estadual de São Paulo (AMBA). Docente Convidado da AMBA. Médico Acupunturista do Hospital São Luiz Rede D'Or – Itaim, São Paulo

Júlio Elito Junior

Professor Associado Livre-docente do Departamento de Obstetrícia da Unifesp. Chefe da Disciplina de Obstetrícia Patológica e Tocurgia da Unifesp

Li Shih Min

Possui Graduação em Medicina pela Universidade Federal do Paraná (1981). Residência em Clínica Médica, Universidade Federal do Paraná (1984). Mestrado em Ciências Médicas pela Universidade Federal de Santa Catarina (1994). Doutorado em Engenharia de Produção pela Universidade Federal de Santa Catarina (2002). Atualmente é Professor Adjunto da Universidade Federal de Santa Catarina. Supervisor do Programa de Residência Médica em Acupuntura (HU-UFSC). Coordenador do Núcleo de Acupuntura e Medicina Tradicional Chinesa. Docente do Centro de Acupuntura (IOT-HCFMUSP) da Universidade de São Paulo. Conselheiro do Primeiro Board do Comitê de Exame e Avaliação de World Federation of Chinese Medicine Societies

Lidiane Midori Kumagai
Graduação Centro Universitário Lusíada (UNILUS). Curso de Ciências Médicas, Santos, SP. Formação 2010. Residente de Acupuntura do Departamento de Ortopedia e Traumatologia da Faculdade de Medicina da Universidade de São Paulo (FMUSP)

Luciana Aikawa
Médica Especialista em Acupuntura pela Residência Médica de Acupuntura Instituto de Assistência Médica ao Servidor Publico Estadual (IAMPE). Monitora do Ambulatório de Acupuntura do Hospital Servidor Público Estadual (HSPE)

Luiz Carlos Saladini Junior
Médico Ginecologista e Obstetra, com Subespecialização em Oncologia Ginecológica, Citopatologia e Colposcopia. Acupuntura Médica, Medicina Ocupacional

Luiz Eduardo Faria Coura
Graduado pela Universidade Federal de Santa Catarina. Titulado em Terapia Intensiva pelo Hospital Municipal São José. Pós-graduado em Acupuntura pelo CESAC

Marco Antônio Hélio da Silva
Médico Especializado em Acupuntura há 26 anos e Clínica de Dor há 10 anos. Professor de Medicina Tradicional Chinesa e Acupuntura na Universidade Federal Fluminense desde 1997. Atual Presidente da Associação para o Estudo da Dor do Estado do Rio de Janeiro (ADERJ), Gestão 2012/2013. Atual Diretor de Ensino do Colégio Médico de Acupuntura do Rio de Janeiro, Gestão 2012/2013

Nayara Mendes Morales
Médica Formada pela Universidade Federal de Santa Catarina. Médica Residente em Acupuntura no Hospital Universitário Professor Polydoro Ernani de São Thiago

Pablo Coutinho Malheiros
Formado em Medicina pela Universidade Federal de Alagoas. Especialista em Acupuntura pela AMB

Pedro Gomes Cavalcante Neto
Título de Especialista em Medicina de Família e Comunidade. Título de Especialista em Acupuntura. Mestre em Saúde Pública pela Universidade Federal do Ceará. Membro do Núcleo de Apoio à Pesquisa em Acupuntura do Colégio Médico Brasileiro de Acupuntura. Professor Assistente do Curso de Medicina da Universidade Federal do Ceará/Campus Sobral

Rassen Saidah
Professor Adjunto, Doutor do Serviço de Acupuntura do Departamento de Medicina II da Faculdade de Medicina de São José do Rio Preto (FAMERP). Supervisor da Residência Médica em Acupuntura da FAMERP e FUNFARME, Hospital de Base de São José do Rio Preto. Título de Especialista em Acupuntura pelo CMBA e AMB

Renata de Souza Reis

Graduação em medicina pela Universidade Brasileira. Residência Médica em Ginecologia e Obstetrícia pela Santa Casa de Misericórdia de São Paulo. Título de Especialista em Ginecologia e Obstetrícia. Especialista em Medicina Chinesa e Acupuntura pelo Center AO. Titulo de Especialista em Acupuntura

Renata Parrode Bittar

Médica Especialista em Clínica Médica pelo Programa de Residência Médica do Hospital Ipiranga (SUS-SP). Médica Especialista em Alergia e Imunologia Clínica pelo Programa de Residência Médica da Faculdade de Medicina da Universidade de São Paulo (FMUSP)

Rogério Rodrigues Schmidt

Médico Formado na Universidade Federal de Santa Catarina. Especialista em Acupuntura pelo Instituto de Pesquisa e Ensino de Medicina Tradicional Chinesa, SC. Especialista em Medicina de Família pela Sociedade Brasileira de Medicina de Família e Comunidade. Professor do Internato Médico em Atenção Primária na Universidade do Sul de Santa Catarina

Roxana Knobel

Professora Adjunta da Faculdade de Medicina da Universidade Federal de Santa Catarina. Graduação em Medicina (1993) e Residência Médica em Ginecologia e Obstetrícia (1996) pela Universidade Estadual de Campinas. Especialização em Medicina Chinesa e Acupuntura pela Escola Paulista de Medicina (1996). Mestrado (1997) e Doutorado (2002) em Ciências Médicas pela Universidade Estadual de Campinas e Pós-doutorado em Enfermagem pela Universidade Federal de Santa Catarina (2005)

Rubens dos Santos Zanella

Médico Especialista em Acupuntura e Homeopatia

Silvio Siqueira Harres

Graduação Medicina pela Universidade Federal do Rio Grande do Sul (UFRGS). Pós-graduação em Medicina Ocupacional pela UFRGS. Pós-graduação em Acupuntura pelo Instituto de Acupuntura do Rio de Janeiro (IARJ). Curso Avançado de Acupuntura – Beijing, China. Mestrado em Ciências da Saúde Medicina – Geriatria /Acupuntura

Solomar Martins Marques

Médico Pediatra e Acupunturista. Professor de Pediatria da Faculdade de Medicina da Universidade Federal de Goiás (UFG). Mestre em Epidemiologia (IPTSP-UFG). Doutor em Ciências da Saúde (UFG)

Prólogo

Na última década presenciamos a expansão do uso da acupuntura na prática clínica e um aumento expressivo da quantidade de publicações científicas nesta área. Estávamos em busca, na literatura médica, de uma referência que agregasse evidências científicas e aspectos práticos sobre o tratamento com acupuntura ao manejo clínico de problemas comuns na área da saúde. Assim, surgiu a ideia de elaborarmos o *Manual Clínico de Acupuntura*.

O livro tem o objetivo de ser uma ferramenta de consulta fácil e rápida, com informações objetivas sobre as principais condições clínicas encontradas nas consultas médicas e que são tratadas através da acupuntura. Além disso, o *Manual Clínico de Acupuntura* conta com conteúdos sobre racionalidades médicas, acupuntura neurofuncional e pesquisa translacional em acupuntura, os quais apresentam ao leitor alguns dos desafios e avanços que permeiam essa especialidade médica desde suas bases filosóficas e epistemológicas até os novos achados na área da neurociência, pesquisa clínica e técnicas auxiliares.

O conteúdo do livro está organizado em três eixos:

1. *Abordagem de condições clínicas comuns* (Capítulos 1 ao 48). O leitor encontrará, nestes capítulos, tópicos estruturados descrevendo aspectos clínicos essenciais sobre o problema abordado: (a) definição do problema; (b) incidência à prevalência da doença; (c) resumo sobre aspectos clínicos; e (d) formas de manejo clínico da doença. Em seguida são apresentadas as informações relacionadas ao uso da acupuntura: (d) pontos de acupuntura mais utilizados para aquela condição; (e) prescrições de pontos utilizadas na racionalidade da Medicina Tradicional Chinesa (MTC) para o problema abordado; (f) pontos utilizados na auriculoterapia; e (g) descrição das informações de artigos científicos que investigaram o uso da acupuntura para o tratamento da condição abordada no capítulo.

2. *Conteúdo de apoio* (Capítulos 49 a 59). Nestes capítulos encontram-se: (a) temas relevantes na área da acupuntura como Acupuntura na Gestação e Analgesia Cirúrgica Acupuntural; (b) conceitos e técnicas utilizadas na prática da acupuntura como Racionalidades Médicas, Medicina Tradicional Chinesa, Acupuntura Neurofuncional, Acupuntura Segmentar, Eletroacupuntura, YNSA, Escolha e Seleção de Pontos, Neurofisiologia da Dor, Pesquisa em Acupuntura.

3. *Informações auxiliares* (Capítulo 60 e Encartes). Foram compilados no último capítulo do livro e nos Encartes do livro informações básicas para auxílio dos leitores que estão no começo da prática da acupuntura. Além disso, esta parte do *Manual Clínico de Acupuntura* contém resumos, tabelas e mapas mentais com informações essenciais para consulta rápida dos médicos que já tem experiência na prática da acupuntura.

Por fim, gostaríamos de ressaltar que o projeto deste livro tornou-se realidade devido à colaboração de renomados professores e pesquisadores da área da acupuntura e do grande auxílio de preceptores e residentes de diversos programas de residência médica em acupuntura do Brasil. Agradecemos o esforço de todos os colaboradores que uniram-se para elaboração de uma obra de utilidade pública, que é uma amostra da qualidade da acupuntura médica brasileira.

João Paulo Bittar
Ari Ojeda Ocampo Moré

Prefácio

Para muitos profissionais da área da saúde, a acupuntura parece ainda uma jovem especialidade médica que está em seus primeiros anos de construção, considerando seus 19 anos de reconhecimento formal pelo Conselho Federal de Medicina e Associação Médica Brasileira como uma das 52 especialidades médicas de nosso país; na verdade, trata-se de área do conhecimento embasada em práticas do cuidado e ciência seculares, surgindo na China há mais de três mil anos.

A consolidação dessa especialidade e seu embasamento científico cresceram de modo exponencial nos últimos anos, respondendo com evidências adequadas ao potencial ceticismo de especialidades médicas mais antigas ou profissões, e trazendo respeito e maior espaço de atuação e indicações.

No Brasil, a acupuntura já alcança a institucionalização que pouco lugares do mundo detém, como a implantação nos serviços públicos de saúde, há mais de 20 anos (desde 1988), registrando no SUS (Sistema Único de Saúde), anualmente, mais de 400 mil atendimentos médicos em acupuntura; além de formal especialidade médica pela AMB, está estabelecida e autorizada, desde 2002, como programa de residência médica pelo Ministério da Educação, em padrões de excelência, e com carga horária de 5.800 horas, distribuídas ao longo de dois anos de intenso aprendizado.

Ao elaborar o *Manual Clínico de Acupuntura*, João Paulo Bittar e Ari Moré, com a motivação, sensatez e objetividade, congregam profissionais de qualidade indiscutível na área, e apresentam a fundamental abrangência nacional, para a construção de uma obra de cunho prático e referêncial à acupuntura brasileira e, porque não, mundial.

Uma obra elaborada com detalhamento, compromisso por qualidade e paixão pela prática da especialidade, transformadas em profissionalismo e solidez de conhecimento transmitido!

Certamente será fonte adequada de conhecimento para melhor cuidado diário aos nossos pacientes.

Hélio Penna Guimarães
MD, PhD

Sumário

1 Acidente Vascular Encefálico (AVE), 1
Luciana Aikawa
Diego Ladeia Muiños de Andrade
Renata Parrode Bittar

2 Amigdalite, 7
Graciela de Oliveira Richter Schmidt
Rogério Rodrigues Schmidt

3 Ansiedade, 10
Ana Rita Vieira de Novaes

4 Apneia do Sono, 15
Anaflávia de Oliveira Freire

5 Asma, 19
Elisabete dos Reis Carneiro

6 Bexiga Neurogênica, 22
João Eduardo Marten Teixeira

7 Câncer de Mama – Mastectomia, 26
Dinamara Kran Rocha
Fernando Claudio Zuvan Genschow

8 Cefaleia – Enxaqueca, 32
Jerusa Alecrim Andrade

9 Cefaleia Tipo Tensional, 38
Jerusa Alecrim Andrade

10 Cólicas em Crianças, 43
Solomar Martins Marques

11 Constipação, 47
Ari Ojeda Ocampo Moré
Douglas Tetsuo Hiraoka

12 Demências, 52
Ari Ojeda Ocampo Moré
Nayara Mendes Morales

13 Depressão, 56
Hildebrando Sábato
Agamenon Honório Silva

14 Diarreia, 63
José Eduardo Tambor Bueno

15 Disfunção Erétil e Ejaculação Precoce, 66
Cleyton de Sousa Margarida
Li Shih Min

16 Dismenorreia, 70
Ari Ojeda Ocampo Moré
João Paulo Bittar

17 Dispepsia, 73
Fernanda Medeiros Nakamura

18 Doença do Refluxo Gastroesofágico, 77
Ari Ojeda Ocampo Moré
Eduardo N. Usuy Jr.

19 Doença Inflamatória Intestinal, 80
Fernando Henrique Marciano Vella

20 Doença Pulmonar Obstrutiva Crônica, 84
Lidiane Midori Kumagai
Chin An Lin

21 Dor Complexa Regional, 89
Nayara Mendes Morales
Ari Ojeda Ocampo Moré

22 Dor Miofascial, 94
Pablo Coutinho Malheiros
Luciana Aikawa

23 Dor Pós-operatória, 98
Luiz Eduardo Faria Coura

24 Epicondilite Lateral, 101
Douglas Tetsuo Hiraoka
André Wan Wen Tsai

25 Fasciite Plantar, 104
André Wan Wen Tsai
Bernardo Rodrigues Ayres

26 Fibromialgia, 107
Eduardo Minoru Shiratori

27 Infecção Urinária de Repetição, 112
Ari Ojeda Ocampo Moré
Nayara Mendes Morales

28 Infertilidade Feminina, 116
João Paulo Bittar
Júlio Elito Junior

29 Insônia, 120
Pedro Gomes Cavalcante Neto

30 Joelho – Osteoartrose, 124
Silvio Siqueira Harres

31 Lombalgia, 128
Douglas Tetsuo Hiraoka
André Wan Wen Tsai

32 Náuseas e Vômitos, 134
Luciana Aikawa
Pablo Coutinho Malheiros
João Paulo Bittar

33 Náuseas na Gestação, 136
Jéssica Maria Costi
André G. Daleffe

34 Neuralgia do Trigêmeo, 140
Ana Claudia Nakandakari

35 Neuralgia Pós-herpética, 144
Durval Campos Kraychete
Igor Dórea Bandeira

36 Obesidade, 147
Carlos Eduardo Mendes dos Santos

37 Olho Seco, 152
Gherusa Helena Milbratz
Ari Ojeda Ocampo Moré

38 Ombro Doloroso, 157
Douglas Tetsuo Hiraoka
André Wan Wen Tsai

39 Quadril Doloroso, 163
Douglas Tetsuo Hiraoka
André Wan Wen Tsai

40 Síndrome Climatérica, 168
Alexandre Castelo Branco de Luca

41 Síndrome do Túnel do Carpo, 173
Ari Ojeda Ocampo Moré
Ana Flávia Lima

42 Síndrome dos Ovários Policísticos, 177
Renata de Souza Reis

43 Síndrome Pré-menstrual, 181
Gabriel Hahn Monteiro Lufchitz
Ari Ojeda Ocampo Moré

44 Sinusite, 184
Bibiana de Moraes Arns
Ari Ojeda Ocampo Moré

45 Tabagismo, 187
Carlos Eduardo Mendes dos Santos
Luiz Carlos Saladini Junior

46 Trabalho de Parto – Dor, 192
Roxana Knobel

47 Trabalho de Parto – Indução, 196
Roxana Knobel

48 Zumbido, 199
Ana Cláudia Lopes Calças

49 Acupuntura na Gestação, 202
João Bosco Guerreiro da Silva

50 Analgesia Cirúrgica Acupuntural, 206
Rassen Saidah
Ana Patrícia Moreira de Lima

51 Racionalidades Médicas, 209
Charles Dalcanale Tesser

Sumário

52 Noção Inicial da Craniopuntura de Yamamoto (YNSA), 214
Alexandre Massao Yoshizumi
Ana Paula Marques Fernandes Yoshizumi

53 Acupuntura Neurofuncional, 232
Cláudio L. M. Couto
Janete Shatkoski Bandeira

54 Medicina Tradicional Chinesa (MTC), 241
Li Shih Min

55 Eletroacupuntura, 245
Rubens dos Santos Zanella
Iris Hermes Zanella Troncoso

56 Acupuntura Segmentar, 249
Marco Antonio Hélio da Silva

57 Escolha e Combinação de Pontos de Acupuntura, 261
Li Shih Min

58 Dor e Acupuntura: Bases Neurofisiológicas, 266
Ari Ojeda Ocampo Moré

59 Prática e Pesquisa em Acupuntura, 272
Ari Ojeda Ocampo Moré
Li Shih Min
Jéssica Maria Costi
Adair Roberto Soares dos Santos

60 Guia de Pontos de Acupuntura, 280

Anexos

Encarte com Acupointer e Mapa Mental – Neurofisiologia, 295
Encarte com Função Muscular – Membro Superior, 296
Encarte com Inervação Muscular – Membro Superior, 297
Encarte com Função Muscular – Membro Inferior, 298
Encarte com Inervação Muscular – Membro Inferior, 299
Encarte com Neurofisiologia da Acupuntura, 300

Índice, 301

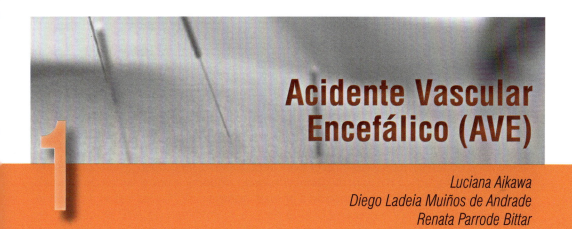

Acidente Vascular Encefálico (AVE)

Luciana Aikawa
Diego Ladeia Muiños de Andrade
Renata Parrode Bittar

CID 10

CÓDIGO	DOENÇA
I60	Hemorragia subaracnoide
I61	Hemorragia intracerebral
I62	Outras hemorragias intracranianas não traumáticas
I63	Infarto cerebral
I64	Acidente vascular cerebral, não especificado como hemorrágico ou isquêmico
I69	Sequelas de doenças cerebrovasculares

DEFINIÇÃO

A definição de doenças cerebrovasculares (DCV) pelo National Institute of Neurological Disorders and Stroke (NINDS – III Classificação de Doenças Cerebrovasculares) engloba todas as desordens em que existe uma área do cérebro transitória ou permanentemente afetada por isquemia ou sangramento e/ou onde um ou mais vasos do cérebro são primariamente afetados por processo patológico, promovendo a perda súbita das funções neurológicas.

INCIDÊNCIA E PREVALÊNCIA

O AVE é uma das maiores causas de morte e sequela neurológica no mundo industrializado. As taxas de incidência de AVE, no Brasil, ajustadas por idade, variam entre 137 e 168 por 100.000 habitantes. O acidente vascular encefálico é responsável por 10% de mortes no mundo, sendo considerado a segunda causa de morte. No Brasil, corresponde a 10% de todas as mortes e a 10% de todas as internações em hospitais públicos, segundo dados de 2005. A mortalidade nos primeiros 30 dias após o AVE isquêmico é de cerca de 10%. Óbito relacionado a AVE está diretamente associado à gravidade da sequela neurológica, podendo chegar a 40% ao final do primeiro ano (Bamford, 1990, *apud* Moro e Fabrio, 2009).

PRINCIPAIS ASPECTOS CLÍNICOS

O AVE possui duas entidades clínicas: isquêmico e hemorrágico. Vale mencionar o acidente isquêmico transitório (AIT), que se caracteriza por déficit neurológico focal, encefálico ou retiniano, súbito e reversível, secundário a uma doença vascular isquêmica, com duração < 1 h e sem evidência de lesão isquêmica nos exames de imagem. O AVE isquêmico (AVEi) corresponde a aproximadamente 87% dos casos, tipicamente resultante de trombose ou embolia. O risco a curto prazo de AVE isquêmico em pacientes com AIT é alto, aproximadamente 10% em 90 dias, porém chegando até 15% em alguns estudos populacionais (Kleindorfer *et al.* Stroke. 2005; 36:720-724). Nos Estados Unidos, é estimada uma prevalência de AIT em 2,3% da população (Kleindorfer *et al.* Stroke. 2005; 36:720-723; Johnston *et al.* Neurology. 2003; 60:1429-1434). O AVE hemorrágico (AVEh) corresponde a aproximadamente 13% dos casos, resultando de ruptura vascular, como hemorragia intracerebral ou subaracnóidea (HSA) e hemorragia intracraniana por malformação arteriovenosa (MAV).

Os fatores de risco incluem doença cardiovascular prévia, AVE prévio, idade avançada, história familiar, alcoolismo, obesidade, sexo masculino, hipertensão arterial, tabagismo, dislipidemia e diabetes (síndrome metabólica), fibrilação atrial, aneurisma intracraniano, hipercoagulabilidade e uso de drogas (por exemplo, cocaína, anfetaminas).

Os critérios clínicos para o diagnóstico são: início súbito, agudo ou rapidamente progressivo; déficit focal, com ou sem alteração do nível de consciência; sinais clínicos persistentes por 24 h ou por tempo menor e que pode culminar em óbito.

Os sintomas mais comuns na instalação de um AVE são:

- Alteração de força e/ou sensibilidade em um ou ambos os lados do corpo.
- Dificuldade para falar.
- Confusão ou dificuldade para entender e se comunicar.
- Dificuldade para a marcha ou equilíbrio.
- Dificuldade para enxergar com um ou ambos os olhos.
- Cefaleia súbita e atípica.

Os déficits neurológicos refletem a área do cérebro envolvida.

A utilização de escalas específicas para atendimento pré-hospitalar é útil e imprescindível. As mais utilizadas são a *Los Angeles Stroke Scale* e a *Cincinatti Stroke Scale.* No ambiente hospitalar pode-se utilizar a escala de déficit neurológico do National Institute of Health (NIHSS).

A confirmação do diagnóstico é feita por exame de imagem (tomografia computadorizada ou ressonância nuclear magnética de crânio).

O quadro clínico observado na fase aguda do AVE pode ser semelhante a outras condições neurológicas, que devem ser lembradas e excluídas. As principais condições que mimetizam o AVE na fase aguda são epilepsia, hipo/hiperglicemia, estado confusional agudo, infecções do SNC, lesão expansiva intracraniana (tumor), intoxicação exógena, distúrbios metabólicos, doenças desmielinizantes, síncope, encefalopatia hipertensiva, paralisia de nervo periférico, amnésia global transitória e distúrbios psicossomáticos.

Complicações: distúrbios do sono, confusão, depressão, incontinência, atelectasia, pneumonia, disfunção de deglutição que pode levar a broncoaspiração, desidratação,

Capítulo 1 *Acidente Vascular Encefálico (AVE)*

desnutrição. Imobilidade pode levar a doença tromboembólica, descondicionamento, sarcopenia, ITUs, úlceras de pressão e contraturas.

TRATAMENTO

O tratamento consiste em:

- *Suporte clínico:* Estabilização cardiovascular e adequada saturação de oxigênio, manter glicemia inferior a 180 mg/dL, tratar a hipoglicemia. Deve-se ainda lembrar de tratar a hipotensão com expansor de volume e/ou catecolaminas, como a noradrenalina. Anti-hipertensivos em casos isquêmicos em que a pressão arterial sistólica (PAS) for 220 mmHg ou a pressão arterial diastólica (PAD) for ≥ 120 mmHg. Tolera-se, na fase aguda, PAS de até 200 mmHg e PAD de até 120 mmHg (classe II, nível 3). O tratamento vigoroso da PA pode reduzir a perfusão na área de penumbra, sendo clinicamente observada através da piora do déficit neurológico. Se o paciente for candidato a fibrinólise, os níveis da pressão arterial devem estar abaixo de 185 × 110 mmHg. Para controle da hipertensão devem ser utilizadas drogas de meia-vida curta e de fácil titulação, como nitroprussiato de sódio. Tratar a hipertermia faz parte do tratamento inicial. A intervenção terapêutica precoce é de extrema importância para reverter ou reduzir a área de lesão e a progressão do infarto.
- *Tratamento específico*
    - AVEi: fibrinolíticos nos casos isquêmicos. Realizar *checklist* dos critérios de exclusão. A janela de oportunidade é de três horas após o início dos sintomas, podendo se estender para 4,5 h em situações especiais.
    - Para o tratamento de pacientes não elegíveis para a terapia trombolítica, recomenda-se a utilização de antiagregantes plaquetários: AAS: 160 a 325 mg/dia (nível I) – excluir hemorragia intracerebral primária.
    - AVCh: divide-se em tratamento conservador *versus* cirúrgico. Cirurgia descompressiva e drenagem ventricular podem ser indicadas pelo neurocirurgião.
- *Prevenção e tratamento de complicações neurológicas e não neurológicas*
- *Reabilitação*: Uma abordagem abrangente dos pacientes com AVE deve incluir a avaliação da cognição, comunicação, nutrição, deglutição, função intestinal e vesical, visão, função motora e respiratória, estado psicossocial, dor e risco para complicações (úlceras de pressão, eventos tromboembólicos, quedas e infecções).

ACUPUNTURA

Prescrições MTC

Tratamento agudo com perda de consciência

GV26, PC8, LR3, ST40, sangria dos 12 pontos *Jing* (poço) – síndrome tensa: perda de consciência súbita, trismo, mãos cerradas, retenção urinária, constipação, rigidez dos membros e do corpo – MTC: fogo-mucosidade do *Yang* do *Gan* e ascensão de *Qi* e *Xue*).

CV4, CV8, CV6, GV20 (síndrome flácida: perda súbita da consciência com boca entreaberta e olhos fechados, respiração fraca, corpo mole e incontinência de esfíncteres, extremidades frias e sudorese profusa e fria – MTC: colapso do *Yang*). Nesse caso, usar os pontos com moxabustão.

Tratamento agudo sem perda de consciência ou sequelas

LI15, LI11, LI10, TB5, LI4 (hemiplegia de membros superiores ou adormecimento e formigamento sem perda de consciência – MTC: obstrução dos meridianos e colaterais por vento e umidade). Para esse quadro também podem ser associados: pontos *Jing* (poço) do lado acometido, TB4, SI3. Nos casos crônicos podem ser acrescentados: GV14 e TB14.

GB30, GB34, ST36, ST41, BL60, BL23 (hemiplegia de membros inferiores ou adormecimento e formigamento sem perda de consciência – MTC: obstrução dos meridianos e colaterais por vento e umidade). Para esse quadro também podem ser associados: pontos *Jing* (poço) do lado acometido, GB31, GB39 e ST34. Nos casos crônicos, podem ser acrescentados GV3 e BL30.

ST4, ST6, LI4, ST44, LR3 (paralisia facial – MTC: obstrução dos meridianos e colaterais por vento e umidade). Para esse quadro também podem ser associados GV26, ST2, ST7, GB14, de acordo com a parte afetada.

GV15, CV23, HT5 (afasia e rigidez da língua – MTC: obstrução de *Qi* e *Xue*).

E36, VB39 (prevenção em idosos, pessoas com deficiência de *Qi* e fleuma interna). Esses pontos devem ser utilizados com moxabustão.

O tratamento pode ser potencializado com estimulação elétrica. A técnica de acupuntura escalpeana também é utilizada com bons resultados.

Aurículo

Suprarrenal, *Shenmen*, cérebro, rim, baço, fígado, trato biliar, ápice da orelha, sulco do dorso da orelha e pontos correspondentes à área acometida.

Evidências clínicas

Uma revisão sistemática realizada em 2012, envolvendo nove estudos, não demonstra efeitos positivos da acupuntura no AVE pelo fato de a amostra ser pequena e pela heterogeneidade dos estudos. Além disso, a acupuntura *sham* não é inerte. Conclui-se que mais estudos com maior amostras e mais bem desenhados devem ser realizados para avaliar os efeitos da acupuntura no paciente pós-AVE.

Uma revisão sistemática de 2011 concluiu que a acupuntura escalpeana pode melhorar déficits neurológicos em comparação com o tratamento convencional moderno em pacientes com hemorragia intracerebral hipertensiva aguda (evidência nível 2). Essa revisão incluiu sete estudos, envolvendo o total de 230 pacientes. Nenhum desses estudos comparou a acupuntura com o tratamento placebo (*sham*).

Uma revisão sistemática realizada em 2010 comparou os efeitos do agulhamento contralateral e ipsilateral em pacientes pós-AVE. A amostra foi pequena (oito estudos), mas mostrou ser favorável ao agulhamento contralateral.

Um estudo publicado em 2005 compara os efeitos da craniopuntura e do agulhamento sistêmico. Os 183 pacientes foram divididos em três grupos. O estudo concluiu que não houve diferença significativa entre os grupos que utilizaram apenas uma técnica, mas houve diferença significativa entre o grupo que recebeu craniopuntura associada ao agulhamento sistêmico em relação aos grupos que receberam somente craniopuntura ou somente agulhamento sistêmico.

A acupuntura pode ser útil e eficaz no tratamento dos pacientes com AVE. Wu e col. publicaram, em 2010, uma revisão sistemática e metanálise de estudos randomizados, incluindo 56 ensaios clínicos randomizados, no total de 5.650 pacientes, sendo 3.156 nos grupos de tratamento e 2.494 nos grupos de controle. Mesmo com

Capítulo 1 *Acidente Vascular Encefálico (AVE)*

limitações e vieses citados nesse estudo, há pontos fortes, e o resultado pode demonstrar um efeito positivo da acupuntura. Em 80% dos estudos analisados, a acupuntura apresentou benefício significativo.

Sugestões

A craniopuntura de Yamamoto é outra técnica que pode ser utilizada sozinha ou como complemento a outras técnicas para melhorar a qualidade de vida do paciente pós-AVE. Além dos pontos Y e dos pontos básicos (principalmente os pontos A, B, C, D, J e K), deve-se dar ênfase aos pontos cérebro, cerebelo e gânglios da base. Ademais, os pontos sensoriais podem ser utilizados dependendo do acometimento. O agulhamento é contralateral ao lado lesado.

No período de reabilitação podem ser utilizados pontos de influência sobre a medula e o cérebro, a fim de auxiliar no processo de recuperação orgânica: LI16, GB39, GV20, GV16, GB20 e SI3 + BL62 (*Du Mai*).

Tratar o fator emocional subjacente é importante para prevenir tanto a depressão como a recorrência.

Referências

1. Adams Jr HP, Zoppo G, Alberts MJ et al. Guidelines for the early management of adults with ischemic stroke: a guideline from the American Heart Association/American Stroke Association Stroke Council, Clinical Cardiology Council, Cardiovascular Radiology and Intervention Council, and the Atherosclerotic Peripheral Vascular Disease and Quality of Care Outcomes in Research Interdisciplinary Working Groups: the American Academy of Neurology affirms the value of this guideline as an educational tool for neurologists. Stroke. 2007 May; 38(5):1655-711. Epub 2007 Apr 12.
2. AEMFTC. Farmacologia e medicina tradicionais chinesas. Acupuntura e moxibustão. São Paulo: Roca. 2010; IV.
3. Cheng X. Acupuntura e moxibustão chinesa. São Paulo: Roca; 1999.
4. Cummins RO. Acute stroke. American Heart Association: Advance cardiac Life Suppor. 1997; 10-13 (Atualização diretrizes AHA 2010.)
5. Fuster V, Rydén LE, Cannom DS, Crijns HJ et al. ACC/AHA/ESC 2006 Guidelines for the management of patients with atrial fibrillation: a report of the American College of Cardiology/American Heart Association Task Force on Practice Guidelines and the European Society of Cardiology Committee for Practice Guidelines (Writing Committee to Revise the 2001 Guidelines for the Management of Patients With Atrial Fibrillation): developed in collaboration with the European Heart Rhythm Association and the Heart Rhythm Society. Circulation. 2006 Aug 15; 114(7): e257-354.
6. Hsing WT, Imamura M, Weaver K, Fregni F, Azevedo Neto RS. Clinical effects of scalp electrical acupuncture in stroke: a sham-controlled randomized clinical trial. J Altern Complement Med. 2012 Apr; 18(4):341-6. Epub 2012 Apr 10.
7. Kim MK, Choi TY, lee MS, Han CH. Contralateral acupuncture versus ipsilateral acupuncture in the rehabilitation of post-stroke hemiplegic patients: a systemic review. BMC Complement Alter Med. 2010; 10:41.
8. Liu GW. Tratado contemporâneo de acupuntura e moxibustão. São Paulo: Ceimec; 2005.
9. Mao-Liang Q. Acupuntura chinesa e moxibustão. São Paulo: Roca; 2001.
10. Oliveira Filho J et al. Guidelines for acute ischemic stroke treatment – part I. Arq Neuropsiquiatr 2012; 70(8):621-629.
11. Saraiva HM, Brandão Neto RA, Scalabrini Neto A, Velasco IT. Emergências clínicas: abordagem prática. 7. ed. São Paulo: Manole; 2012.
12. Sociedade Brasileira de Doenças Cerebrovasculares. Primeiro consenso brasileiro para trombólise no acidente vascular cerebral isquêmico agudo. Arq Neuropsiquiatr. 2002; 60(3-A):675-680.
13. Wang BQ, Zhou P, Zhu YP. Observation on therapeutic effect of scalp acupuncture combined with body acupuncture on stroke. Zhongguo Zhen Jiu. 2005; 25(4):240-2.

14. Wu P et al. Acupuncture in poststroke rehabilitation: a systematic review and meta-analysis of randomized trials. Stroke. 2010 Apr; 41(4):e171-9.
15. Zhao XF, Du Y, Liu PG, Wang S. Acupuncture for stroke: evidence os effectiveness, safety, and cost from systemic reviews. Top Stroke Rehabil. 2012; 19(3):226-33.
16. Zheng GQ, Zhao ZM, Wang Y, Gu Y, Li Y, Chen XM, Fu SP, Shen J. Meta-analysis of scalp acupuncture for acute hypertensive intracerebral hemorrhage. J Altern Complement Med. 2011 Apr; 17(4):293-9. Epub 2011 Mar 27.

Amigdalite

2

Graciela de Oliveira Richter Schmidt
Rogério Rodrigues Schmidt

CID 10

CÓDIGO	DOENÇA
J03	Amigdalite aguda
J03.0	Amigdalite estreptocócica
J03.8	Amigdalite aguda devida a outros microrganismos especificados
J03.9	Amigdalite aguda não especificada

DEFINIÇÃO

Inflamação das tonsilas, especialmente as palatinas, frequentemente causada por infecção viral ou bacteriana, podendo ser aguda, crônica ou recorrente.

INCIDÊNCIA E PREVALÊNCIA

A queixa de dor de garganta é responsável por 1% a 15% das visitas ao médico.

A origem estreptocócica é causa de 5% a 20% das amigdalites do adulto e 15% a 30% das de crianças.

PRINCIPAIS ASPECTOS CLÍNICOS

O desafio na amigdalite é diferenciar os casos virais dos casos bacterianos, especialmente daqueles causados por estreptococos β-hemolíticos do grupo A de Lancefield, envolvidos nos quadros de febre reumática e glomerulonefrite.

A amigdalite costuma apresentar início súbito, com sinais e sintomas variando de leve a intensos: odinofagia, disfagia, eritema e exsudato em amígdalas edemaciadas, linfonodomegalia dolorosa mandibular e cervical anterior, febre maior que 38,4°C. Pode ainda apresentar mal-estar, cefaleia, náuseas, vômitos e desconforto abdominal.

O diagnóstico será menos provável se houver coriza, rinite, tosse, conjuntivite, rouquidão ou diarreia.

Em contrapartida, o diagnóstico diferencial de faringite estreptocócica será mais provável no paciente com placas na amígdalas, na presença de sintomas moderados a severos de febre e disfagia, náuseas e vômitos, com tosse leve ou ausente.

Para confirmar o diagnóstico de etiologia estreptocócica, a cultura do exsudado faringoamigdaliano é o método diagnóstico de referência, com resultado em um a dois dias. O método de detecção rápida de antígeno do estreptococo β-hemolítico do grupo A pode ser aplicado para confirmação imediata. Ele tem boa especificidade e razoável sensibilidade; quando positivo, indica necessidade de tratamento, dispensando o resultado da cultura.

TRATAMENTO

Os sintomas de amigdalite são aliviados por analgésicos comuns, pastilhas e gargarejos. A maioria das amigdalites evolui bem sem medicação, entretanto o uso de antibioticoterapia é considerado o tratamento de escolha nas amigdalites bacterianas.

Nos casos de amigdalite estreptocócica, a penicilina é o antibiótico de escolha (10 dias para erradicar a bactéria e diminuir o risco de febre reumática). Eritromicina ou outros antibióticos são indicados em caso de alergia à penicilina.

ACUPUNTURA

Pontos mais utilizados

Os pontos mais utilizados são LU11 e LI4.

Prescrições MTC

LU11, LI4, GV14, GB20, LI11, LU5, ST44, TE1, GV14 (início abrupto com calafrios, febre, cefaleia, sede, dor de garganta, disfagia, polimialgia, tosse, constipação, urina avermelhada, língua vermelha com revestimento amarelado – MTC: síndrome de excesso de vento – calor em *Fei* e *Wei*). Para esse quadro também são sugeridas as seguintes prescrições: LU11, LI4, ST44 e SI17 ou LU11, LI4, GV14, GB20, LU7, CV17, LI20 e *Yintang* (EX).

LI4, KI6, KI7 (início gradual, sem febre ou com febre baixa, dor de garganta intermitente, garganta seca, mais acentuada à noite, calor na palma das mãos, sola dos pés e no centro do peito, rubor facial, fraqueza lombar e nos joelhos, língua vermelha e sem revestimento, e pulso filiforme e rápido – MTC: síndrome de deficiência do *Yin* do *Shen*. Para esse quadro também são sugeridas as seguintes prescrições: KI3, KI6, LU7, LU10, LI18, CV23 ou KI3, KI6, KI7, BL23, SP6 e CV4.

Aurículo

Garganta, amígdala e hélix 1-6.

Evidências clínicas

Um ensaio clínico randomizado alemão, que incluiu 60 pacientes com amigdalite e faringite aguda que receberam acupuntura ou *sham* acupuntura com *laser* em um único ponto de acupuntura selecionado na área do meridiano do intestino grosso (entre LI8 e LI10), não demonstrou maior alívio da dor com o uso da acupuntura.

Em contrapartida, um estudo clínico realizado no Egito, incluindo 40 pacientes com amigdalite, nesse caso crônica, realizando-se apenas acupuntura a *laser* com baixa intensidade ou apenas tratamento clínico pelo período de um mês, observou melhora efetiva da imunidade e da dor com acupuntura por *laser*.

Capítulo 2 *Amigdalite*

Um estudo clínico realizado na China incluiu 60 pacientes randomizados apresentando faringite crônica para receber tratamento com acupuntura e ventosa ou tratamento clínico rotineiro, mostrando que a eficácia terapêutica era significativamente maior no grupo tratado com acupuntura e ventosa.

Referências

1. Choby BA. Diagnosis and treatment of streptococcal pharyngitis. Am Fam Physician. 2009; 79: 383-90.
2. DynaM.Streptococcalpharyngitis.http://web.ebscohost.com/dynamed/detail?vid=3&hid=125&sid =310aa591-2a2c-45e3-a785-5e9f675e6d25%40sessionmgr111&bdata=Jmxhbmc9cHQtYnImc 2l0ZT1keW5hbWVkLWxpdmUmc2NvcGU9c2l0ZQ%3d%3d#db=dme&AN=115782 (Acessado em 28/9/2012.)
3. Fleckenstein J, Lill C, Lüdtke R, Gleditsch J, Rasp G, Irnich D. A single point acupuncture treatment at large intestine meridian: a randomized controlled trial in acute tonsillitis and pharyngitis. Clin J Pain. 2009; 25:624-31.
4. Hecker H, Steveling A, Peuker E, Kastner J. Prática de acupuntura – localização de pontos, técnicas e opções terapêuticas. Rio de Janeiro: Guanabara Koogan; 2007.
5. Ling C, Chun-yan Z, Zhi-hao G. Clinical observation on 30 cases of cronic simple pharyngitis treated by acupunture plus cupping method. Journal of Acupuncture and Tuina Science. 2006; 4:101-3.
6. Liu GW. Tratado contemporâneo de acupuntura e moxibustão. São Paulo: Ceimec; 2005.
7. Maciocia G. Os fundamentos da medicina chinesa. São Paulo; 2007.
8. Pelucchi C, Grigoryan L, Galeone C, Esposito S, Huovinen P, Little P, Verheij T. Guideline for the management of acute sore throat. Clin Microbiol Infect. 2012; 18:1-28.
9. Sasaki CT. Merck Manual tonsillopharyngitis 2008. http://www.merckmanuals.com/professional/ ear_nose_and_throat_disorders/oral_and_pharyngeal_disorders/tonsillopharyngitis.html?qt= tonsillopharyngitis&alt=sh (Acessado em 28/9/2012.)
10. Waked IS, Wahid ARA. The beneficial effects of low intensity laser acupuncture therapy in chronic tonsillitis. Indian Journal of Physiotherapy & Occupational Therapy. 2012; 6:54-8.
11. Xinnong C. Acupuntura e moxibustão chinesa. São Paulo: Roca; 1999.

Ansiedade

Ana Rita Vieira de Novaes

CID 10

CÓDIGO	DOENÇA
F41.1	Ansiedade generalizada

DEFINIÇÃO

A ansiedade é uma emoção universal de todo ser humano e pode ser normal, anormal ou mórbida. Quando normal, costuma ser benéfica e motivadora, e auxilia no enfrentamento de adversidades. Pode surgir sem causa aparente, intensa e desproporcional ao fator desencadeante. Em geral, cursa com muito sofrimento e transtornos psíquicos e somáticos, com intensidade e frequência variáveis. Nos casos mais graves, há eclosão abrupta de sintomas psicofísicos, desconforto cardiorrespiratório e sensação de morte, caracterizando as síndromes de pânico e a ansiedade generalizada. Segundo a classificação estatística internacional de doenças e problemas relacionados com a saúde (CID-10) da Organização Mundial da Saúde (OMS), a ansiedade encontra-se entre os transtornos mentais e comportamentais neuróticos relacionados ao estresse e transtornos somatoformes (F40-F48). Apresenta grande complexidade porque, além dos fatores intrínsecos, envolve também as dimensões econômica, social, política e cultural.

INCIDÊNCIA E PREVALÊNCIA

Os transtornos mentais encontram-se em franca expansão e, de acordo com a OMS (2000), serão a segunda causa de morbidade no mundo em 2020. A taxa de prevalência anual é estimada entre 2,5% e 8%. Cerca de 22,7% da população adulta urbana sofre com transtornos psiquiátricos relacionados aos eventos da vida (doença e morte na família, perda de emprego e divórcio), com maior frequência entre mulheres, pessoas de baixa renda e de menor nível educacional. Em países industrializados, a prevalência varia de 7% a 30%. Representam alto custo social e econômico porque, incapacitantes, constituem causa importante de faltas ao trabalho, além de elevarem a demanda nos serviços de saúde.

CAUSAS

As causas de ansiedade nem sempre são passíveis de ser identificadas ou conhecidas. Entretanto, comumente, diversos fatores estão envolvidos, como os aspectos genéticos, biológicos, psíquicos, sociais, culturais, espirituais e políticos. Segundo a OMS (2001), a separação artificial dos fatores psicológicos e sociais tem constituído tremendo obstáculo a uma verdadeira compreensão desses problemas, que resultam de uma complexa interação de todos os aspectos. Cerca de 25% dos parentes de primeiro grau são afetados. Porém, é possível que a predisposição genética se manifeste apenas em pessoas suscetíveis e que sob uma situação estressora pode ou não desencadear a patologia. Exemplos de fatores psíquicos e ambientais são a exposição e a abstinência ao álcool e substâncias psicoativas, corticoides, perturbação do ambiente familiar, abandono, isolamento etc. Ressalta-se a importância da violência contra a mulher, cujo efeito devastador sobre a autoestima provoca ansiedade e aumento do uso de tranquilizantes e antidepressivos. A OMS (2001) destaca a relação complexa e multidimensional entre situações de pobreza e as condições que lhe estão associadas. A urbanização, o racismo, as guerras e os conflitos são outras causas importantes de sofrimento psíquico. Doenças como hipertireoidismo, feocromocitoma, hiperadrenocorticismo, insuficiência cardíaca, arritmias e doenças pulmonares podem desencadear ou agravar o quadro.

PRINCIPAIS MANIFESTAÇÕES

Manifesta-se de distintas formas na dependência do gênero, classe social e gravidade do caso. Varia de sintomas pouco perceptíveis a pânico completo. A tolerância a determinado nível de ansiedade varia de pessoa para pessoa. Os sintomas agudos podem durar alguns segundos e, quando crônicos, de um a seis meses. Para Fontana (2005), os sinais e sintomas mais comumente relacionados podem ser agrupados em:

- *Excitação autossômica:* Palpitação, taquicardia, sudorese, boca seca e tremores.
- *Sintomas mentais:* Atordoação, desequilíbrio, desfalecimento, apreensão, inquietação, irritabilidade, angústia, fobias, insegurança, sensação de mal iminente, dificuldade de concentração, medo de perder o controle e de ficar louco, de desmaiar, medo e sensação de morte.
- *Sintomas gerais:* Dores difusas, arrepios de frio, sensação de entorpecimento, formigamento, tensão, dificuldade para relaxar, contraturas, ondas de calor, insônia.
- *Sintomas envolvendo tórax e abdome:* Náuseas, diarreia, micção frequente, disfagia, opressão no peito ou abdome, dispneia, sensação de sufocação.

DIAGNÓSTICO

É feito, principalmente, pela história clínica. Investigar a época do aparecimento das queixas, geralmente na adolescência, a frequência e o tempo dos sintomas. Geralmente está associada quando há recorrência de queixas somáticas, especialmente em crianças e adolescentes. A história familiar auxilia a detectar maior propensão à ansiedade. Identificar as comorbidades e excluir as causas de origem orgânica. Podem ser utilizados critérios do CID-10 da OMS ou do *Manual Diagnóstico e Estatístico de Transtornos Mentais* (DSM-IV-TR).

DIAGNÓSTICO DIFERENCIAL

Excluir hipertireoidismo, neoplasias, doenças cardíacas, respiratórias e outros transtornos psiquiátricos, assim como as intoxicações por cafeína, abuso ou dependência de outras drogas.

TRATAMENTO

Tratamento convencional

Os tratamentos convencionais associam psicoterapia e ansiolíticos. Segundo Fontana (2005), 70% apresentam melhora com os benzodiazepínicos. Os casos de ansiedade generalizada respondem à buspirona, cuja efetividade ocorre em 60% a 80% dos casos. Outros medicamentos são os antidepressivos e os beta-bloqueadores.

Tratamentos não convencionais

Homeopatia

Especialidade médica, é um tratamento não invasivo, cujos fundamentos são a lei da semelhança, a ultradiluição e a experimentação no homem são. A prescrição é individualizada, ou seja, cada paciente recebe o medicamento homeopático mais adaptado à sintomatologia em que serão considerados todos os aspectos da vida. Pode ser utilizada associada à acupuntura, assim como outros tratamentos. Observam-se bons resultados clínicos, aumento do autocuidado e procura crescente nos serviços de saúde.

Qi Gong

Promove a regulação do coração e acalma a mente. Fortalece o *Qi* geral. Favorece a liberação do *Qi* externo para ajustar o *Qi* do paciente. O uso combinado com a acupuntura pode potencializar sua ação, produzir analgesia e facilitar a chegada do *Qi* no local.

Meditação

Auxilia o sujeito a tomar consciência da sua natureza integrada, em toda a sua extensão humana, física, mental e espiritual. Estudos demonstram sua ação na redução do sofrimento psicofísico, melhora da concentração e aperfeiçoamento das qualidades mentais positivas.

Ioga

Estudos demonstram sua evidências na redução do estresse e da ansiedade, promovendo o autoconhecimento e a redução de doenças cardiovasculares.

ACUPUNTURA

Pontos principais

Segundo Maike (1995), deve-se utilizar os pontos *Shu* das costas e *Mu* frontal do coração.

Pontos mais utilizados

BL12, CV14, HT7, PC6.

Capítulo 3 *Ansiedade*

Prescrições da MTC

- Deficiência de *Qi* e sangue com palidez, respiração ofegante, fraqueza, sono perturbado, tontura, obscurecimento da visão, língua pálida e mole, com impressões dos dentes nas bordas, pulso fino e fraco: CV6, BL20, BL21.
- Distúrbios do coração, afetando flegma-fogo: irritabilidade, agitação, sono perturbado por sonhos, revestimento amarelado na língua, pulso rápido e rolante: ST40, GB34.
- Retenção de fluido prejudicial causada por disfunção no coração, com expectoração mucoide, cansaço, língua com revestimento branco: CV4 , BL22, ST36, CV17.
- Distúrbios mentais: GV14, GB20, HT7 e PC6. Restaura o equilíbrio do *Yin* e do *Yang*, regula o *Qi* e o sangue, revigora o *Yang* e acalma a mente.
- Quadros que cursam com palpitação: BL15, CV14, PC6, HT7, SP6.
- Quadros com sensação de sufocação: CV17, SP10, GV9.
- Nos casos de histeria: GV26.

Aurículo

Shenmen de orelha, fígado, coração, subcórtex, vesícula biliar, baço, rim, occipital.

▨ EVIDÊNCIAS CLÍNICAS

Estudo inglês de revisão da literatura evidenciou ampla diversidade de modelos de estudos, que utilizaram diferentes métodos de tratamento e medidas de resultado. Entretanto, refere grande volume de publicações com resultados estatisticamente significativos na ansiedade.

Em um estudo alemão, randomizado, duplo-cego, 182 pacientes se submeteram à auriculoterapia, evidenciando sua efetividade na redução da ansiedade antes do tratamento odontológico.

Outros dois estudos referem a melhora da ansiedade na infertilidade e em mulheres que se submentem a fertilização.

▨ SUGESTÕES

A acupuntura auxilia significativamente grande parte das pessoas com ansiedade. A combinação da acupuntura com outras ferramentas, como homeopatia, fitoterapia, meditação, psicoterapia, ioga e outras práticas corporais, potencializa o tratamento e contribui na prevenção e na redução das recidivas. É essencial a escuta qualificada a fim de compreender o processo de adoecimento e seus desdobramentos, visando ativar os mecanismos individuais de cura, propor um plano terapêutico singular que considere as características, potencialidades e possibilidades de cada pessoa, orientar a meditação, a prática regular de exercício físico, identificando as atividades prazerosas, o que possibilita melhora rápida e permanente. As práticas corporais que integram em sua essência o aspecto corpo e mente são extremamente valiosas, como a ioga, o *Tai chi chuan*, o *Lian Gong*. A busca por uma vida mais harmônica no campo pessoal e profissional deve ser estimulada, assim como o autoconhecimento, a autonomia e a espiritualidade.

Referências

1. Dalepran ML. Efeitos da intervenção hatha-yoga nos níveis de Ansiedade e estresse de mulheres mastectomizadas. Dissertação (mestrado). Programa de Pós-Graduação em Saúde Coletiva Centro de Ciências da Saúde. Universidade Federal do Espírito Santo, Vitória; 2011.
2. Fontana AM, Fontana MCPS. Manual de Clínica em Psiquiatria. São Paulo: Atheneu; 2005.
3. Junying G, Yongping WH. Selecionando os pontos certos de Acupuntura. Um manual de acupuntura. São Paulo: Roca; 1996.
4. Lima MS et al. Stressful life events and minor psychiatric disorders: an estimate of the population attributable fraction in a Brazilian community-based study. United States: Int J Psychiatry Med. 1996; 26(2):211-222.
5. Ludermir AB. Desigualdades de classe e gênero e saúde mental nas cidades. Physis [online]. 2008, vol. 18, n. 3 [cited 2013-01-22], pp. 451-467. Available from: http://www.scielo.br/scielo.php?script=sci_arttext&pid=S0103-73312008000300005&lng=en&nrm=iso>. ISSN 0103-7331. http://dx.doi.org/10.1590/S0103-73312008000300005.
6. Maike S. Fundamentos essenciais da acupuntura chinesa. College of Traditional Chinese Medicines. São Paulo: Editora ícone. 1995; 356-357.
7. Menezes CB, Dell'aglio DD. Os efeitos da meditação à luz da investigação científica em psicologia: revisão de literatura. Psicologia Ciência e Profissão. 2009; 29(2):276-289.
8. Michalek-Sauberer A, Gusenleitner E, Gleiss A, Tepper G, Deusch E. Auricular acupuncture effectively reduces state anxiety before dental treatment – a randomised controlled trial. Clin Oral Investig. 2012 Dec; 16(6):1517-22. DOI: 10.1007/s00784-011-0662-4. Epub 2012 Jan 6.Disponivel in: http://www.ncbi.nlm.nih.gov/pubmed/22219023.
9. Errington-Evans N, Hywel D. Health board. Acupuncture for anxiety. CNS Neurosciences e Therapeutics. Ther. 2012 Apr; 18(4):277-84.
10. Novaes ARV. A medicina homeopática: avaliação de serviços. Dissertação (mestrado). Programa de Pós-graduação em Saúde Coletiva. Centro de Ciências da Saúde. Universidade Federal do Espírito Santo; 2007.
11. Organização Mundial da Saúde. Classificação estatística internacional de doenças e problemas relacionados com a saúde (CID-10). Disponível in: http://www.who.int/classifications/icf/en/#. Acessado em 20.01.2013.
12. Organização Mundial da Saúde. Relatório Mundial da Saúde. A saúde mental pelo prisma da saúde pública, 2001. Disponível in: http://www.who.int/whr/2001/en/whr01_ch1_po.pdf. Acessado em 20.01.2013.
13. Ruiz-Perez I, Plazaola-Castano J. Intimate partner violence and mental health consequences in women attending family practice in Spain. Psychol Med. 2005; 67(5):791-797.
14. Smith CA, Ussher JM, Perz J, Carmady B, De Lacey S. The effect of acupuncture on psychosocial outcomes for women experiencing infertility: a pilot randomized controlled trial. Rev J Altern Complement Med. 2011 Oct; 17(10):923-30.
15. Soyama D, Cordts EB, De Souza Van Niewegen AM, De Almeida Pereira de Carvalho W, Matsumura ST, Barbosa CP. Effect of acupuncture on symptoms of anxiety in women undergoing in vitro fertilisation: a prospective randomised controlled study. Rev. Acupunct Med. 2012 Jun; 30(2):85-8.
16. Yamamura Y. Acupuntura Tradicional. A arte de inserir. 2ª ed. rev. ampl. São Paulo: Roca; 2001.
17. Zheng Y. Tonificação quente e sedação fria e os oito métodos de agulhamento. In: Youbang C, Lianyue D. Fundamentos das experiências clinicas dos acupunturistas chineses contemporâneos, São Paulo: Ed. Roca. 1998; 281-282.

Apneia do Sono

Anaflávia de Oliveira Freire

CID 10

CÓDIGO	DOENÇA
G47	Distúrbio do sono
G47.3	Apneia obstrutiva do sono

DEFINIÇÃO

A apneia obstrutiva do sono é caracterizada por episódios recorrentes de obstrução parcial (hipopneia) ou total (apneia) das vias aéreas superiores durante o sono.

INCIDÊNCIA E PREVALÊNCIA

Estatística de 1996, na cidade de São Paulo, verificou que, em homens de 20 a 40 anos, a prevalência de ronco era de 26,5% e aumentava para 36% acima dos 40 anos. Nas mulheres, na primeira faixa etária, era de 8,9%, elevando-se para 24,5% na segunda faixa etária.

PRINCIPAIS ASPECTOS CLÍNICOS

O sinal clínico mais comum e preditivo da apneia obstrutiva do sono é o ronco, seguido de sonolência diurna excessiva. A obesidade está presente na maioria dos pacientes. Asfixia ou respiração difícil durante o sono, despertares noturnos recorrentes, sensação de sono não restaurador, fadiga diurna e dificuldade de concentração fazem parte da sintomatologia.

TRATAMENTO

O tratamento convencional da apneia obstrutiva do sono tem como objetivo aumentar a permeabilidade das vias aéreas, sendo a utilização noturna do CPAP (*continuous positive airway pressure*) o procedimento terapêutico de escolha, seguida da utilização de aparelho intraoral. Medidas comportamentais são de importância fundamental, principalmente o emagrecimento. O tratamento com acupuntura foi instituído em 2007 após comprovação científica, apresentando resultados positivos e promissores.

ACUPUNTURA

Pontos mais utilizados

VC23 (*Lianquan*).
MC-P23: ponto extra localizado entre o osso hióideo e a sínfise mentoniana.
IG20: para alívio da obstrução nasal presente na maioria dos pacientes.

Prescrições MTC

Seleção padronizada de pontos mais utilizados no tratamento de pacientes apneicos, totalizando 13 pontos.

TABELA 4.1. Seleção dos pontos para tratamento de pacientes apneicos

PONTOS UNITÁRIOS (LINHA MEDIANA)	PONTOS DOS BRAÇOS E PUNHOS (BILATERAL)	PONTOS DAS PERNAS E PÉS (BILATERAL)	PONTOS DA FACE (BILATERAL)
VG20 – *Baihui*	IG4 – *Hegu*	R6 – *Zhaohai*	IG20 – *Yingxiang*
VC23 – *Lianquan*	P7 – *Lieque*	BP6 – *Sanyinjiao*	
VC17 – *Danzhong*	CS6 – *Neiguan*	E36 – *Zusanli*	
VC12 – *Zhongwan*		E40 – *Fenglong*	
VC6 – *Qihai*			

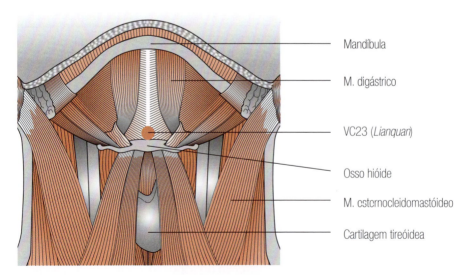

FIGURA 4.1. Localização do ponto VC23 (*Lianquan*), situado cranialmente ao osso hioide. Ponto fundamental para o tratamento do ronco e da apneia. Inserção acima do osso hioide em direção à base da língua.

Aurículo

Boca, língua, endócrino, laringe e faringe, amígdala (se aumentada), garganta.

Evidências clínicas

A partir de 2001, iniciamos os primeiros estudos acerca do efeito da acupuntura no tratamento da apneia obstrutiva do sono. Esse estudo demonstrou que a acupuntura é uma terapêutica eficaz no tratamento da apneia obstrutiva do sono, revertendo tanto as queixas subjetivas, representadas pelos questionários de qualidade de vida e de sonolência diurna excessiva, quanto os parâmetros objetivos mensurados através do exame de polissonografia, sendo que um dos resultados mais surpreendentes foi o efeito da acupuntura na arquitetura do sono.

Em seguida elaboramos o segundo estudo, em que investigamos diferentes estímulos punturais em pontos específicos. Constatamos que os pacientes submetidos a eletroacupuntura 10 Hz e acupuntura manual apresentavam melhora significativa nos parâmetros respiratórios quando comparados ao grupo que recebeu eletroacupuntura 2 Hz e ao grupo controle (sem tratamento). Demonstramos que uma sessão de acupuntura produzia efeito positivo na redução das apneias em pacientes portadores de apneia obstrutiva do sono.

Esses mesmos pacientes continuaram o tratamento por mais seis semanas, totalizando 12 sessões de acupuntura nos respectivos grupos: acupuntura manual, eletroacupuntura 10 Hz, eletroacupuntura 2 Hz e controle sem tratamento. Constatamos que a eletroacupuntura 10 Hz produzia efeito terapêutico positivo semelhante à acupuntura manual, sendo que a eletroacupuntura 2 Hz não surtiu efeito terapêutico. Esses resultados permitiram a elaboração do nosso terceiro artigo, em fase de publicação.

Sugestões

O ronco deve ser corrigido desde o início do seu aparecimento, pois é o degrau para o desenvolvimento da doença. A utilização inicial do CPAP é fundamental em pacientes com dessaturação grave de oxigênio e índice moderado a grave de apneia, porém não restitui a saúde do paciente. O emagrecimento é fator primordial na melhora dos pacientes. A restauração da flora intestinal, em conjunto com o trânsito intestinal diário, é a partida inicial do longo processo de emagrecimento. O paciente portador de apneia do sono apresenta resistência à insulina; dessa forma, é importante restaurar a resposta aos receptores celulares, tanto de insulina quanto de leptina. A suplementação adequada de hormônios e nutrientes auxilia nesse processo.

O tratamento com acupuntura é indicado em várias condições patológicas, como doenças gastrointestinais, respiratórias, alérgicas, musculares, obesidade. A maior parte dos pacientes apneicos apresenta sobrepeso, distúrbios digestivos, obstrução nasal etc. Dessa forma, podemos concluir que a acupuntura tem ampla abrangência terapêutica no tratamento da apneia do sono.

Referências

1. Fogel RB, Malhotra A, White DP. Sleep 2: pathophysiology of obstructive sleep apnoea/hypopnoea syndrome. Thorax. 2004; 59:159-163.
2. Freire AO, Sugai GCM, Chrispin FS, Togeiro SM, Yamamura Y, Mello LE, Tufik S. Treatment of moderate obstructive sleep apnea syndrome with acupuncture: A randomised, placebo-controlled pilot trial. Sleep Med. 2007; 8:43-50.

3. Freire AO, Sugai GCM, Togeiro SM, Yamamura Y, Mello LE, Tufik S. Immediate effect of acupuncture on the sleep pattern of patients with obstructive sleep apnoea. Acupunct Med. 2010.
4. Smith PL, Schwartz AR. Biomechanics of the upper airway during sleep. In: Pack AI (ed.). Sleep apnea: pathogenesis, diagnosis and treatment. New York: Marcel Dekker; 2002. p. 31-52.
5. Souza MP. Tratado de auriculoterapia. Brasília: Look; 2001.
6. Tufik S, Santos-Silva R, Taddei JA, Bittencourt LRA. Obstructive sleep apnea syndrome in the São Paulo Epidemiologic Sleep Study. Sleep Medicine. 2010; (11): 441-446.
7. Yamamura Y. Acupuntura tradicional: a arte de inserir. São Paulo: Roca; 1993.

Asma

5

Elisabete dos Reis Carneiro

CID 10

CÓDIGO	DOENÇA
J45.0	Asma predominantemente alérgica
J45.9	Asma não especificada
J46	Estado de mal asmático

DEFINIÇÃO

Doença inflamatória das vias aéreas com obstrução do fluxo aéreo e hiper-reatividade brônquica.

INCIDÊNCIA E PREVALÊNCIA

A asma é a doença crônica mais comum na infância. Sua incidência vem aumentando a cada ano nos países desenvolvidos, e sua prevalência atinge cifras de 25%.

PRINCIPAIS ASPECTOS CLÍNICOS

Tríade clássica: tosse seca, dispneia e sibilos.

Ao exame físico, a ausculta pulmonar deve apresentar murmúrio vesicular presente, podendo estar diminuído em um ou ambos os hemitórax, dependendo da gravidade da obstrução brônquica.

Pode-se observar a utilização da musculatura acessória na tentativa de vencer o broncoespasmo. Os sinais ao exame físico são: tiragem intercostal, tiragem de fúrcula, batimento de asa de nariz e intensa dispneia.

A asma pode ser classificada em intermitente ou persistente; esta pode ser leve, moderada ou grave, podendo evoluir para insuficiência respiratória e óbito.

A frequência das crises é variável.

TRATAMENTO

O tratamento clínico da asma tem o objetivo de prevenir a morte por exacerbação aguda e asfixia. O uso de broncodilatadores de alívio, os beta2-adrenérgicos, são os fármacos de escolha. O uso de corticoides sistêmicos se faz necessário na urgência e gravidade do quadro espástico. Os inibidores de leucotrienos e os corticoides de uso inalatório são opções terapêuticas no período intercrise.

ACUPUNTURA

Pontos mais utilizados

VG14, EX-B1, BL13 são os pontos mais utilizados no tratamento da asma.

Tratamento agudo

VG14, EX-B1, pontos usados para desbloqueio do *Yang* com efeito broncodilatador imediato.

Prescrição MTC

B13, EX-B1, B57, P1, P9, P5, VC17, VC22, F3, R3: pontos usados para diminuir o broncoespasmo, harmonizar a via das águas, tonificar o *Fei*, harmonizar o aquecedor superior, melhorar a dispneia, tirar calor do *Gan*, tonificar o *Shen*.

Aurículo

Shen, pulmão, rim, sistema autonômico.

Evidências clínicas

Carneiro e col. mostraram eficácia da ação da acupuntura na redução dos sintomas clínicos da asma – tosse, dispneia, sibilos, tiragem intercostal, tiragem de fúrcula, batimento de asa de nariz e alergia –, em relação ao pré/pós-tratamento pela acupuntura.

Outro estudo clínico mostrou significativa melhora nos parâmetros relacionados à qualidade de vida, como executar atividades próprias da infância, práticas desportivas, redução das faltas escolares e diminuição do uso repetido e diário de medicamentos broncodilatadores pelas crianças com asma.

Em relação às características das crises – intensidade, frequência e duração –, as comparações entre pré/pós-tratamento pela acupuntura mostraram eficácia do tratamento na redução das variáveis analisadas. Constatou-se também menor número de quadros infecciosos, redução do uso de broncodilatadores de alívio e melhora nos valores espirométricos. Estudos realizados com modelo experimental de asma utilizando os pontos B13, P1, EX-B1, VG14, 10 minutos, e depois eletroestimulação, 20 minutos, 52 Hz, 1 Mv, nos pontos P1, P9, VC17, VC22, E36, BP6, R3, mostraram significativa diminuição da migração de células inflamatórias no lavado broncoalveolar, além de infiltrado inflamatório menos intenso, demonstrando efeito protetor sobre o epitélio pulmonar e especificidade dos pontos selecionados para o tratamento da asma.

Estudos adicionais mostraram eficácia da ação da acupuntura na resposta imunológica, alterando o perfil de citocinas de padrão Th1 e Th2, dessa forma diminuindo efetivamente o processo inflamatório.

Capítulo 5 *Asma*

Sugestões

A asma é uma doença multifatorial, crônica e de difícil controle. Resultados clínicos e experimentais evidenciam que o tratamento por acupuntura pode ser utilizado no tratamento da asma.

Referências

1. Abbas AK, Lichtman AH, Pober JS. Celular and molecular immunology; 2000.
2. Carneiro ER, Carneiro CRW, Pedreira de Castro MA, Yamamura Y, Silveira VLF. Effect of electroacupuncture on bronchial asthma induced by ovalbumin in rats. Journ. Altern and Complem Med. 2005; 11(1):127-134.
3. Carneiro ER, Menezes AA, Yamamura Y, Novo NF, Esper RS. Efeito da acupuntura no tratamento dos parâmetros clínicos da asma brônquica em crianças. Rev Paul Acupunt. 1997a; 3(2):57-62.
4. Carneiro ER, Menezes AA, Yamamura Y, Novo NF, Esper RS. Efeito da acupuntura no tratamento da asma brônquica em crianças em relação às crises de asma, valores expirométricos e infecções de repetição. Rev Paul Acupunt. 1998; 4(1):29-34.
5. Carneiro ER, Menezes AA, Yamamura Y, Novo NF, Esper RS. Efeito da acupuntura no tratamento da asma brônquica em crianças, em relação à qualidade de vida. Rev Paul Acupunt. 1997b; 3(2):63-67.
6. Carneiro ER, Xavier R, Castro MAP, Silveira VLF. Electroacupuncture promotes a decrease in inflammatory response associated with TH1/TH2 cytokine LTB4 modulation in experimental asthma. Citokine. 2010; 50(3):335-340.
7. Carneiro ER, Yamamura Y, Menezes AA, Novo NF, Esper RS. Efeito da acupuntura no tratamento da asma brônquica em crianças em relação às crises de asma, em relação a peso e estatura. Rev Paul Acupunt. 1999; 5(1):17-24.
8. Cerci NA. Asma em saúde pública. São Paulo: Manole; 2007.
9. Fernandes FR, Setubal JL, Marujo WC. Manual de urgências e emergências em pediatria do Hospital Infantil Sabará. Sarvier; 2010.
10. Ross J. Zang Fu. Sistemas de órgãos e vísceras da medicina tradicional chinesa. São Paulo: Roca; 1995.
11. Sole D, Nunes IC, Rizzo MC, Nasptz CK. A asma na criança: classificação e tratamento. Jornal de Pediatria. Sociedade Brasileira de Pediatria. 1998; 74:(supl. I):S48-58.
12. Xi W. Tratado de Medicina Chinesa. São Paulo: Roca; 1993.
13. Yamamura Y. Acupuntura tradicional: a arte de inserir. São Paulo: Roca; 1995.
14. Yamamura Y, Ngueyen VN, Tran VD, Ngueyen CR. Huangdi Neijing – Linshu. Ed. Center AO; 2007.

Bexiga Neurogênica

6

João Eduardo Marten Teixeira

CID 10

CÓDIGO	DOENÇA
N31.9	Disfunção neuromuscular não especificada da bexiga
G95.8	Outras doenças especificadas da medula espinal
G83.4	Síndrome da cauda equina

DEFINIÇÃO

Disfunção da bexiga urinária devida a doenças das vias do sistema nervoso central ou periférico envolvidas no controle da micção.

INCIDÊNCIA E PREVALÊNCIA

A prevalência de sintomas relacionados à bexiga neurogênica depende da doença de base e varia amplamente na literatura. Ela pode chegar a 98,6% na esclerose múltipla (EM), a 43% em pacientes com lesão medular, a 12,4% em indivíduos com sequelas de acidente vascular encefálico e a 66,6% em pacientes com paralisia cerebral.

Em desordens como a lesão medular adquirida ou a mielomeningocele, a presença de disfunção vesical deve ser considerada em todos os pacientes, independentemente do nível da lesão, até que se tenha comprovação objetiva da presença ou ausência de disfunção vesical.

PRINCIPAIS ASPECTOS CLÍNICOS

Doenças que acometem o sistema nervoso central comumente cursam com bexiga neurogênica. Dentre elas destacam-se: defeitos congênitos do fechamento do tubo neural (mielomeningocele), lesão medular adquirida de qualquer etiologia, paralisia cerebral, esclerose múltipla, acidente vascular encefálico, doença de Parkinson.

Capítulo 6 *Bexiga Neurogênica*

Algumas doenças que acometem a inervação vesical (sistema nervoso periférico) também são possíveis causas de bexiga neurogênica (p. ex., neuropatia alcoólica, neuropatia diabética).

Diferentes componentes do sistema nervoso central e periférico regulam a micção. Esse controle permite que a bexiga armazene urina com baixas pressões e a elimine de forma voluntária.

A principal repercussão social da bexiga neurogênica é a incontinência. Porém, as complicações urológicas e a consequente deterioração do trato urinário são as repercussões mais importantes do ponto de vista clínico.

O monitoramento da função vesical no decorrer da vida é imprescindível, uma vez que complicações severas são passíveis de prevenção (p. ex., refluxo vesicoureteral e insuficiência renal crônica).

A depender da doença e de aspectos individuais relacionados à lesão do sistema nervoso central ou periférico, o comportamento da bexiga pode ser de alto ou baixo risco para complicações clínicas. A determinação do risco independe do nível da lesão, e a avaliação funcional da bexiga através de estudo urodinâmico é frequentemente necessária.

TRATAMENTO

A avaliação pelo médico especialista e o estudo urodinâmico fazem parte da definição da melhor abordagem para cada paciente.

O tratamento da bexiga neurogênica visa manter o armazenamento de urina a baixas pressões e promover o esvaziamento vesical completo.

O tratamento da bexiga neurogênica compreende: 1) técnicas não farmacológicas (p. ex., cateterismo intermitente limpo); 2) medicamentos com o objetivo de aumentar a capacidade vesical e diminuir as pressões de armazenamento (p. ex., anticolinérgicos sistêmicos, injeção intravesical de toxina botulínica do tipo A); 3) técnicas cirúrgicas (p. ex., ampliação vesical, esfincterotomia transuretral, implantação de eletrodos para estimulação elétrica de raízes sacrais).

A escolha do melhor método (ou associação de métodos) é individualizada e depende da presença de alterações vesicais que indiquem alto ou baixo risco para lesão do trato urinário superior.

O cateterismo intermitente limpo é, atualmente, o método aceito como melhor e mais seguro para o manejo a longo prazo de disfunções vesicais de alto risco.

ACUPUNTURA

Pontos mais utilizados

Pontos principais: CV3, SP6.

Tratamento agudo

Na lesão medular, em pacientes com menos de 30 dias da lesão, em contexto de internação na fase aguda: CV3, CV4, BL31-34 (eletroacupuntura, frequência de 20 a 30 Hz, duração do pulso de 200 µs, por 15 minutos, quatro a cinco sessões por semana).

Prescrições MTC

BL23, BL20, KI3, CV4, GV4 (dor e sensação de frio nas regiões lombar, dos joelhos ou baixo ventre, aspecto frio com membros frios, palidez facial, indisposição, disúria – MTC: deficiência de *Yang* do baço e rim).

SP9, ST38 (polaciúria, urgência miccional, disúria, dor lombar, distensão no baixo ventre – MTC: acúmulo de umidade-calor).

Aurículo

Bexiga, rim, uretra, fim da *helix crus* inferior, genitália.

Evidências clínicas

A bibliografia acessível fornece poucos estudos. Em ensaio clínico não controlado conduzido no Japão, por Honjo e col., 13 indivíduos com diagnóstico de lesão medular adquirida foram tratados com acupuntura no ponto BL33 bilateralmente, sem associação com estimulação elétrica. Houve melhora com relação a parâmetros clínicos (incontinência) e funcionais (capacidade cistométrica máxima). O caráter exploratório, o número reduzido de participantes, a ausência de controle e o reduzido tempo de seguimento impedem a adoção desse estudo como evidência da efetividade da acupuntura na população-alvo da pesquisa.

O estudo de Cheng e col. avaliou a resposta da eletroacupuntura em pacientes com lesão medular adquirida com menos de um mês de evolução. Os pontos escolhidos foram CV3, CV4, BL31-34. Em comparação ao tratamento de rotina, os pacientes que receberam a intervenção atingiram em menor tempo a melhora da função vesical (com base em um desfecho composto que levava em conta parâmetros funcionais e ocorrência de infecção urinária). Não houve benefício da terapia em pacientes com lesão medular completa. Os resultados devem ser igualmente avaliados com cautela, uma vez que não há descrição do método de randomização e alocação dos sujeitos da pesquisa.

A estimulação elétrica do nervo tibial posterior (região dos pontos de acupuntura KI3 e KI7) tem sido estudada em pacientes com esclerose múltipla e sintomas urinários. Tanto de forma transcutânea (20 min, frequência diária, por 12 semanas) quanto percutânea (30 min, frequência semanal, por 12 semanas), estudou-se o efeito agudo e a médio prazo do estímulo elétrico com pulsos de 200 ms e frequências de 10 a 20 Hz, respectivamente. O principal efeito obtido foi a melhora da hiperatividade detrusora. Contudo, a transposição dos achados para outras doenças e para a prática da acupuntura não é direta e deve ser realizada com cautela. O uso da eletroacupuntura e o seu potencial efeito na neuromodulação vesical devem ser foco de pesquisas futuras.

■ SUGESTÕES

A efetividade da acupuntura como tratamento complementar em pacientes com bexiga neurogênica ainda é assunto pouco estudado. Embora não se possa excluir que a acupuntura possa representar um tratamento potencialmente benéfico para sintomas secundários à disfunção vesical neurogênica, é preciso ter em mente que fluxogramas efetivos de tratamento já existem, especialmente visando à prevenção de lesões do trato urinário superior.

Referências

1. Cheng PT, Wong MK, Chang PL. A therapeutic trial of acupuncture in neurogenic bladder of spinal cord injured patients – a preliminary report. Spinal Cord. 1998; 36(7):476-80.
2. Cintra CC. Alterações urológicas. In: Chamlian TR, ed. Medicina física e reabilitação. Rio de Janeiro: Guanabara Koogan; 2010; p. 239-43.

3. De Sèze M, Raibaut P, Gallien P et al. Transcutaneous posterior tibial nerve stimulation for treatment of the overactive bladder syndrome in multiple sclerosis: results of a multicenter prospective study. Neurourol Urodyn. 2011; 30(3):306-11.
4. De Sèze M, Ruffion A, Denys P, Joseph P-A, Perrouin-Verbe B. The neurogenic bladder in multiple sclerosis: review of the literature and proposal of management guidelines. Mult Scler. 2007; 13(7):915-28.
5. Frimberger D, Cheng E, Kropp BP. The current management of neurogenic bladder in children with spina bifida. Pediatr Clin North Am. 2012; 59(4):757-67.
6. Hansen RB, Biering-Sørensen F, Kristensen JK. Urinary incontinence in spinal cord injured individuals 10-45 years after injury. Spinal Cord. 2010; 48(1):27-33.
7. Honjo H, Naya Y, Ukimura O, Kojima M, Miki T. Acupuncture on clinical symptoms and urodynamic measurements in spinal-cord-injured patients with detrusor hyperreflexia. Urol Int. 2000; 65(4):190-5.
8. Jeong SJ, Cho SY, Oh S-J. Spinal Cord/brain injury and the neurogenic bladder. Urologic Clinics of North America. 2010; 37(4):537-46.
9. Junying G, Wenquan H, Yongping S. Selecionando os pontos certos de acupuntura: um manual de acupuntura. São Paulo: Roca; 1996.
10. Kabay S, Kabay SC, Yucel M et al. The clinical and urodynamic results of a 3-month percutaneous posterior tibial nerve stimulation treatment in patients with multiple sclerosis-related neurogenic bladder dysfunction. Neurourol Urodyn. 2009; 28(8):964-8.
11. Karaman MI, Kaya C, Caskurlu T, Guney S, Ergenekon E. Urodynamic findings in children with cerebral palsy. Int J Urol. 2005; 12(8):717-20.
12. Kovindha A, Wattanapan P, Dejpratham P, Permsirivanich W, Kuptniratsaikul V. Prevalence of incontinence in patients after stroke during rehabilitation: a multi-centre study. J Rehabil Med. 2009; 41(6):489-91.
13. Nosseir M, Hinkel A, Pannek J. Clinical usefulness of urodynamic assessment for maintenance of bladder function in patients with spinal cord injury. Neurourol Urodyn. 2007; 26(2):228-33.
14. Samson G, Cardenas DD. Neurogenic bladder in spinal cord injury. Phys Med Rehabil Clin N Am. 2007; 18(2):255-274, vi.
15. Stoffel JT. Contemporary management of the neurogenic bladder for multiple sclerosis patients. Urol Clin North Am. 2010; 37(4):547-57.

Câncer de Mama – Mastectomia

Dinamara Kran Rocha
Fernando Claudio Zuvan Genschow

CID 10

CÓDIGO	DOENÇA
C50	Neoplasia da mama
Z90.1	Ausência adquirida da(s) mama(s)
I97.2	Síndrome do linfedema pós-mastectomia

DEFINIÇÃO

Mastectomia é a retirada parcial ou total da mama, podendo ser acompanhada ou não da extração dos linfonodos axilares.

INCIDÊNCIA E PREVALÊNCIA

O câncer de mama é o segundo tipo de câncer mais frequente no mundo, sendo o mais comum entre as mulheres.

Em 2014, esperam-se, para o Brasil, 57.120 casos novos de câncer da mama, com risco estimado de 56,09 casos a cada 100 mil mulheres. Em nosso país, sem considerar os tumores da pele não melanoma, esse tipo de câncer também é o mais frequente nas mulheres das regiões Sudeste (69/100 mil), Sul (65/100 mil), Centro-Oeste (48/10 mil) e Nordeste (32/100 mil). Na Região Norte, é o segundo tumor mais incidente (19/100 mil).

A abordagem cirúrgica é, na maioria das vezes, o tratamento mais indicado, mas, apesar de sua eficiência, o tratamento cirúrgico do câncer de mama não é inócuo e possui complicações inerentes à própria intervenção.

PRINCIPAIS ASPECTOS CLÍNICOS

As várias técnicas cirúrgicas utilizadas como tratamento para o câncer de mama podem levar a complicações locais de resolução demorada e, consequentemente, podem comprometer a qualidade de vida das pacientes submetidas à cirurgia.

Capítulo 7 *Câncer de Mama – Mastectomia*

Complicações como linfedema, dor, disestesia, diminuição da força muscular e redução da amplitude de movimento (ADM) do membro envolvido são frequentemente observadas e relatadas pelas pacientes operadas.

Além disso, é muito frequente a dor crônica pós-cirúrgica, também chamada de síndrome dolorosa pós-mastectomia (SDPM).

A dor desenvolvida após a mastectomia pode ser nociceptiva ou neuropática. Se acontecer em decorrência da lesão de músculos e ligamentos, é dita nociceptiva. Caso haja lesão de nervos e disfunção do sistema nervoso, é chamada de neuropática. A dor neuropática é a que tem sido mais estudada, pois parece ser a principal na SDPM.

A dor é homolateral à operação, localizada na parede anterior do tórax, axila ou face medial do braço, caracterizada como queimação ou dolorimento. Quanto à intensidade, varia de leve a forte e apresenta caráter intermitente ou contínuo. A dor experimentada de forma contínua e crônica pode levar a alteração do humor, dificuldade no trabalho, diminuição da atividade física e alteração na qualidade de vida.

O linfedema é o resultado da sobrecarga do sistema linfático em que o volume de linfa excede a capacidade de transporte.

Dor, linfedema e parestesia são algumas condições importantes que favorecem a limitação da amplitude de movimento do membro superior ipsilateral à cirurgia. Com a mobilidade funcional do membro reduzida, geralmente há comprometimento da realização das atividades diárias.

TRATAMENTO

Além do tratamento cirúrgico, outros tratamentos podem ocorrer, como a quimioterapia, a hormonioterapia, a radioterapia e, para reabilitação, a fisioterapia.

Atualmente podemos incluir também, entre as modalidades terapêuticas disponíveis para reabilitação das lesões cirúrgicas, a acupuntura, levando em consideração seus efeitos já comprovados na promoção da analgesia.

Normalmente, os tratamentos preconizados associam duas ou mais abordagens, a depender das características individuais, tanto psicológicas como clínicas, com o objetivo de obter melhor qualidade de vida pós-tratamento.

ACUPUNTURA

Acupuntura clássica (MTC)

Fontes bibliográficas chinesas, preservadas arqueologicamente, comprovam que o uso da acupuntura como metodologia de intervenção médica já se encontrava adequadamente organizada, a partir de uma prática clínica sistematizada, com referências de anatomia de superfície e de um corpo de teorizações fisiopatológicas expresso em discurso consoante com a cultura então vigente, por volta de 100 a.C. Estudiosos da área conjeturam que a construção de um sistema médico de conhecimento e intervenção com tal complexidade, a partir da metodologia empírica então disponível, demandou séculos de detalhada elaboração, o que pode conduzir à suposição de que as intervenções com acupuntura possam ter se iniciado há três mil anos. Além disso, pedras e ossos esculpidos e afiados, encontrados em território chinês e datados de 6000 a.C., têm sido interpretados como instrumental de acupuntura, embora possam ter sido instrumental cirúrgico com outras finalidades, como drenagem de abscessos ou sangria.

A história do tratamento do câncer de mama também é antiga, embora não tanto quanto a da acupuntura. Em 2500 a.C., em um papiro egípcio no qual havia a descrição e prescrição de várias doenças, encontrava-se o seguinte registro: "Uma mama com tumor protuberante e fria ao toque representa uma doença para a qual não há tratamento." Hipócrates, em 460 a.C., considerava o câncer de mama uma doença incurável e não recomendava qualquer tipo de tratamento. Somente no século I d.C. é que foi realizada a primeira cirurgia de mama, pelo médico grego Leônidas. Apenas a partir do século II d.C. enunciou-se esperança com o tratamento cirúrgico do câncer de mama quando Galeno, considerado o maior médico grego depois de Hipócrates, afirmou ser possível a cura dessa afecção pela cirurgia, desde que o tumor fosse superficial e todas as suas raízes extirpadas.

Contudo, não encontramos prescrições clássicas chinesas de acupuntura para o tratamento das sequelas cirúrgicas do câncer de mama.

Com o desenvolvimento técnico-científico e a evolução dos conhecimentos médicos, tornou-se possível o uso da acupuntura neuromiossegmentar, que se baseia em conhecimentos neurobiológicos atuais.

Acupuntura neuromiossegmentar

A acupuntura neuromiossegmentar é uma variação da neuromioterapia segmentar, técnica idealizada pelo Dr. Andrew A. Fischer e, por isso, também chamada de agulhamento de Fischer. Originalmente, na técnica de Fischer, faz-se um bloqueio anestésico na região paraespinal utilizando infiltração de lidocaína a 1%.

O local de escolha para o agulhamento corresponde à sensibilização periférica e medular identificada no exame físico, tendo como objetivo anular essa sensibilização e, consequentemente, relaxar a musculatura local e promover analgesia.

A acupuntura neuromiossegmentar utiliza-se dos mesmos princípios da neuromioterapia segmentar, porém sem utilização da infiltração de fármacos.

Após a identificação dos níveis de sensibilização periférica e medular ao exame físico, segue-se o agulhamento seco em zonas neurorreativas da região paravertebral correspondente e homolateral à cirurgia. Além da musculatura paravertebral, atingem-se também terminações nervosas dos ramos espinhais posteriores e, por meio do estímulo mecânico da agulha de acupuntura, respostas locais, segmentares e centrais são desencadeadas.

Os níveis afetados ou sensibilizados dependem da extensão da cirurgia, da quantidade de tecido retirado e da altura da incisão, características essas variáveis de paciente para paciente.

A eletroestimulação pode ser empregada salvo em casos em que o seu uso está contraindicado.

Descrição da técnica

Utilizando exploração semiológica, com a técnica do pinçamento e rolamento na região dorsal e no membro superior homolateral à cirurgia, é possível a identificação dos segmentos acometidos (por exemplo, de C6 a T4).

Estabelecidas as áreas afetadas, o agulhamento deve ser feito do lado em que a cirurgia foi realizada, no caso de uma única mama ou parte dela ter sido retirada; em caso de mastectomia ou qualquer outro procedimento bilateral, a acupuntura neuromiossegmentar deve ser realizada bilateralmente.

Para a inserção da agulha de acupuntura, palpa-se o processo espinhoso do nível segmentar a ser tratado e introduz-se a agulha perpendicularmente, imediatamente

Capítulo 7 *Câncer de Mama – Mastectomia*

lateral e rente a esse processo espinhoso. Se, por exemplo, os níveis de C6 a T4 foram identificados como os segmentos acometidos, palpam-se os processos espinhosos específicos e procede-se ao agulhamento rente a esses processos espinhosos referentes às vértebras C6, C7, T1, T2, T3 e T4, do lado que se quer tratar.

A agulha de acupuntura atravessa pele, tecido subcutâneo, musculatura paravertebral e alcança a faceta/processo transverso da vértebra, atingindo as raízes nervosas dos nervos espinhais, especificamente em seus ramos posteriores.

O tamanho da agulha depende da quantidade do tecido adiposo do paciente. Em pacientes magros, as agulhas 0,25 × 0,25 mm são suficientes, mas na maioria dos casos opta-se pela utilização de agulhas 0,25 × 0,40 mm.

Zonas neurorreativas mais utilizadas

As zonas neurorreativas a serem estimuladas dependem dos níveis sensibilizados encontrados no exame físico.

Se levarmos em consideração os sintomas mais comuns (disestesia e dor na face interna do membro superior ipsilateral à cirurgia) e compararmos aos mapas de dermátomos existentes, poderemos verificar que os níveis de C4 a T2 estão quase sempre envolvidos. A depender do nível da incisão, níveis mais baixos também podem ser acometidos.

Aurículo

Shen (mente), região cervical e torácica, clavícula, articulação do ombro e braço.

Evidências clínicas

Dentre suas várias indicações, a acupuntura tem importante ação na promoção da hipoalgesia e analgesia. Recentemente, resultados de vários estudos indicam que a acupuntura é um tratamento efetivo para a dor.

Tratando-se de complicações após a abordagem cirúrgica do câncer de mama, em alguns estudos a acupuntura mostra-se eficaz ferramenta que, além da promoção de analgesia, contribui para a diminuição do linfedema, para a restauração da mobilidade funcional e melhor qualidade de vida.

Devido ao risco de desenvolvimento de linfedema, pacientes submetidos ao tratamento cirúrgico do câncer de mama e que tenham sido submetidas à retirada de linfonodos axilares devem evitar cortes, picadas de insetos, roer as unhas, contato com alérgenos e/ou irritantes, arranhões de animais domésticos e queimaduras. Alguns procedimentos também devem ser evitados, como vacinação, punção venosa, monitoração da pressão arterial, acupuntura, venografia e linfangiografia do braço afetado. Esse ponto é mais um a favor da acupuntura neuromiossegmentar, em que o agulhamento se dá nas regiões dorsal cervical e torácica, poupando-se os membros superiores.

O Serviço de Acupuntura do Hospital de Base do Distrito Federal (HBDF) é referência no atendimento das pacientes submetidas a tratamento cirúrgico do câncer de mama. Em 2008, durante a Jornada dos Médicos Residentes, foi apresentado um relato de caso em que uma paciente de 50 anos de idade submetida a mastectomia radical à direita com esvaziamento axilar, com posterior tratamento com quimioterapia e radioterapia, apresentava intensa dor na face interna do membro superior direito (nível 10 na escala visual de sintomas), linfedema e limitação da amplitude de movimentos (abdução, flexão, rotação interna e externa). Foi submetida a quatro sessões usando a acupuntura neuromiossegmentar e eletroestimulação e, após a quarta sessão, estava sem dor (nível 0 na escala de sintomas) e apresentava melhora da amplitude de movimentos.

Ainda no HBDF foi realizado um estudo piloto com a utilização da acupuntura neuromiossegmentar associada a eletroestimulação na reabilitação das pacientes submetidas à retirada total ou parcial da mama. O estudo englobou pacientes submetidas a tratamento cirúrgico do câncer de mama e que já haviam feito radioterapia e/ou quimioterapia e que não estavam tendo boa resposta com a fisioterapia. Foram admitidas no Serviço de Acupuntura no período de abril a dezembro de 2012.

Os itens avaliados foram dor, parestesia, linfedema e mobilidade funcional do membro homolateral à cirurgia. Os itens dor e parestesia eram avaliados pela escala visual analógica (EVA), com notas variando de 0 a 10, avaliadas antes do início, em todas as sessões, e após o término do tratamento. O linfedema era avaliado pela cirtometria no início e ao término do tratamento. A mobilidade funcional era avaliada por meio da goniometria, medindo-se a angulação do membro superior acometido durante abdução e flexão. A rotação interna era avaliada pelo nível vertebral em que a paciente conseguia chegar com o primeiro pododátilo na região dorsal na linha mediana, enquanto a rotação externa era avaliada pela distância (em centímetros) cotovelo-parede. A avaliação da amplitude de movimentos também era feita antes e após o término das sessões de acupuntura.

Foram preconizadas oito sessões, sendo uma sessão semanal de 30 minutos. A eletroestimulação era feita utilizando uma corrente denso-dispersa, alternando-se 3 e 10 Hz com tempos de 4 s.

Totalizaram 12 pacientes que preenchiam os critérios de inclusão, todas do sexo feminino, com idade média de 52 anos (45 a 69 anos). Apenas uma paciente tinha feito setorectomia com esvaziamento axilar; todas as outras (11 pacientes) foram submetidas à mastectomia total com esvaziamento axilar. Em relação ao lado acometido, 50% (seis pacientes) foram à direita e 50% (seis pacientes) à esquerda. Das 12 pacientes, apenas quatro apresentavam linfedema.

A nota média de dor na EVA antes do tratamento com a acupuntura neuromiossegmentar era de 6,33 (5-8) e, após as oito sessões, essa nota caiu para 1,58 (0-6). A nota média da parestesia antes da acupuntura era de 5,25 (0-7) e caiu para 2,25 (0-5). As pacientes que tinham linfedema (quatro pacientes) não apresentaram regressão do edema linfático. A abdução (0-180°) do ombro superior homolateral à cirurgia estava, em média, a 127° (80°-180°) e, após as sessões de acupuntura, aumentou para 149° (110°-180°). A flexão (0-180°) média antes era de 132° (90°-180) e, após o tratamento, passou para 159° (135°-180°). À rotação interna, o ganho médio foi de um nível vertebral. A distância cotovelo-parede (que avalia a rotação externa) média antes era de 11,8 cm e após caiu para 9,3 cm.

Portanto, com a utilização da acupuntura neuromiossegmentar na reabilitação de mulheres submetidas a tratamento cirúrgico do câncer de mama, podemos aliviar a dor e a parestesia e melhorar a amplitude de movimentos do membro superior do mesmo lado em que a mama foi operada. Em relação ao linfedema, a acupuntura neuromiossegmentar parece não ter influência.

São necessários estudos maiores, como ensaios clínicos controlados e randomizados, para comprovarmos a eficácia da acupuntura neuromiossegmentar.

Ainda não há estudo publicado em revista indexada internacional utilizando a técnica da acupuntura neuromiossegmentar na reabilitação de pacientes mastectomizadas.

Capítulo 7 *Câncer de Mama – Mastectomia*

Sugestões

Pontos gatilhos miofasciais da musculatura dorsal podem tornar-se ativos em pacientes submetidas à retirada cirúrgica parcial ou total da mama após câncer de mama, gerando, dessa forma, uma síndrome miofascial. A desativação desses pontos gatilhos miofasciais é parte importante no tratamento e alívio álgico. Os músculos trapézio, grande dorsal, romboides, redondos maior e menor e supraespinal são os mais comumente envolvidos.

Referências

1. Alem MER. Acupuntura na reabilitação de mulheres após tratamento cirúrgico do câncer de mama. Tese de doutorado. Campinas. 2005.
2. Batiston AP, Santiago SM. Fisioterapia e complicações físico-funcionais após tratamento cirúrgico do câncer de mama. Fisioterapia e Pesquisa. 2005; 12(3):30-5.
3. Bergmann A, Mattos IE, Koifman RJ et al. Morbidade após o tratamento para câncer de mama. Revista Fisioterapia Brasil. 2000; 1(2):101-108.
4. Brasil. Ministério da Saúde. Secretaria de Atenção à Saúde. Instituto Nacional de Câncer. Coordenação de Prevenção e Vigilância de Câncer. Estimativas 2008: incidência de câncer no Brasil. Rio de Janeiro: Inca, 2007. Disponível em: http://www.inca.gov.br/estimativa/2008/.
5. Brasil. Ministério da Saúde. Instituto Nacional de Câncer. Estimativa 2010: incidência de câncer no Brasil. Instituto Nacional de Câncer. Rio de Janeiro: Inca, 2009. Disponível em: http://www1.inca.gov.br/estimativa/2010/.
6. Couceiro TCM, Menezes TC, Valênça MM. Síndrome dolorosa pós-mastectomia. A magnitude do problema. Rev Bras Anestesiol. 2009; 59(3):358-365.
7. Fischer AA. Myofascial pain – update in diagnosis and treatment. Phys Med Rehabil Clin North Am. 1997; 153-169.
8. Gomes R, Skaba MMVF, Vieira RJS. Reinventando a vida: proposta para uma abordagem socioantropológica do câncer de mama feminino. Cad Saúde Pública. 2002; 18(1):197-204.
9. Harris SR, Hugi MR, Olivotto IA, Levine M. Clinical practice guidelines for the care and treatment of breast cancer: 11. Lymphedema. CMAJ. 2001; 23:164(2).
10. Júnior RF, Ribeiro LFJ, Taia L, Kajita D, Fernandes MV, Queiroz GS. Linfedema em pacientes submetidas à Mastectomia Radical Modificada. RBGO, 2001, 23(4):205-208.
11. Lee SJ, Lyu YS, Kang HW, Sohn IC, Koo S, Kim MS et al. Antinociception of heterotopic electro-acupuncture mediated by the dorsolateral funiculus. The American Journal of Chinese Medicine. 2007; 35(2):251-264.
12. Taylor, R; Jayasinghe UW, Koelmeyer L, Ung O, Boyages J. Reliability and Validity of Arm Volume Measurements for Assessment of Lymphedema. Physical Therapy, 2006; 86(2):205-214.
13. Tolentino BG, Rocha DK, Genschow F, Sampaio FC. Neuromioterapia segmentar e eletroacupuntura como tratamento coadjuvante na reabilitação de paciente com sequela pós-mastectomia: relato de caso. Brasília Med. 2008; 45(Supl 2):49-80.
14. White E, Ernst E. A brief history of acupuncture. Rheumatology. 2004; 43:662-663.

Cefaleia – Enxaqueca

8

Jerusa Alecrim Andrade

CID 10

CÓDIGO	DOENÇA
G43	Migrânea
G43.0	Migrânea sem aura
G43.1	Migrânea com aura
G43.2	Estado migranoso
G43.3	Migrânea crônica

DEFINIÇÃO

A enxaqueca é uma cefaleia primária comum, recorrente e incapacitante. Manifesta-se em crises que duram de quatro a 72 horas. Em crianças, as crises podem durar uma a 72 horas. Na literatura médica brasileira tem recebido o nome de migrânea.

INCIDÊNCIA E PREVALÊNCIA

Há alta prevalência global das dores de cabeça: 46%; 11% é a prevalência da enxaqueca no mundo e 15,2% no Brasil.

É mais prevalente nas mulheres, na proporção de 3:1; 1,4% a 2,2% da população mundial apresentam enxaqueca crônica, que é caracterizada por mais de 15 dias de cefaleia por mês durante mais de três meses e sem uso abusivo de medicamentos. O uso abusivo de medicamentos com ação analgésica é definido quando o seu consumo ocorre por mais de 10 dias por mês.

Há muitos anos, a Organização Mundial da Saúde coloca a enxaqueca na 19ª posição no *ranking* mundial das doenças mais incapacitantes. Por comprometer muito a vida das pessoas, tanto no aspecto socioeconômico como pessoal, costuma ser a cefaleia que mais remete os pacientes a buscar assistência médica.

Capítulo 8 *Cefaleia – Enxaqueca*

PRINCIPAIS ASPECTOS CLÍNICOS

As características típicas da cefaleia são: localização unilateral; caráter pulsátil; intensidade moderada ou forte; exacerbação por atividade física rotineira e associação com náusea, vômitos e/ou fotofobia e fonofobia. A cefaleia da enxaqueca costuma ser frontotemporal. Nas crianças é mais comum a apresentação bilateral.

A fase de cefaleia pode ser precedida e/ou sucedida pela combinação de alguns sintomas, como hiperatividade, fadiga, depressão, apetite específico para determinados alimentos, bocejos repetidos, dificuldade de concentração, rigidez do pescoço, foto/fonofobia, náusea, visão borrada, bocejos, palidez e outros sintomas inespecíficos.

Na enxaqueca crônica, as características da cefaleia podem estar diferentes do quadro clínico intermitente. A intensidade da dor reduz, como também há redução de outros sintomas associados, como náuseas e vômitos.

A enxaqueca pode ser dividida em dois subtipos principais:
1. *Enxaqueca sem aura* – síndrome clínica caracterizada por cefaleia associada a outros sintomas, já descritos. É o subtipo mais comum.
2. *Enxaqueca com aura* – caracterizada pelos sintomas neurológicos focais reversíveis que se desenvolvem em intervalos de cinco a 20 minutos e duram menos de 60 minutos. A aura típica consiste em sintomas visuais e/ou sensitivos e/ou da fala. Normalmente precedem e, às vezes, acompanham a cefaleia. O quadro clínico restante é semelhante ao da enxaqueca sem aura.

Em medicina tradicional chinesa (MTC), essa patologia é chamada de "vento na cabeça".

TRATAMENTO MEDICAMENTOSO

Por ser uma síndrome altamente incapacitante, deve ser considerada sempre a possibilidade do tratamento profilático, além do tratamento das crises.
- *Tratamento das crises:* Instruir o paciente a se medicar logo nos primeiros 10 minutos do início da dor, com o objetivo de evitar sensibilização do sistema nervoso central. Os medicamentos de primeira linha são os triptanos. Nas crises com quadros dolorosos mais intensos pode-se associar o uso de anti-inflamatórios e/ou analgésicos, logo na primeira hora.
- *Tratamento profilático das crises:* A escolha do tratamento medicamentoso deve estar dirigida para o controle das crises, bem como das comorbidades. Podem ser utilizadas diversas categorias de medicamentos, como betabloqueadores, antidepressivos, bloqueadores dos canais de cálcio, anticonvulsivantes, entre outras opções.

TRATAMENTO

Pontos mais utilizados

Acupuntura

Taiyang, GB8, GB20, LI4 e LR3. Em 17 estudos realizados na China, entre 1997 e 2005, esses foram os pontos mais utilizados no tratamento dos pacientes com enxaqueca.

Auriculoterapia

Shenmen, *Forehead*, temporal, occipital, simpático, cérebro.

Tratamento agudo

A intervenção terapêutica visa controlar o quadro álgico e os distúrbios gastrointestinais, que são frequentes e geradores de muito desconforto aos pacientes. Levando-se em consideração que a enxaqueca é uma síndrome que compromete muito a vida do paciente e devido ao quadro álgico uma vez deflagrado ser intenso e duradouro, devemos instituir o tratamento nos primeiros 10 a 20 minutos do início da dor com medicamentos (triptano), pois somente assim conseguiremos romper um ciclo que costuma durar um a três dias. Por uma questão de viabilidade prática, visto que a acupuntura dificilmente pode ser instituída nesse intervalo de tempo, recomendo que a mesma seja apenas um tratamento coadjuvante nas crises.

Medicamentoso

Um triptano (sumatriptano, rizatriptano, naratriptano) associado ou não a um anti-inflamatório é o tratamento de primeira escolha.

Acupuntura

Controle das náuseas/vômitos

PC6, LI4, ST36, REN12, ST21, ST25, BL17 a BL21. Fazer estimulação manual ou elétrica. Estimulação elétrica sobre as agulhas, 2 a 10 Hz por 20 minutos.

Controle da dor

- *Acupuntura:* Pontos *Ashi*, ST8.
  GV14, CV12 (pontos muito usados em ensaios clínicos).
  Durante as crises, os estímulos devem ser mais fortes com estimulação manual ou elétrica (1 Hz por 20 a 30 minutos). Os pontos locais devem ser colocados do lado da dor, e os distais, bilateralmente.
- *Auriculoterapia:* Inserir duas agulhas de cada lado da orelha, na parte anterolateral do antítrago (área assinalada na Fig. 8.1 como zona M).

Tratamento profilático

Acupuntura

O tratamento com acupuntura sugerido neste item foi totalmente baseado no *Guideline for Clinical Practice of Acupuncture in the Treatment of Migraine*. Esse guia

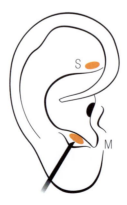

FIGURA 8.1. Auriculoterapia: zona M, usada no controle da dor aguda da enxaqueca.

Capítulo 8 *Cefaleia – Enxaqueca*

foi cuidadosamente elaborado levando-se em consideração todo o conhecimento tradicional, como também o de medicina baseada em evidências. Estão **em negrito** os pontos mais utilizados nos ensaios clínicos que apresentaram resultados positivos a favor da acupuntura.

Pontos principais

SJ23, GB8, ***Taiyang***, **GB20**, LI4, **LR3**, GB41.

Pontos adicionais

SP6, LR3 (enxaqueca menstrual).

GB34, SJ5 (PC6, DU26, HT7 e **DU20** poderão ser adicionados caso haja sintomas dos meridianos *Jueyin*; **ST8** poderá ser adicionado caso haja sintomas do meridiano *Yangming*).

GB4 até **GB5**, **LU7**, KI3, LR2 (cefaleia pulsátil, hiperemia conjuntival, boca amarga, língua vermelha com capa amarela – MTC: hiperatividade do *Yang* do *Gan*).

GB4 até GB5, LU7, ST40, PC6 (cefaleia com sensação de peso na cabeça, tontura, diminuição do apetite, língua inchada com capa branca grossa – MTC: umidade).

BL17, SP9, ST36, **SP6** (cefaleia cortante, em lugar fixo, intensa, língua escura com pontos avermelhados, capa fina e branca – MTC: estagnação de sangue).

ST36, RN6, SP6, KI3, BL23 (cefaleia com sensação de vazio na cabeça, a dor piora com esforço físico, tontura, fadiga, sensação de calor, língua vermelha com capa fina – MTC: deficiência do *Shen* ou deficiência de *Qi* e sangue).

Evidências clínicas

Há muitos anos foi comprovada a eficácia da acupuntura no tratamento das náuseas e vômitos.

Não há evidência de que a acupuntura isoladamente seja mais eficaz que os triptanos/anti-inflamatórios no controle da dor durante as crises de enxaqueca.

Estudo recentemente publicado demonstrou que pacientes com crise de enxaqueca há menos de quatro horas tiveram sua dor reduzida em 50% após a inserção de duas agulhas semipermanentes de cada lado da orelha, na parte anterolateral do antítrago (área assinalada na Fig. 8.1 como zona M). A melhora do quadro álgico iniciou-se após 10 minutos da inserção das agulhas e permaneceu por duas horas (última medida feita no estudo antes de 24 h). Houve diferença estatística significativa em relação a outra área escolhida como controle (região do ciático).

Uma revisão Cochrane, que incluiu 22 estudos envolvendo o total de 4.419 pacientes, avaliou estudos clínicos que compararam a acupuntura com pelo menos um grupo controle (acupuntura *sham*, tratamento medicamentoso e/ou lista de espera). Os autores concluíram que há evidência consistente de que a acupuntura é benéfica no tratamento da enxaqueca, tendo havido melhora da frequência da dor e manutenção dos resultados alcançados por pelo menos seis meses. Até o momento, não há evidência de que a acupuntura verdadeira seja melhor que a "falsa" (*sham*) na profilaxia da enxaqueca. É importante frisar que a proporção de melhora apresentada tanto pela acupuntura "verdadeira" como pela *sham* nos ensaios clínicos, quando comparada aos resultados dos estudos com medicamentos profiláticos, demonstra que essa técnica é tão ou mais efetiva que os mesmos, sendo que os pacientes do grupo acupuntura apresentam menos efeitos colaterais.

Um ensaio clínico recente e de alta qualidade mostrou que a acupuntura é mais eficaz que o topiramato no tratamento de pacientes com enxaqueca crônica, inclusive naqueles casos em que existe dependência de medicamentos da fase aguda. Os efeitos adversos ocorreram em apenas 6% dos pacientes do grupo acupuntura contra 66% dos pacientes que tomaram topiramato.

Uma revisão sistemática recente, que incluiu nove estudos de alta qualidade metodológica, concluiu que os melhores resultados terapêuticos na profilaxia das crises de enxaqueca foram alcançados nos estudos que usaram cerca de 20 agulhas por sessão, inserção bilateral com manipulação manual, retenção por 30 minutos e fizeram uma média de 18 sessões de acupuntura com frequência de duas sessões semanais.

O tratamento individualizado, segundo os princípios da MTC, parece dar melhores resultados que o padronizado ou semipadronizado.

Sugestões

Deve-se tomar cuidado na execução da auriculoterapia. O uso de agulhas é seguro quando as mesmas são retiradas ao final da sessão, pois existem inúmeros relatos na literatura de quadros infecciosos graves e de difícil controle no pavilhão auricular em decorrência do uso de agulhas semipermanentes. Infecção na cartilagem auricular é a segunda infecção mais relatada na literatura decorrente da prática da acupuntura. Recomendamos apenas o uso de sementes para a manutenção do estímulo fora do consultório médico.

É fundamental orientar os pacientes sobre a importância da adoção de hábitos saudáveis como forma de prevenção de crises de enxaqueca. As principais orientações são: a prática de 30 minutos ou mais de atividade física aeróbica diariamente; dormir sempre o mesmo número de horas, nem mais nem menos; evitar jejum prolongado; evitar o consumo de alimentos industrializados (presença de glutamato monossódico), embutidos, queijos curados e iogurte (contém tiramina); adotar práticas que ajudem no controle do estresse (terapia cognitivocomportamental, ioga, técnicas de relaxamento).

Aqueles pacientes com quadros de difícil controle e que merecem investigação através de exames de imagem seria prudente encaminhar a profissionais especializados no tratamento de dores de cabeça. Devem ser invariavelmente encaminhados os seguintes casos: crianças com cefaleia occipital, unilateral ou bilateral; adultos com cefaleia em local fixo, sem alternância de lado; pacientes em que as características da cefaleia tenham apresentado mudança do padrão habitual repentinamente; presença de auras persistentes.

Referências

1. Alecrim-Andrade J. Evaluation of the efficacy of acupuncture in the prevention of migraine attacks [PhD thesis]. Barcelona-Spain: University Autonomous of Barcelona; 2011.
2. Alecrim-Andrade J, Maciel-Júnior JA, Carne X, Vasconcelos GMS, Correa-Filho HR. Acupuncture in migraine prevention: a randomized sham controlled study with 6-months posttreatment follow-up. Clinical Journal of Pain. 2008; 24:98-105.
3. Alecrim-Andrade J, Maciel-Junior JA, Cladellas XC, Correa-Filho HR, Machado HC. Acupuncture in migraine prophylaxis: a randomized sham-controlled trial. Cephalalgia. 2006; 26:520-9.
4. Allais G, Romoli M, Rolando S et al. Ear acupuncture in the treatment of migraine attacks: a randomized trial on the efficacy of appropriate versus inappropriate acupoints. Neurological sciences: official journal of the Italian Neurological Society and of the Italian Society of Clinical Neurophysiology. 2011; 32(Suppl 1):S173-5.
5. Burden ACPO, WHO. Atlas of headache disorders and resources in the world 2011. In: Geneva, Switzerland: WHO Press. World Health Organization; 2011.
6. Carneiro NM. Acupuntura no tratamento e prevenção de náuseas e vômitos. In: Medicina AMBeCFd, ed. Projeto Diretrizes. 2007; 1-14.

Capítulo 8 *Cefaleia – Enxaqueca*

7. China Academy of Chinese Medical Sciences CAoaam. Guideline for clinical practice of acupuncture in the treatment of migraine (WHO WPR). In: Sciences CAoCM, ed. Evidence-based guidelines of clinical practice in Chinese medicine: acupuncture. Beijing: China TCM Publishing House. 2011; 142-62.
8. Diener HC. Migraine: Is acupuncture clinically viable for treating acute migraine? Nature reviews/Neurology. 2009; 5:469-70.
9. Green M, Green L, Rothrock J. Nonpharmacologic treatment of migraine. In: Springer, ed. Managing your headaches. 2. ed. New York: Springer Science+Business Media. 2005; 107-21.
10. IHS. The international classification of headache disorders; 2005 May.
11. Jensen R, Stovner LJ. Epidemiology and comorbidity of headache. The Lancet Neurology. 2008; 7:354-61.
12. Lanteri-Minet M, Mick G, Allaf B. Early dosing and efficacy of triptans in acute migraine treatment: the TEMPO study. Cephalalgia. 2012; 32:226-35. DOI: 10.1177/0333102411433042. Epub 2012 Jan 10.
13. Linde K, Allais G, Brinkhaus B, Manheimer E, Vickers A, White A. Acupuncture for migraine prophylaxis. Cochrane Database of Systematic Reviews; 2009.
14. Lipton R, Dodick D, Adelman J et al. Consistency of response to sumatriptan/naproxen sodium in a placebo-controlled, crossover study. Cephalalgia. 2009; 29:826-36.
15. Natoli JL, Manack A, Dean B et al. Global prevalence of chronic migraine: a systematic review. Cephalalgia. 2010; 30:599-609.
16. Queiroz L, Peres MFP, Piovesan E et al. A nationwide population-based study of migraine in Brazil. Cephalalgia. 2009; 29:642-9.
17. Schürks M, Diener HC, Goadsby P. Update on the prophylaxis of migraine. Current Treatment Options in Neurology. 2008; 10:20-9.
18. Silberstein S. Transformed and chronic migraine. In: Goadsby P, Silberstein S, Dodick DW, eds. Chronic daily headaches for clinicians. Hamilton-London: BC Decker Inc. 2005; p. 213.
19. Stovner L, Hagen K, Jensen R et al. The global burden of headache: a documentation of headache prevalence and disability worldwide. Cephalalgia : an international journal of headache. 2007; 27:193-210.
20. Wang LP, Zhang XZ, Guo J et al. Efficacy of acupuncture for acute migraine attack: a multicenter single blinded, randomized controlled trial. Pain Med. 2012; 13:623-30.
21. Wang Y, Zheng Z, Xue CC. Acupuncture for migraine: a systematic review of Chinese literature. Australian Journal of Acupuncture and Chinese Medicine. 2008; 3:3-16.
22. White A. A cumulative review of the range and incidence of significant adverse events associated with acupuncture. Acupuncture in Medicine. 2004; 22:122-33.
23. WHO. Headache disorders. World Health Organization.
24. Yang CP, Chang MH, Liu PE et al. Acupuncture versus topiramate in chronic migraine prophylaxis: A randomized clinical trial. Cephalalgia. 2011; 31:1510-21.
25. Zheng H, Chen M, Wu X, Li Y, Liang F-R. Manage migraine with acupuncture: a review of acupuncture protocols in randomized controlled trials. The American Journal of Chinese Medicine. 2010; 38:639.

Cefaleia Tipo Tensional

Jerusa Alecrim Andrade

CID 10

CÓDIGO	DOENÇA
G44.2	Cefaleia do tipo tensional (CTT) – nesse mesmo CID estão incluídas a cefaleia do tipo tensional episódica infrequente, episódica frequente ou crônica.

DEFINIÇÃO

Esse é o tipo mais comum de cefaleia primária e, apesar do enorme impacto socioeconômico causado por ela, ainda foi muito pouco estudada. Sua gênese tem relação direta com o estresse associado a problemas musculoesqueléticos na região cervical.

INCIDÊNCIA E PREVALÊNCIA

A cefaleia tensional episódica é referida por 70% da população mundial.

A prevalência (um ano) de cefaleia tensional na população mundial é de 47% e de 22,6% na população brasileira.

A cefaleia tensional crônica afeta 1% a 3% da população mundial e 2,4% da população brasileira.

A proporção de mulher:homem é de 3:2.

A cefaleia tensional costuma durar horas a dias.

PRINCIPAIS ASPECTOS CLÍNICOS

A dor é tipicamente bilateral, com caráter em pressão ou aperto, de intensidade fraca a moderada, e não piora com a atividade física rotineira. Não há náusea, mas fotofobia ou fonofobia podem estar presentes. O aumento da sensibilidade dolorosa pericraniana detectada pela palpação manual é o achado anormal mais significativo nos pacientes com cefaleia do tipo tensional. O dolorimento aumenta com a intensidade e a frequência da cefaleia, e acentua-se ainda mais durante a crise. O dolorimento pericraniano é facilmente pesquisado através da palpação manual utilizando-se pequenos movimentos giratórios e pressão firme com o segundo e o terceiro dedos sobre os músculos frontal, temporal, masseter, pterigóideo, esternocleidomastóideo, esplênio e trapézio.

Existem três subtipos de cefaleia do tipo tensional:

1. *Episódica infrequente*: ocorre menos de uma vez ao mês.
2. *Episódica frequente*: ocorre menos que 15 dias por mês.
3. *Crônica*: ocorre mais de 15 dias por mês, por mais de três meses. Está associada a incapacidade e a elevado ônus pessoal e socioeconômico. Alguns pacientes com cefaleia do tipo tensional crônica desenvolvem características semelhantes às da enxaqueca, quando apresentam dor intensa e, reciprocamente, alguns pacientes com enxaqueca desenvolvem dores cada vez mais frequentes com características de cefaleia do tipo tensional no intervalo entre as crises; a natureza disso permanece obscura.

TRATAMENTO

Geralmente, apenas os pacientes com cefaleia tensional episódica frequente e cefaleia tensional crônica buscam assistência médica. Nossos objetivos, ao instituirmos o tratamento nesses casos, devem ser: minimizar o sofrimento do paciente e evitar a evolução da cefaleia para um quadro de dor crônica.

ACUPUNTURA

Em publicação em que foram avaliados 1.042 pacientes com cefaleia (tensional e enxaqueca), verificou-se que 75% dos pacientes apresentavam dois a quatro diagnósticos sindrômicos, segundo princípios da medicina tradicional chinesa (MTC). O tratamento de acupuntura sugerido neste capítulo foi baseado nas síndromes mais encontradas nos pacientes do estudo referido, como também nos estudos de alta qualidade metodológica incluídos nas três excelentes revisões sistemáticas que possibilitaram a demonstração da eficácia da acupuntura no tratamento da cefaleia tensional.

O dolorimento na região cefálica e pericraniana da cefaleia tensional é o componente miofascial da mesma. Esse distúrbio sensorial e neuromuscular requer a aplicação de técnicas neuromodulatórias das quais a acupuntura é uma integrante importante. O agulhamento de pontos dolorosos locais e a estimulação elétrica são recursos clínicos que, quando associados, modulam a atividade neural anômala, restabelecendo os padrões fisiológicos da rede neural envolvida e promovendo desse modo o controle e a remissão do quadro álgico.

Pontos mais utilizados

GB20, LI4 e LR3 são provavelmente os pontos mais utilizados no tratamento da cefaleia tensional nos consultórios do mundo todo. Estiveram presentes em praticamente todos os protocolos de pesquisa, inclusive nos estudos que lograram confirmar a eficácia da acupuntura no tratamento da cefaleia tensional.

Tratamento agudo

Pontos dolorosos (pontos de acupuntura e/ou *Ashi* e pontos gatilhos), pontos dos meridianos *Shaoyang* (50%), *Yangming* (15%) e *Taiyang* (15%). Mais detalhes no item a seguir. Esses percentuais se referem à proporção de diagnósticos encontrados segundo a localização da dor na única revisão sistemática que avaliou os diagnósticos segundo princípios da MTC em 1.042 pacientes com cefaleia de dois ensaios clínicos de alta qualidade.

Associar os pontos locais àqueles mais utilizados no tratamento da cefaleia tensional, já referidos.

Prescrições MTC

Pontos locais

EX-HN5, GB8, ST8, GB15, GB17, DU23, DU20, GB19, B20, *Yintang*.

Pontos nos meridianos

Shaoyang: GB14, GB8, GB20, EX-HN5, SJ5, GB41.
Yangming: ST8, *Yintang*, DU23, LI4, ST 44.
Taiyang: BL2, GV16, BL60, RN14, SI3, LU7.

Pontos de acordo com alguns sintomas

Dores na região cervical e do trapézio: GB20, GB21, BL10.
Náusea: PC6, LR3, ST36.
Tensão muscular: GB34.

Tratamento sindrômico

LR3, BL18, GB34, RN14 (cefaleia na região frontal ou temporal, ansiedade, tensão, digestão lenta – MTC: estagnação do *Qi* do *Gan*).

ST36, SP6, RN6 (cefaleia com sensação de cabeça pesada, secreções nas vias aéreas, visão borrada, língua com capa grossa e pegajosa – MTC: deficiência do *Qi* do *Pi*).

GB4, GB5, LU7, KI3, LR2 (cefaleia intensa, severa, na região frontal, ao redor dos olhos ou na região temporal, tontura, garganta seca, insônia, irritabilidade, língua vermelha – MTC: ascensão do *Yang* do *Gan*).

GB4 até GB5, LU7, ST40, PC6, CV12, BL20, SP3, SP9 (cefaleia com sensação de peso na cabeça, tontura, diminuição do apetite, língua inchada com capa branca grossa – MTC: umidade).

SP10, LR8, RN14 (cefaleia no topo da cabeça, pior à tarde e à noite, dificuldade de concentração, memória fraca, língua pálida e fina – MTC: deficiência de sangue do *Gan*).

CV4, KI7, SP6 (sensação de dor, vazio "dentro da cabeça sem localização específica", tontura, zumbidos, sensação de calor à noite, sensação de fraqueza nas costas, língua vermelha sem capa – MTC: deficiência do *Yin* do *Shen*).

ST36, RN6, SP6, KI3, BL23 (cefaleia com sensação de vazio na cabeça, a dor piora com esforço físico, tontura, fadiga, sensação de calor, língua vermelha com capa fina – MTC: deficiência do *Yang* do *Shen*).

Aurículo

Shenmen, occipitotemporal, frontal, simpático e cérebro.

A condrite auricular é a segunda infecção mais relatada na literatura, tendo como causa a prática da acupuntura. Na grande maioria das vezes, a infecção ocorre em decorrência do uso de agulhas semipermanentes. Assim sendo, sugiro para o tratamento fora do âmbito do consultório o uso de sementes nos pontos do pavilhão auricular.

Evidências clínicas

A última revisão sistemática Cochrane incluiu 11 estudos com o total de 2.317 pacientes. A conclusão foi: "A acupuntura é um importante recurso não farmacológico a ser usado no tratamento da cefaleia tensional episódica e crônica." Na cefaleia tensional logrou-se demonstrar diferenças estatísticas significantes entre a acupuntura regida pelos princípios da medicina tradicional chinesa e a acupuntura *sham* (falsa), na maioria das variáveis estudadas.

Uma revisão sistemática recente de estudos de acupuntura para cefaleia tensional identificou diferença estatística significante nas seguintes práticas: acupuntura com estimulação elétrica superior à acupuntura manual; sessões com retenção de agulhas por 30 minutos foram melhor que a não retenção; a frequência de sessões duas vezes na semana foi superior a uma vez na semana.

O tratamento individualizado, segundo os princípios da MTC, parece dar melhores resultados que o padronizado ou semipadronizado.

Sugestões

Na prática da acupuntura neurofuncional, preconiza-se o agulhamento dos pontos motores de cada músculo acometido associado ao uso de corrente elétrica. A aplicação de corrente elétrica de baixa intensidade (1 Hz) demonstrou redução da dor de forma estável em pacientes com cefaleia tensional crônica. Os músculos mais afetados na cefaleia tensional são os seguintes: frontal, temporal, masseter, pterigóideo, trapézio, esplênio e esternocleidomastóideo.

Nos pacientes com cefaleia tensional crônica devemos associar um antidepressivo tricíclico (amitriptilina 10 mg/dia) ao tratamento com acupuntura por alguns meses. A efetividade desse medicamento vai aumentando com o tempo de administração. O grande desafio nesses casos é impedir ou interromper o uso abusivo de analgésicos.

Recomendar tratamento postural em alguns casos, atividade física aeróbica regular por 30 minutos, ioga e/ou outras técnicas de relaxamento/alongamento, terapia cognitivocomportamental e *biofeedback*.

Referências

1. Alecrim-Andrade J. Evaluation of the efficacy of acupuncture in the prevention of migraine attacks [PhD thesis]. Barcelona-Spain: University Autonomous of Barcelona; 2011.
2. Böwing G, Zhou J, Endres H, Coeytaux R, Diener H, Molsberger A. Differences in Chinese diagnoses for migraine and tension-type headache: An analysis of the German acupuncture trials (GERAC) for headache. Cephalalgia. 2010; 30:224-32.
3. Burden ACPO. Atlas of headache disorders and resources in the world 2011. Geneva, Switzerland: WHO Press, World Health Organization; 2011.
4. Davis MA, Kononowech RW, Rolin SA, Spierings EL. Acupuncture for tension-type headache: a meta-analysis of randomized, controlled trials. J Pain. 2008; 9:667-77.
5. Hao X, Xue CC, Dong L, Zheng Z. Factors associated with conflicting findings on acupuncture for tension-type headache: qualitative and quantitative analyses. The Journal of Alternative and Complementary Medicine. 2012; 18:1-13.
6. IHS. The international classification of headache disorders; 2005 May.
7. Jackson JL, Shimeall W, Sessums L et al. Tricyclic antidepressants and headaches: systematic review and meta-analysis. BMJ. 2010; 341:c5222:10.1136/bmj.c5222.
8. Linde K, Allais G, Brinkhaus B, Manheimer E, Vickers A, White AR. Acupuncture for tension-type headache. Cochrane Database Syst Rev. 2009; 21:72.
9. Lindelof K, Jung K, Ellrich J, Jensen R, Bendtsen L. Low-frequency electrical stimulation induces long-term depression in patients with chronic tension-type headache. Cephalalgia: an international journal of headache. 2010; 30:860-7.

10. Queiroz L, Peres MFP, Piovesan E et al. A nationwide population-based study of tension-type headache in Brazil. Headache. 2009; 49:71-8.
11. Stovner L, Hagen K, Jensen R et al. The global burden of headache: a documentation of headache prevalence and disability worldwide. Cephalalgia: an international journal of headache. 2007; 27:193-210.
12. Sun Y, Gan TJ. Acupuncture for the management of chronic headache: a systematic review. Anesthesia & Analgesia. 2008; 107:2038-47.
13. White A. A cumulative review of the range and incidence of significant adverse events associated with acupuncture Acupuncture in Medicine. 2004; 22:122-33.
14. WHO. Headache disorders. In: World Health Organization.

Cólicas em Crianças

10

Solomar Martins Marques

CID 10

CÓDIGO	DOENÇA
R10	Dor abdominal e pélvica
R10.4	Outras dores abdominais e não especificadas

DEFINIÇÃO

Dor abdominal em crianças é um capítulo extenso e que exige muito raciocínio do médico assistente. Nem sempre é possível identificar o tipo de dor, pois depende da história clínica detalhada, evolução, sinais e sintomas associados, fatores de melhora ou piora da dor, idade da criança e significado da dor para a família. A dor em cólica já possibilita afunilar hipóteses diagnósticas. O termo cólica se refere à dor abdominal aguda e espasmódica.

Cólica do lactente ou choro excessivo noturno é uma patologia caracterizada por choro súbito, inexplicado e inconsolável, sendo comum se manifestar como ataque paroxístico de choro forte, agudo, estridente e progressivo, durante pelo menos 3 h por dia, mais de três dias na semana, em pelo menos três semanas, em crianças saudáveis e com exame físico normal – a chamada regra dos três. O lactente se estica, fica vermelho, vira a cabeça para os lados, as mãos ficam contraídas, as coxas fletidas sobre o abdome; com frequência ocorre a eliminação de gases, que parece trazer certo alívio temporário. Com breves pausas, o choro pode se prolongar por horas, o que causa aos pais sentimentos de frustração e impotência. Esse problema usualmente surge na segunda semana de vida, intensifica-se entre a quarta e a sexta semana e gradativamente alivia, desaparecendo até o terceiro mês de vida. A cólica do lactente é uma condição transitória, sem riscos de mortalidade e que não interfere no crescimento da criança. É situação extremamente estressante para a família e para o pediatra. Representa motivo de grande preocupação por parte dos pais e motivo de busca constante a atendimento pediátrico. A ausência de mais conhecimentos em fisiologia da cólica do lactente limita o desenvolvimento de drogas eficazes e seguras para o tratamento.

ETIOLOGIA

Pela gastroenterologia já foram sugeridos: imaturidade ou alergia gastrointestinal, intolerância ao leite de vaca, má absorção e doença de refluxo gastroesofágico. Alguns autores que defendem a hipótese de que a cólica seja decorrente da intolerância ao leite de vaca mostram trabalhos nos quais o tratamento com utilização de leite de soja ou fórmulas hipoalergênicas apresenta redução dos sintomas. Alguns autores também apontam para a importância da relação familiar. Citam preocupações em relação à alimentação e o baixo nível de educação materna como fatores associados à cólica. Para outros autores, a cólica pode ser um sintoma de disfunção no binômio mãe-filho e/ou desta no âmbito familiar. O ambiente se caracterizaria por manipulação inadequada devido à inexperiência, ansiedade, depressão ou raiva dos pais. Experiências de sintomas clínicos, descontentamento com a relação sexual na gravidez e vivência negativa no parto também têm sido associados à ocorrência de cólica, assim como isolamento social na gestação e mãe insegura na ocasião do nascimento. Por outro lado, trabalhos recentes sugerem a cólica como uma manifestação do desenvolvimento emocional normal, como menor capacidade do lactente em regular a duração de seu choro ou que seja uma questão de temperamento.

Medicina tradicional chinesa (MTC)

O choro noturno mórbido, segundo a MTC, acontece por frio, vazio em deficiência de *Qi* de baço (*Pi*), estagnação do *Qi* ou hiperatividade do fogo do coração (*Xin*) por retenção de leite ou alimentos, com lesão do baço ou estômago.

Uma nova teoria apresenta o papel do nível de citocinas, fator de necrose tumoral no leite materno e sua influência sobre o metabolismo de melatonina e serotonina nos bebês como o maior componente na fisiopatologia da cólica do lactente. Assim, uma forma de tratamento seria tratar unicamente a mãe ou os dois.

É fundamental observar a vitalidade da criança. Se o lactente que chora muito, provavelmente por dor, estiver corado, acianótico, vigoroso, forte e ágil (*Shen*), o prognóstico é melhor. Se for um lactente apático, com choro fraco e pálido, deve-se atentar para patologia de maior gravidade. O exame físico deverá ser efetuado de maneira detalhada, com abordagens complementares oriental e ocidental. É fundamental descartar outras causas, como obstipação, tumoração, doenças inflamatórias e infecciosas. Inspeção, palpação e ausculta minuciosas. Exames complementares deverão ser solicitados, quando houver necessidade, de acordo com hipóteses diagnósticas formuladas, porque a ausência de uma definição padronizada para cólica do lactente pode dificultar o diagnóstico e sua magnitude.

INCIDÊNCIA E PREVALÊNCIA

Cólica de lactente é causa de choro em cerca de 10% a 30% dos lactentes e é importante motivo de procura aos serviços de saúde pelos pais.

TRATAMENTO

O tratamento alopático não tem se mostrado eficaz (simeticona) e, muitas vezes, pode causar reações adversas potencialmente graves (diciclomina). Atualmente, o tratamento que tem mostrado maior evidência científica de eficácia é a troca, nos pacientes que usam leite de vaca, da alimentação para fórmula hidrolisada e uso de lactobacilos Reuteri e extratos de funcho.

Capítulo 10 *Cólicas em Crianças*

Pesquisas em acupuntura têm sido feitas com foco no lactente, mas sem considerar a mãe. Entretanto, a fisiopatologia indica que a cólica do lactente é uma patologia compartilhada entre a mãe e o bebê, especialmente no caso de mães que amamentam.

TRATAMENTO MTC

A MTC considera a dor intestinal em cólica na criança como frio por deficiência do *Qi* de *Pi* (baço) e *Wei* (estômago). Portanto, é princípio da terapêutica aquecer o *Pi* e o *Wei* e dissipar o frio, acalmar a mente e aliviar a dor.

Outra possibilidade seriam as perturbações de *Xin* (coração). Nesse caso, o tratamento seria acalmar a mente.

Pontos mais utilizados

- IG4 – esse ponto é muito referido pelos autores, com variação no tempo de duração do agulhamento, profundidade da agulha, unilateral ou bilateral, *laser* ou agulha.
- E36 – citado por vários autores.
- VC12.
- PC6, RM12.
- DM22 – somente moxibustão por 10 a 15 minutos. É contraindicado agulhar esse ponto se a fontanela anterior estiver aberta.

Auriculoacupuntura

Pontos: coração, *Shenmen*, cérebro e nervo simpático.

Evidências clínicas

Estudo de Landgren (2010) mostrou que a duração total de agitação, choro e choro com cólicas foi menor no grupo de acupuntura desde a primeira semana ($p < 0,05$) de tratamento.

Ensaio clínico quase randomizado por controle foi conduzido em 2008 na Suécia, mostrando redução significativa da taxa de choro (escala numérica de 0 a 10) nos pacientes submetidos a acupuntura por *laser* ($p = 0,002$) durante os períodos matutino, vespertino e noturno. A dor verificada por escala comportamental, como a expressão facial, também se mostrou inferior no grupo tratado ($p = 0,027$).

Tuina

Tuina é uma prática que pode ser feita utilizando-se o *Yin-Yang* abdominal, que consiste na utilização dos polegares de modo divergente do processo xifoide do esterno (VC15), deslizando para baixo, acompanhando a junção entre os arcos costais e o abdome. Fazer 100 a 200 repetições.

SUGESTÕES

Como as crianças sentem mais medo e mais dor, as agulhas são colocadas superficialmente, as sessões têm menor duração e usa-se o menor número de agulhas possível. As técnicas de microacupuntura e de única agulha parecem ser bem indicadas na população pediátrica.

A melhora dos sintomas é o resultado de uma técnica de acupuntura bem indicada e bem executada. É importantíssimo lembrar-se da fisiopatologia, que tem envolvimento intrínseco com a mãe, devendo esta ser tratada em muitas ocasiões. Associação a tratamento farmacológico pode ser requerida, bem como segurança no diagnóstico. Pais orientados e seguros representam vínculo de adesão ao tratamento e maior possibilidade de sucesso. Caso haja a opção de utilizar medicamento, ele deve ser na menor dose possível e reduzido assim que ocorra melhora.

Referências

1. Bruyas-Bertholon V, Lachaux A, Dubois JP, Fourneret P, Letrilliart L. Quels traitements pour les coliques du nourrisson? Presse Med. 2012 Jul; 41(7-8):e404-10.
2. Cakmak YO. Infantile colic: exploring the potential role of maternal acupuncture. Acupunct Med. 2011 Dec; 29(4):295-7.
3. Canivet C, Jakobsson I, Hagander B. Infantile colic. Follow-up at four years of age: still more "emotional". Acta Paediatr. 2000; 89:13-7.
4. Filshie J, White A. Uso clínico e evidências a favor da acupuntura nos sitemas médicos. In: Acupuntura médica: um enfoque científico do ponto de vista ocidental. São Paulo: Roca; 2002.
5. Forsyth B. Colic and the effect of changing formulas: a doubleblind, multiple crossover study. J Pediatr. 1989; 115:521-6.
6. Fractman MSV. Las perturbaciones funcionales del lactante. Revista del Hospital de Niños. 1982; 24:99-102.
7. Gupta SK. Is colic a gastrointestinal disorder? Curr Opin Pediatr. 2002; 14:588-92.
8. Landgren K, Kvorning N, Hallstrom I. Feeding, stooling and sleeping patterns in infants with colic – a randomized controlled trial of minimal acupuncture. BMC Complement Altern Med. 2011; 11:93.
9. Noleto P. Manual de massagem pediátrica chinesa – tuina pediátrico. São Paulo: Ícone; 2006.
10. Rautava P, Helenius H, Lehtonen L. Psychosocial predisposing factors for infantile colic. Br Med J. 1993; 307:600-4.
11. Reinthal M, Andersson S, Gustafsson M, Plos K, Lund I, Lundeberg T, Gustaf Rosén K. Effects of minimal acupuncture in children with infantile colic – a prospective, quasi-randomised single blind controlled trial. Acupunct Med. 2008 Sep; 26(3):171-82.
12. Saavedra MA, Costa JS, Garcias G, Horta BL, Tomasi E, Mendonça R. Incidência de cólica no lactente e fatores associados: um estudo de coorte. J Pediatr (Rio J). 2003; 79(2):115-22.
13. Skjeie H, Skonnord T, Brekke M. A pilot study of ST36 acupuncture for infantile colic. Acupunct Med. 2011; 29(2):103-7.
14. Wang LG, Pai HJ. Tratado contemporâneo de acupuntura e moxibustão. São Paulo: Ceimec, 2005.
15. Wessel MA, Cobb JC, Jackson EB, Harris GS, Detwiler AC. Paroxysmal fussing in infancy, sometimes called "colic". Pediatrics. 1954; 14:421-34.
16. Yamamura Y, Yamamura ML. Propedêutica energética: Inspeção & interrogatório. Propedêutica do abdome. São Paulo: Center AO, Centro de Pesquisa e Estudo da Medicina Chinesa; 2010.
17. Zuccolotto SMC. Dor abdominal recorrente. In: Sucupira AC, Bricks LF, Kobinger ME, Saito MI, Zuccolotto SM. Pediatria em consultório. 4. ed. São Paulo: Sarvier; 2000.

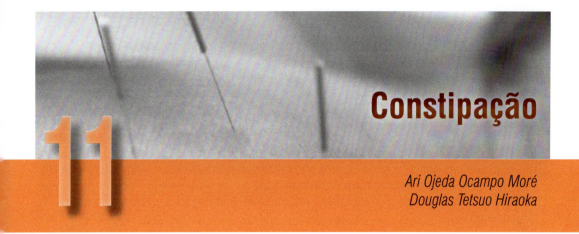

Constipação

Ari Ojeda Ocampo Moré
Douglas Tetsuo Hiraoka

CID 10

CÓDIGO	DOENÇA
K59.0	Constipação

DEFINIÇÃO

Evacuação difícil ou pouco frequente das fezes.

INCIDÊNCIA E PREVALÊNCIA

- 14% dos adultos apresentam constipação idiopática crônica no mundo.
- 12% a 19% de prevalência em adultos na América do Norte.
- 8% a 26% da população geral na Europa e Oceania.

A constipação é mais frequente em mulheres, e a incidência aumenta com a idade (> 65 anos).

PRINCIPAIS ASPECTOS CLÍNICOS

Os critérios diagnósticos Roma III definem constipação crônica funcional como disfunção intestinal que apresenta evacuação persistentemente difícil, pouco frequente ou aparentemente incompleta, ao longo de 12 semanas, com dois ou mais dos seguintes critérios:
- Dificuldade ou esforço para evacuar, em mais de 25% das evacuações.
- Sensação de evacuação incompleta, em mais de 25% das evacuações.
- Sensação de obstrução/bloqueio anorretal, em mais de 25% das evacuações.
- Fezes duras ou em cíbalos, em mais de 25% das evacuações.
- Manobras manuais para facilitar as evacuações, em mais de 25% das evacuações.
- Menos de três evacuações por semana.

Os pacientes não apresentam critérios suficientes para síndrome do intestino irritável, e as evacuações raramente ocorrem sem o uso de laxativos.

Fatores de risco

Fatores de risco incluem idade, sexo feminino, dieta pobre em fibras, sedentarismo, histórico de constipação na infância, transtornos endócrinos ou neuromusculares, abuso, depressão ou ansiedade, histórico familiar de câncer, cirurgias pélvicas prévias.

Sinais de alarme

A presença dos sinais de alarme indica a necessidade de investigação complementar. São eles: emagrecimento, hematoquezia, melena, sangue oculto nas fezes, anemia, febre, náuseas e vômitos, sintomas de instalação aguda e refratários ao tratamento.

Exames complementares

Se a anamnese sugerir constipação secundária ou o paciente tiver mais de 50 anos, exames como hemograma, eletrólitos, glicemia, função tireoidiana podem auxiliar no diagnóstico. Até o momento, existem poucas evidências do uso rotineiro da colonoscopia em pacientes sem sinais de alarme.

Classificação

Existem três tipos de constipação primária (idiopática):

- Funcional: inclui a constipação crônica idiopática e a síndrome do intestino irritável constipação-predominante. O paciente apresenta dificuldade para evacuar, fezes endurecidas, distensão ou desconforto abdominal. Na síndrome do intestino irritável, o sintoma predominante é a dor.
- Trânsito lento: associado com baixa frequência das evacuações, ausência de vontade para evacuar, distensão e desconforto abdominal.
- Disfunção do mecanismo da defecação: pode ser originada em causas mecânicas, como megacolo congênito, estenose anal, câncer, prolapso, retocele, hemorroidas ou disfunções do assoalho pélvico. A causa mais comum é a dissinergia do assoalho pélvico, devida a um defeito funcional na coordenação da evacuação.

Formas combinadas: o paciente pode apresentar mais de uma forma primária.

Constipação secundária: devida a causas como dieta, estilo de vida, medicamentos (bloqueadores de canais de cálcio, betabloqueadores, opioides, diuréticos, antidepressivos, anticonvulsivantes, antiácidos, anticolinérgicos, antiespasmódicos), doenças de base (diabetes, hipotireoidismo, esclerose múltipla, parkinsonismo), gravidez e idade avançada.

TRATAMENTO

O manejo inicial inclui educação do paciente, com redução do uso excessivo de laxativos, aumento da ingesta de fibras (20 a 35 g/dia) e líquidos (2 L/dia) e a orientação de tentar evacuar após alguma refeição e/ou no período da manhã.

Quando essas medidas forem inefetivas, indica-se o uso de laxativos: laxativos formadores de massa fecal (primeira linha), fibras insolúveis: farelo de trigo, farelo de aveia, fibras solúveis (metilcelulose, Psyllium), agentes osmóticos, polietilenoglicol, lactulose e sorbitol, leite de magnésia, laxativos estimulantes (bisacodil, *senna*, óleo de rícino, fenolftaleína – utilizados quando os laxativos formadores de massa e os agentes osmóticos falham).

Capítulo 11 *Constipação*

O lubiprostone é um agonista dos canais de cloreto (subtipo 2) das células epiteliais intestinais, que aumenta a secreção de fluidos. Foi aprovado para o tratamento de constipação em adultos, porém seu custo é alto. O agonista serotoninérgico utilizado no tratamento da constipação associada à síndrome do intestino irritável, tegaserode, teve sua venda suspensa nos Estados Unidos em 2007 devido a efeitos adversos cardiovasculares.

ACUPUNTURA

Pontos mais utilizados

BL25, ST25, TE6, ST37 (*Xi Wembu*).
ST25, ST37, ST36 (*Liu Gong*).

Prescrições MTC

LI11, LI4.
LI11, LI4, ST44.
(Fezes secas, distensão abdominal, dor à palpação, sensação de calor, rubor facial, boca seca, sede, halitose, inquietação, urina amarelada e escassa, língua com revestimento seco e amarelo – MTC: calor.)
CV12, LR2.
LR2, CV6, GB34.
(Dores e distensão abdominal, dores no hipocôndrio, eructações frequentes, gosto amargo, anorexia, língua vermelha e com revestimento fino, pulso em corda – MTC: estagnação de *Qi*.)
BL20, BL21.
BL20, BL21, BL25, CV4 e SP6.
(Dificuldade e esforço na evacuação, palidez, vertigem, palpitações, respiração curta, sudorese abundante, lassidão, língua pálida com revestimento fino e branco – MTC: deficiência de *Qi* e *Xue*.)
CV6, CV8, LI11 Moxa.
CV6, BL23 e CV4.
(Fezes impactadas e secas, abdome frio e doloroso, lombalgia, extremidades frias, preferência ao calor, urina clara ou frequente, língua pálida com revestimento branco, pulso profundo e lento – MTC: frio.)

Aurículo

Parte inferior do reto, intestino grosso, subcórtex.

Evidências clínicas

Uma metanálise chinesa de 2012, sobre acupuntura e moxabustão na constipação, mostrou melhora dos sintomas e dos escores quando comparou a acupuntura e a moxabustão com as medicações usuais para constipação. Essa revisão incluiu 15 estudos, com o total de 1.052 pacientes. No entanto, ainda são necessários estudos maiores, multicêntricos e com qualidade superior para confirmar tais conclusões.

Está em andamento um estudo chinês que incluirá 700 pacientes com diagnóstico de constipação funcional. Trata-se de um estudo randomizado, controlado com quatro braços (três grupos de acupuntura e um grupo de medicamento): ST25 e BL25; LI11 e ST37; ST25, BL25, LI11 e ST37; citrato de mosaprida. Os pacientes serão tratados com 16 sessões de acupuntura no período de quatro semanas. O desfecho primário avaliado será a frequência de defecação por semana na quarta semana após a randomização. O estudo foi iniciado em agosto de 2011 e até a elaboração deste capítulo já incluía 340 participantes.

Em um estudo israelense de 2001, 17 crianças foram tratadas com acupuntura placebo e verdadeira, nos pontos LI4, LR2 e ST36, por um período de 15 semanas (cinco placebo e 10 verdadeira). As meninas obtiveram aumento das evacuações em cinco semanas, e os meninos após 10 semanas de acupuntura verdadeira.

Em um estudo sul-coreano de 2007, 20 voluntários sadios foram submetidos a acupuntura verdadeira nos pontos LI4 e LR3 (acupuntura manual, com estimulação rotatória das agulhas e 30 minutos de retenção) e, depois de um período de *washout* de duas semanas, receberam tratamento com acupuntura *sham* (inserção superficial das agulhas em "não acupontos" próximo a LI4 e LR3, sem estimulação rotatória das agulhas, retenção de 30 minutos). Foram utilizados radiomarcadores para medir a motilidade gastrointestinal. Os resultados foram similares em ambos os grupos.

Estudo experimental em ratos, realizado nos Estados Unidos em 2006, mostrou que a eletroacupuntura no ponto ST36 (10 Hz durante 20 minutos), através da via parassimpática eferente, aumentou a motilidade do cólon distal medido através de manometria. Nesse mesmo estudo, os mesmos parâmetros de estímulo de eletroacupuntura no ponto BL21 não alteraram a motilidade do cólon.

Sugestões

Um estudo chinês recomenda a inserção profunda da agulha de acupuntura na região do abdome até que ela chegue no peritônio. Os autores deste capítulo desaconselham fortemente a prática dessa técnica pelo risco de peritonite. Sugerimos que a inserção da agulha no abdome seja posicionada na musculatura da parede abdominal e não atinja o peritônio.

Sugerimos para o tratamento da constipação, com base em estudos de neuromodulação do trato gastrointestinal, a eletroestimulação de baixa frequência (10 Hz) na região do segundo forame sacral, que corresponde ao acuponto BL32.

Referências

1. Broide E, Pintov S, Portnoy S, Barg J, Klinowski E, Scapa E. Effectiveness of acupuncture for treatment of childhood constipation. Digestive Diseases and Sciences. 2001; 46(6):1270-5.
2. Clínica médica – dos sinais e sintomas ao diagnóstico e tratamento. Manole. 2007; 48:445-9.
3. Drossman DA. The functional gastrointestinal disorders and the Rome III process. Gastroenterology. 2006; 130(5).
4. Du WF, Yu L, Yan XK, Wang FC. Metanalysis on randomized controlled clinical trials of acupuncture and moxibustion on constipation. Zhongguo Zhen Jiu. 2012 Jan; 32(1):92-6.
5. Duan J, Peng W, Liu Z, Yang D, Guo J, Cai H. Clinical study on deep insertion at Tianshu (ST 25) for colonic slow transit constipation. Journal of Acupuncture and Tuina Science. 2011 Feb 1; 9(1): 46-50.
6. Foxx-Orenstein AMYE, Mcnally MA, Odunsi ST et al. Update on constipation: one treatment does not fit all. Cleveland Clinic Journal of Medicine. 2008; 75(11):813-23.
7. Iwa M. Electroacupuncture at ST-36 accelerates colonic motility and transit in freely moving conscious rats. AJP: Gastrointestinal and Liver Physiology. 2006 Feb 1; 290(2):G285-G292.
8. Li Y, Zheng H, Zeng F, Zhou SY, Zhong F, Zheng HB, Chen M, Jing XH, Cai YY, Jia BH, Zhu B, Liu ZS. Use acupuncture to treat functional constipation: study protocol for a randomized controlled trial. Trials. 2012 Jul 3; 13(1):104.
9. Liu GW. Tratado contemporâneo de acupuntura e moxibustão. São Paulo: Ceimec. 2005; 18:462-5.
10. Longstreth GF, Thompson WG, Chey WD, Houghton LA, Mearin F, Spiller RC. Functional bowel disorders. Gastroenterology. 2006; 130(5):1480-91.

11. Peppas G, Alexiou V, Mourtzoukou E, Falagas M. Epidemiology of constipation in Europe and Oceania: a systematic review. BMC Gastroenterology. 2008; 8(1):5.
12. Xi W. Tratado de medicina chinesa. São Paulo: Roca. 1993; 10:543-4.
13. Yim YK, Kang WC, Cho JH, Shin JW, Lee NH, Choi SM, Koo ST, Park KS, Son CG. Crossover clinical trial to determine the effect of manual acupuncture at siguan points (bilateral li4 and lr3) on intestinal motility in healthy subjects. The American Journal of Chinese Medicine. 2007; 35(2):209-218.
14. Wunnik BPW, Baeten C, Southwell BR. Neuromodulation for constipation: sacral and transcutaneous stimulation. Best Practice & Research Clinical Gastroenterology. 2011; 25(1):181-91.

Demências

Ari Ojeda Ocampo Moré
Nayara Mendes Morales

CID 10

CÓDIGO	DOENÇA
F00	Demência na doença de Alzheimer
F01	Demência vascular
F02	Demência em outras doenças classificadas em outra parte
F03	Demência não especificada

DEFINIÇÃO

Síndrome caracterizada por diminuição da memória e de pelo menos uma função cognitiva (gnosia, fala, praxia e funções executivas). Deve haver declínio dos níveis funcionais prévios que interfira nas funções diárias e na independência do indivíduo.

INCIDÊNCIA E PREVALÊNCIA

A prevalência média da demência, acima dos 65 anos de idade, varia entre 2,2% na África, 5,5% na Ásia, 6,4% na América do Norte, 7,1% na América do Sul e 9,4% na Europa.

A incidência aumenta com a idade e é maior em mulheres, chegando a dois casos femininos para cada caso masculino.

PRINCIPAIS ASPECTOS CLÍNICOS

Encontra-se, na história ou exame do estado mental, diminuição do aprendizado ou memória, assim como pelo menos um dos seguintes:

- Dificuldade em lidar com tarefas complexas.
- Dificuldade na capacidade de raciocínio.
- Habilidade espacial e orientação prejudicadas.
- Linguagem prejudicada.

Capítulo 12 *Demências*

Os sintomas são insidiosos e progressivos, e não podem ocorrer exclusivamente na vigência de delírio, distúrbio psiquiátrico maior e doenças sistêmicas ou neurológicas.

Pode ser causada por várias entidades nosológicas, no entanto as mais comuns são a doença de Alzheimer, a demência por corpos de Lewy, a demência frontotemporal, a demência vascular e a demência por doença de Parkinson.

Frequentemente, a demência tem mais de uma causa, particularmente ao longo de sua progressão. Além disso, doenças que pioram a cognição são comuns em pacientes com demência.

O miniexame do estado mental é a forma mais comumente utilizada para avaliação da cognição, pois testa de forma rápida um amplo espectro de funções cognitivas, como orientação, atenção, cálculos, memória, linguagem e praxia.

TRATAMENTO

O foco principal no manejo do paciente com síndrome demencial é o tratamento sintomático dos distúrbios comportamentais, com manipulação do meio para suporte funcional e aconselhamento para questões de segurança.

Na abordagem farmacológica, os medicamentos mais comumente utilizados são:

- Inibidores da colinesterase (IC): pacientes com doença de Alzheimer podem se beneficiar da ação colinérgica dos IC. Quatro inibidores são utilizados: tacrina, donepezila, rivastigmina e galantamina.
- Memantina: antagonista do receptor NMDA. Pacientes com demência vascular e doença de Alzheimer avançada podem se beneficiar da ação bloqueadora da estimulação patológica dos receptores NMDA, que estão envolvidos com aprendizado e memória. Pode ser usada em associação com IC.
- Vitamina E e selegiline: alguns estudos demonstram que sua utilização pode retardar os desfechos primários (morte, institucionalização e demência avançada), porém mais evidências são necessárias para confirmar esses resultados. Há preferência pelo uso da vitamina E, visto que o selegiline é mais caro e possui mais efeitos colaterais.

Outros manejos importantes são: tratamento dos distúrbios comportamentais, manutenção de nutrição adequada, reabilitação, terapia ocupacional, controle dos fatores de risco cardiovasculares, entre outros.

ACUPUNTURA

Pontos mais utilizados

GV20, GB20 e BL23 no tratamento da doença de Alzheimer.

HT7, GV20 e GV26 também costumam ser feitos, principalmente nas demências vasculares.

Prescrições MTC

HT5, BL15, PC6, CV17, CV6, HT7 são a base do tratamento do paciente com demência. Podem ser adicionadas a esses pontos de base as seguintes combinações de pontos de acordo com outros sintomas apresentados:

- Moxabustão no CV6 (fraqueza, palidez, mãos frias, aversão ao frio [MTC], frio por deficiência).
- CV14, CV15, CV4, KI6 e SP6 (aspecto de calor, calor nas palmas das mãos, pés e tronco, bochechas vermelhas, sensação de calor, sudorese noturna, boca e garganta seca, agitação – MTC: deficiência de *Yin*).

- BL20, SP10 (tontura, palidez, secura – MTC: deficiência de *Xue*).
- BL18, LR3, CV4, SP6, ST36, BL20 (zumbido, tontura, espasmos, tremores musculares, palidez, secura – MTC: deficiência de *Xue* de *Gan*).

Aurículo

Shenmen, cérebro, rim e pulvinar.

Evidências clínicas

Uma revisão Cochrane de 2012 sobre acupuntura na demência vascular concluiu que, atualmente, não há evidência disponível que permita a avaliação da eficácia da acupuntura no tratamento da demência vascular. A revisão incluiu 185 estudos que compararam a acupuntura com placebo e não intervenção.

Uma revisão sistemática sobre acupuntura e doença de Alzheimer avaliou três ensaios clínicos randomizados e concluiu que as evidências atuais não demonstraram eficácia da acupuntura para doença de Alzheimer.

Em um estudo chinês, 10 pacientes com demência vascular foram avaliados através de *PET scan* antes e depois do tratamento com acupuntura. Um grupo recebeu agulhamento nos acupontos usados para tratamento de hemiplegia, LI15, TE5, LI4, SP10, ST36, SP6 e LR3, e ao segundo grupo foram adicionados GV20, GV26 e HT7. No segundo grupo, além do resultado esperado para o tratamento de hemiplegia, foi demonstrado aumento do metabolismo da glicose nos lobos frontais e tálamo bilateralmente, que são regiões cerebrais importantes para as funções cognitivas.

Em um estudo chinês com 26 pacientes portadores de doença de Alzheimer, acupuntura verdadeira foi realizada nos acupontos HT7, ST40, KI3 e ST36, e no grupo controle foi realizada acupuntura *sham*. Após o tratamento, foi encontrada melhora estatisticamente significativa nos escores de demência realizados.

Em um estudo chinês realizado com 60 pacientes portadores de demência vascular, os pacientes foram divididos em dois grupos, ambos recebendo tratamento convencional e acupuntura clássica, mas o grupo tratamento recebeu ainda agulhamento nos acupontos CV17, CV12, CV6, ST36 e SP10. No grupo tratamento foi demonstrada melhora significativa nos escores de demência analisados.

Em um estudo chinês no qual 180 pacientes portadores de demência vascular foram divididos em um grupo de acupressão auricular nos pontos *Shenmen*, cérebro, rim e pulvinar, e outro de tratamento convencional ocidental com nimodipina oral, foi encontrada melhora nos escores em ambos os grupos, sem diferença estatisticamente significante entre os mesmos.

Sugestões

Dependendo da severidade dos sintomas da demência, é possível que durante a sessão de acupuntura o paciente não lembre que está realizando tratamento com acupuntura e tente levantar-se. Por esse motivo é importante que um membro da equipe de saúde ou um familiar permaneça com ele durante todo o tempo da sessão.

Referências

1. American Psychiatric Association Diagnostic and Statistical Manual. 4. ed. Washington DC: APA Press; 1994.
2. Caselli RJ. Current issues in the diagnosis and management of dementia. Semin Neurol. 2003; 23:231.

Capítulo 12 *Demências*

3. Chen Q, Huang HM, Xu YJ, Lu RL, Zhou XH, Zhou C. Controlled study of auricular point taping and pressing therapy for treatment of vascular dementia. Zhongguo Zhen Jiu. 2009 Feb; 29(2):95-7.
4. Folstein MF, Folstein SE, McHugh PR. "Mini-mental state". A practical method for grading the cognitive state of patients for the clinician. J Psychiatr Res. 1975; 12:189.
5. Hecker H, Steveling A, Peuker TE, Kastner J. Prática de acupuntura. Rio de Janeiro: Guanabara Koogan; 2007.
6. Huang Y, Chen J, Htut WM, Lai X, Wik G. Acupuncture increases cerebral glucose metabolism in human vascular dementia. Itern J Neuroscience. 2007; 117:1029.
7. Jorm AF, Fratiglioni L, Winblad B. Differential diagnosis in dementia. Principal components analysis of clinical data from a population survey. Arch Neurol. 1993; 50:72.
8. Kornhuber J, Weller M, Schoppmeyer K, Riederer P. Amantadine and memantine are NMDA receptor antagonists with neuroprotective properties. J Neural Transm Suppl. 1994; 43:91.
9. Lancelot E, Beal MF. Glutamate toxicity in chronic neurodegenerative disease. Prog Brain Res. 1998; 116:331.
10. Lee MS, Shin B-C, Ernst E. Acupuncture for Alzheimer's disease: a systematic review. Int J Clin Pract. 2009; 63:6.
11. Lopes MA, Bottino CMC. Prevalência de demência em diversas regiões do mundo: análise dos estudos epidemiológicos de 1994 a 2000. Arq. Neuro-Psiquiatr [on-line]. 2002; 60(1):61-69.
12. Raina P, Santaguida P, Ismaila A et al. Effectiveness of cholinesterase inhibitors and memantine for treating dementia: evidence review for a clinical practice guideline. Ann Intern Med. 2008; 148:379.
13. Sano M, Ernesto C, Thomas RG et al. A controlled trial of selegiline, alpha-tocopherol, or both as treatment for Alzheimer's disease. The Alzheimer's Disease Cooperative Study. N Engl J Med. 1997; 336:1216.
14. Trinh NH, Hoblyn J, Mohanty S, Yaffe K. Efficacy of cholinesterase inhibitors in the treatment of neuropsychiatric symptoms and functional impairment in Alzheimer disease: a meta-analysis. JAMA. 2003; 289:210.
15. Weina P, Yang W, Yan Z, Mei LC. Acupuncture for vascular dementia. Cochrane Database of Systematic Reviews, Issue 01. 2012: CD004987.
16. Yu J, Zhang X, Liu C, Meng Y, Han J. Effect of acupuncture treatment on vascular dementia. Neurol Res. 2006 Jan; 28(1):97-103.
17. Zhou YL, Han HY, Jia JP. Correlation analysis on changes between cognitive ability and brain fMRI after acupoint thread embedding in Alzheimer's disease patients. Zhongguo Zhong Xi Yi Jie He Za Zhi. 2008 Aug; 28(8):689-93.

Depressão

13

Hildebrando Sábato
Agamenon Honório Silva

CID 10

CÓDIGO	DOENÇA
F32.0	Episódio depressivo leve
F32.1	Episódio depressivo moderado
F32.2	Episódio depressivo grave sem sintomas psicóticos
F32.3	Episódio depressivo grave com sintomas psicóticos
F32.8	Outros episódios depressivos
F32.9	Episódio depressivo não especificado
F33.0	Transtorno depressivo recorrente, episódio atual leve
F33.1	Transtorno depressivo recorrente, episódio atual moderado
F33.2	Transtorno depressivo recorrente, episódio atual grave sem sintomas psicóticos
F33.3	Transtorno depressivo recorrente, episódio atual grave com sintomas psicóticos
F33.4	Transtorno depressivo recorrente, atualmente em remissão
F33.8	Outros transtornos depressivos recorrentes
F33.9	Transtorno depressivo recorrente sem especificação

DEFINIÇÃO

Conjunto de alterações comportamentais, emocionais e de pensamento, como afastamento do convívio social, perda do prazer nas relações interpessoais, sentimento de culpa ou autodepreciação, baixa autoestima, perda de interesse nas atividades profissionais, acadêmicas e lúdicas, desesperança, apetite e sono alterados, sensação de falta de energia e dificuldade de concentração. Quando se

Capítulo 13 *Depressão*

tornam crônicas, tais alterações trazem prejuízos significativos em vários setores da vida de uma pessoa.

A depressão pode ser classificada em três tipos: *depressão maior* (combinação das alteracões mencionadas, que podem estar presentes em maior ou menor grau, mas que incapacitam o indivíduo para atividades laborativas), *distimia* (tipo menos severo e não incapacitante, porém com apresentação de alterações comportamentais e labilidade de humor crônica) e *transtorno bipolar* (conhecido em classificações anteriores como psicose maníaco-depressiva e que se caracteriza por uma oscilação extrema do humor, que se compõe de episódios maníacos alternados com episódios depressivos).

INCIDÊNCIA E PREVALÊNCIA

Cerca de 15% na população em geral.

Culturas diversas: 12% dos homens e 15% das mulheres.

Primeira causa de má qualidade de vida.

OMS: a depressão será a segunda causa de incapacitação no mundo em 2020, superada apenas pelas doenças cardiovasculares.

PRINCIPAIS ASPECTOS CLÍNICOS (Tabela 13.1)

Classificação do transtorno depressivo

Leve

É muito frequente e nem sempre diagnosticado. Os sintomas são persistentes.

O humor e o comportamento do paciente são vistos pelos outros como diferentes do seu caráter e comportamento habitual.

Sintomas de ansiedade (pode ser tão severa quanto nos casos mais graves), fobias e obsessão.

Sono ruim (dificuldade para adormecer, sono não reparador).

Pode piorar à noite.

Pessimista, mas sem ideação suicida.

Falta de energia ao prazer.

Moderado

Nos transtornos depressivos de moderada intensidade, as características principais são humor diminuído, falta de prazer, energia reduzida e pensamento pessimista.

A *aparência* do paciente é frequentemente característica. Retardo psicomotor é frequente; a fala e os movimentos são lentos. Pode haver agitação, que é um estado de inquietação, bem como incapacidade de relaxar, frequentemente acompanhada por atividade agitada. Quando a agitação é grave, o paciente não é capaz de permanecer sentado por muito tempo e pode ficar levantando-se e sentando-se sem parar.

O paciente se sente muito triste. A *baixa do humor* é experimentada como algo diferente de uma tristeza comum, os pacientes às vezes falam que é como se houvesse uma "nuvem negra" invadindo todas as atividades mentais. Há uma variação diurna do humor, que é caracteristicamente pior pela manhã do que no resto do dia.

Ansiedade e *irritabilidade* são frequentes. A irritabilidade é a tendência a responder com aborrecimento e irritação inadequados às menores exigências e frustrações.

Falta de interesse e de prazer são sintomas frequentes e importantes, embora nem sempre sejam comentados espontaneamente pelos pacientes. Os pacientes não

TABELA 13.1. Sintomas clássicos da depressão

AFETIVOS	IDEATIVOS	COGNITIVOS	DA VONTADE E DA MOTRICIDADE	FÍSICOS
Tristeza, melancolia	Pessimismo	Diminuição da atenção	Isolamento	Baixa energia
Angústia, ansiedade	Negativismo	Diminuição da concentração	Lentidão	Alterações do sono
Irritabilidade	Arrependimento	Déficit de memória	Falta de iniciativa	Dores de cabeça
Apatia, indiferença afetiva	Remordimento	Dificuldade em tomar decisões	Diminuição da produção, do fluxo do tom da fala	Dores vagas e imprecisas
Desesperança	Culpa		Aumento da latência da resposta	Tensão muscular
Baixa autoestima, sentir-se incapaz	Ideação de morte			Alterações gastrointestinais
Autodepreciação, vergonha	Ideação de suicídio			Alterações do apetite

demonstram nenhum entusiasmo pelas atividades e *hobbies* dos quais normalmente gostavam e descrevem perda de gosto pela vida e pelo prazer das coisas do dia a dia. Com frequência, retiram-se da vida social.

Energia reduzida é característica (embora, quando acompanhada de inquietação motora, passe despercebida). O paciente se sente letárgico, acha tudo um esforço e deixa tarefas pela metade. Por exemplo, uma mulher que em seu estado normal é dona de casa caprichosa pode deixar as camas por fazer e os pratos sujos na mesa. É compreensível que muitos pacientes atribuam essa falta de energia à doença física e procurem ajuda por esse motivo e não pela depressão.

Queixas de *baixa concentração e memória* são frequentes. Podem variar de um simples esquecimento até quadros bem mais graves, simulando quadros de demência.

Sintomas físicos são frequentes nos transtornos depressivos e podem se manifestar de várias formas; constipação, dor, desconforto em alguma parte do corpo são particularmente comuns.

Pensamentos depressivos, como o sentimento de pessimismo, são frequentes e se referem ao presente, passado e futuro.

Alterações do sono de vários tipos, em que o mais comum é o acordar precoce, o que significa acordar duas a três horas antes da hora habitual; não consegue adormecer novamente, mas permanece deitado, sentindo-se desanimado e, com frequência, inquieto e agitado.

Perda de peso geralmente é maior do que o esperado para uma simples diminuição do apetite.

Perda de libido é comum e, para alguns, chega a ser extremamente incomodativo.

Capítulo 13 *Depressão*

Resumindo:

- Aparência de tristeza.
- Retardo psicomotor.
- Humor diminuído.
- Desolação e tristeza.
- Variação diurna – pior pela manhã.
- Ansiedade, irritabilidade e agitação.
- Falta de interesse e prazer.
- Energia reduzida.
- Concentração ruim.
- Falta de memória subjetiva.
- Pensamento pessimista e de culpa.
- Ideias de fracasso pessoal.
- Desesperança.
- Ideias de suicídio.
- Autoacusação.
- Ideias hipocondríacas.
- Acordar precoce e outras alterações do sono.
- Perda de peso.
- Diminuição do apetite.
- Diminuição do desejo sexual.
- Sintomas obsessivos.
- Despersonalização.

Grave

À medida que os transtornos depressivos se tornam mais graves, todas as características descritas para transtorno depressivo moderado ocorrem com intensidade maior. Pode haver, também, outros sintomas que não são vistos no transtorno depressivo moderado, isto é, delírios e alucinações (sintomas "psicóticos"; um transtorno com esses sintoma é chamado de depressão psicótica).

Quando encaminhar para o especialista

- Em todos os casos graves e moderadamente graves, especialmente quando houver risco substancial de suicídio ou dano ao bem-estar de outras pessoas (particularmente filhos dependentes).
- Quando houver dúvida em relação ao diagnóstico.
- Quando o paciente não respondeu ao tratamento antidepressor.
- Quando houver necessidade de internação hospitalar.
- Quando um tratamento cognitivocomportamental for necessário (TCG).

Falta de resposta ao tratamento antidepressor

- Rever o diagnóstico.
- Checar a adesão ao tratamento atual.
- Rever as causas psicológicas e sociais.
- Aumentar a dose ao máximo.
- Considerar mudança para um grupo diferente de antidepressores.
- Obter a opinião de um especialista em relação à necessidade de internação hospitalar e outros tratamentos.
- Tratamento combinado de drogas.
- Considerar ECT.

TRATAMENTO

Quando tratar:
- Transtorno de ajustamento.
- Depressão clínica e subclínica.

Como tratar:
- Psicoterapia.
- Acupuntura e eletroacupuntura.
- Psicofarmacoterapia (antidepressivos).
- ECT.

ACUPUNTURA

Pontos mais utilizados

Nei Guan (PC6) é o ponto mais utilizado no tratamento da depressão. Outros pontos importantes incluem *Shenting* (DU24), *Baihui* (DU20), *Dazhui* (DU14), *Shenzhu* (DU12), todos no vaso governador. *Danzhong* (REN17), *Juque* (REN14), no vaso da concepção.

Para acalmar a mente: *Ganshu* (BL18), *Shenshu* (BL23), *Xinshu* (BL15), *Shenmen* (HT7),

Pishu (BL20), *Zusanli* (ST36) e *Sanyinjiao* (SP6) para pacientes com anorexia.

Taichong (LR3) e *Qimen* (LR14) para desconforto torácico.

Tratamento agudo

PC6 (*Neiguan*), *Shenmen* (HT7), *Taichong* (LR3), *Qimen* (LR14), *Yintang* (extra) constituem boas opções para tratamento agudo de depressão.

Prescrições MTC

Além do uso de agulhas filiformes, são utilizadas no tratamento da depressão: eletroestimulação, cranioacupuntura, injeção nos pontos, moxibustão, implantação de categute e farmacoterapia chinesa. O tratamento é feito de acordo com os princípios de desarmonia, importante diagnóstico e indicador prognóstico no decorrer do tratamento.

O principal e mais prevalente grupo pertence à estagnação do *Qi* de *Gan*, cujo tratamento consiste em remover a estagnação e restabelecer o fluxo suave do *Qi*. Os pontos indicados são: *Fenngshi* (GB20), *Wangu* (GB14), *Tianzu* (BL10), *Zhigou* (TA6), *Taichong* (LR3) e *Qiuxu* (GB40).

Para depressão de *Gan* (fígado) com deficiência de baço-pâncreas, os pontos utilizados são *Hegu* (LI4), *Taichong* (LR3), *Zusanli* (ST36), *Ganshu* (BL18) e *Pishu* (BL20).

Fenglong (ST40), *Xuehai* (SP10) e *Geshu* (BL17) para padrão de bloqueio/estagnação de *Qi* por fleuma e estase de sangue.

Baihui (GV20), *Sishencong* (EX-HN1), *Xuanzhong* (GB39) para insuficiência do mar da medula (cérebro).

Lingdao (HT4), *Shenmen* (HT7), *Xinshu* (BL15) e *Ganshu* (BL18) são pontos indicados para a mente que não recebe nutrição apropriada.

Aurículo

Shenmen, coração, fígado, baço, rim, subcórtex, neurovegetativo, ponto da tranquilidade (dorso da orelha).

Evidências clínicas

Um estudo interessante mostrou que a aplicação de acupuntura somada a baixas doses de fluoxetina é tão eficaz quanto uma dose recomendada de fluoxetina para o tratamento convencional de depressão. Pacientes depressivos e com graves sintomas de ansiedade e/ou efeitos colaterais intoleráveis dos antidepressivos podem se beneficiar desse esquema.

Uma revisão sistemática e metanálise realizada sobre 207 estudos clínicos de acupuntura para vários tipos de distúrbios depressivos concluiu que a acupuntura é segura e eficaz no tratamento do distúrbio depressivo maior (DDM) e da depressão pós-AVC PSD, podendo ser considerada uma opção alternativa para as duas doenças com relação aos antidepressivos. A eficácia de outras formas de depressão ainda não foi determinada.

Outro ensaio clínico randomizado procurou estimar a eficácia da acupuntura para a depressão durante a gravidez e concluiu que um protocolo curto de acupuntura demonstrou redução dos sintomas e taxa de resposta semelhante à observada em tratamentos-padrão para depressão, podendo ser uma opção viável para o distúrbio durante a gravidez.

Vários estudos mostram a utilização da eletroacupuntura para o tratamento da depressão, a maioria deles se utilizando de baixas frequências, em torno de 2 Hz a 5 Hz, e alta intensidade, embora existam alguns outros em que a alta frequência também foi utilizada com resultados positivos ou em alternância do tipo denso-disperso.

Sugestões

A acupuntura é um recurso valioso no tratamento da depressão, seja nos casos em que é possível utilizá-la como monoterapia, seja naqueles em que não se pode prescindir dos antidepressivos e outras formas de tratamento convencionais, devendo ser seguramente associada. Na experiência dos autores, mostra-se eficaz no tratamento da depressão durante a gravidez e no puerpério, quando a utilização dos medicamentos convencionais se torna restrita, e naqueles pacientes em que os efeitos colaterais e reações adversas são exacerbados. Outra situação é na finalização dos tratamentos, em que a acupuntura demonstra ser um grande auxiliar na retirada gradual dos fármacos.

A eletroacupuntura pode ser utilizada em associação aos pontos de acupuntura selecionados, em baixa frequência e alta intensidade (na medida da tolerância do paciente), no intuito de potenciar os efeitos.

Referências

1. American Psychiatric Association, 1994.
2. David FM. Electroacupuncture – a practical manual and resource. New York: Churchill Livingstone-Elsevier; 2007.
3. Liu GW. Tratado contemporâneo de acupuntura e moxibustão. São Paulo: Ceimec; 2005.
4. Manber R, Schnyer RN, Lyell D, Chambers AS, Caughey AB, Druzin M, Carlyle E, Celio C, Gress JL, Huang MI, Kalista T, Martin-Okada R, Allen JJ. From the Department of Psychiatry and Behavioral Sciences, Stanford University, Stanford, California; the University of Texas, Austin, Texas; the University of California, San Francisco, California; and the University of Arizona, Tucson, Arizona. Acupuncture for depression during pregnancy: a randomized controlled trial. Obstet Gynecol. 2010 Mar; 115(3):511-20.
5. Xi W. Tratado de medicina chinesa. São Paulo: Roca; 1993.

6. Xu JS, Chen LH. Of acupuncture treatment for depression, Shangai Scientific and Technical Publishers.
7. Zhang WJ, Yang XB, Zhong BL. Beijing Mei Tan General Hospital. Combination of acupuncture and fluoxetine for depression: a randomized, double-blind, sham-controlled trial. Altern Complement Med. 2009 Aug; 15(8):837-44.
8. Zhang ZJ, Chen HY, Yip KC, Ng R, Wong VT. The effectiveness and safety of acupuncture therapy in depressive disorders: Systematic review and meta-analysis. School of Chinese Medicine, LKS Faculty of Medicine, the University of Hong Kong, Hong Kong, China. J Affect Disord. 2009 Jul 24. [Epub ahead of print.]

Diarreia

José Eduardo Tambor Bueno

CID 10

CÓDIGO	DOENÇA
A09	Diarreia e gastroenterite de origem infecciosa presumível
K58.0	Síndrome do cólon irritável com diarreia
K58.9	Síndrome do cólon irritável sem diarreia
K59.1	Diarreia funcional

DEFINIÇÃO

A diarreia aguda consiste na presença de três ou mais fezes de consistência diminuída em um período de 24 horas.

Diarreia persistente é a diarreia durando mais que 14 dias.

Disenteria é diarreia sanguinolenta com presença de sangue e muco.

A diarreia crônica é a que tem mais de 30 dias de duração.

INCIDÊNCIA E PREVALÊNCIA

Doenças diarreicas estão entre as principais causas de mortalidade infantil em países em desenvolvimento. Outras consequências diretas da diarreia infantil consistem em desnutrição, retardo no crescimento e distúrbio cognitivo.

Nos países desenvolvidos, é importante fator de morbidade e gastos com a saúde.

Entre os anos de 2002 e 2003, morreram 1.600.000 crianças no mundo devido à diarreia.

PRINCIPAIS ASPECTOS CLÍNICOS

A causa mais frequente é a infecção: bactérias e parasitas (mais frequentes no verão) e vírus (mais frequentes no inverno).

Os principais sintomas relacionados à diarreia aguda são: febre, fezes sanguinolentas e vômitos.

Na avaliação inicial do paciente com diarreia aguda deve-se considerar: a gravidade da doença e a necessidade de reidratação, identificar causas prováveis com base na história, epidemiologia e achados clínicos, e avaliação laboratorial de sangue e fecal.

TRATAMENTO

A terapia de reidratação oral (TRO) é usada para evitar ou corrigir a desidratação pela diarreia. A solução de reidratação oral (SRO) é o líquido desenvolvido especificamente para TRO. Hidratação endovenosa, se necessário.

Dieta deve ser mantida e obstipante.

Suplementação de zinco, multivitaminas e minerais reduz a gravidade e a duração dos episódios de diarreia aguda infantil em países em desenvolvimento.

Administrar antidiarreicos inespecíficos: antimotilidade, agentes antissecretores e adsorventes. Usar antimicrobianos.

ACUPUNTURA

Ponto mais utilizado

ST25 é o ponto mais utilizado no tratamento da diarreia aguda.

Tratamento agudo

No tratamento da diarreia aguda pode-se usar os seguintes pontos: ST37, ST36, CV12, CV4 e LI4.

Prescrições MTC

ST25, ST37, ST36, CV12, SP9, SP6, BL22 e CV6 (diarreia, dor abdominal, meteorismo, falta de apetite, aversão ao frio e sensação de peso – MTC: retenção de umidade e frio).

ST25, ST37, CV12, BL22, BL25, SP9, SP6, LI4 e LI11 (fezes amareladas com odor fétido, dor abdominal, sensação de calor, sede, urina escassa e escura – MTC: retenção de umidade e calor).

CV10, CV12, ST21, ST25, ST44, SP4 (fezes fétidas, dor abdominal, má digestão, sensação de plenitude, eructação, regurgitação ácida, respiração fétida e ausência de apetite – MTC: retenção de alimento).

CV12, BL20, LR13, GB34, ST36, SP6, ST39 (diarreia, muitas vezes, alternada com obstipação, distensão abdominal, eructação, pouco apetite e irritabilidade – MTC: estagnação de *Qi* do *Gan*).

CV12, BL20, BL21, ST36, SP6, CV6, ST25, ST27 e GV20 (fezes soltas e finas, às vezes com muco, aumento do peristaltismo intestinal, pouco apetite, distensão abdominal moderada, sensação de opressão no tórax, tez amarelada e fadiga – MTC: deficiência de *Qi* do *Pi*).

CV12, BL20, ST36, SP6, BL23, BL25, ST25, ST37, CV6 e GV20 (diarreia pela manhã, dor abdominal, lombalgia e sensação de fraqueza nos joelhos – MTC: deficiência de *Yang* do *Shen*).

Aurículo

Estômago, intestino grosso, intestino delgado, baço, fígado e rim.

Capítulo 14 *Diarreia*

Evidências clínicas

Artigo do *Jornal de Medicina Tradicional Chinesa*, de 1995, descreve a utilização dos oito pontos *Liao* no tratamento de diversas doenças no abdome inferior, dentre elas a diarreia e a dor abdominal de causa variável. Descreve um caso clínico de diarreia crônica em que se utilizou o ponto BL33. Além disso, foram usados também ST25, ST37, LI11 e CV12.

Em relato de caso no *Jornal de Medicinal Tradicional Chinesa*, de 2002, foi discutido um caso de diarreia crônica agudizada, geralmente com piora após as refeições. Diagnosticou-se como diarreia devido à deficiência de *Yang* do *Shen* e do *Pi*. A prescrição de pontos foi: CV12, ST25, CV4, ST36, SP9, RL3, BL20, BL23 e BL18.

Sugestões

Utilização sistemática de ST25 (ponto *Mo* do *Da Chang*), associado aos pontos ST37 (ponto *Ho* inferior do meridiano principal do *Da Chang*), ST36 (ponto *Ho* do meridiano principal do *Wei*), LI4 (ponto *Yuan* do meridiano principal do *Da Chang*), LI11 (ponto *Ho* do meridiano principal do *Da Chang*) e CV12 (ponto *Mo* do *Wei*).

Referências

1. Hu J. Institute of Acupuncture and Moxibustion, China. Academy of Traditional Chinese Medicine. Beijing 100700. Journal of Traditional Chinese Medicine. 2002; 22(1):8-80.
2. Maciocia G. A prática da medicina chinesa; tratamento de doenças com acupuntura e ervas chinesas. Roca. 1994; 469-482.
3. Ross J, Yamamura Y. Zang fu. Sistemas de órgãos e vísceras da medicina tradicional chinesa. Roca. 2002; 71-74; 85-86; 148-151.
4. Wang Ling. Institute of Acupuncture and Moxibustion, China. Academy of Traditional Chinese Medicine. Beijing 100700. Journal of Traditional Chinese Medicine. 1995; 15(3):195-197.
5. World Gastroenterology Organisation, WGO. Guia prático da Organização Mundial da Saúde de gastroenterologia: diarreia aguda. Março de 2008.
6. Yamamura Y. Acupuntura tradicional; a arte de inserir. Roca. 2004; 76, 83, 118, 129, 132, 150, 221, 223, 225, 227, 277, 445, 454.

Disfunção Erétil e Ejaculação Precoce

15

Cleyton de Sousa Margarida
Li Shih Min

CID 10

CÓDIGO	DOENÇA
F52.2	Falha de resposta genital
F52.4	Ejaculação precoce
F52.9	Disfunção sexual não devida a transtorno ou a doença orgânica, não especificada
N48.4	Impotência de origem orgânica

DEFINIÇÃO

Disfunção erétil é a inabilidade constante ou recorrente de adquirir ou manter uma ereção de rigidez e duração suficientes para um intercurso sexual.

Ejaculação precoce pode ser definida pelo tempo (menos de um minuto ou até menos de sete minutos) ou pelo número de intercursos penianos na cavidade vaginal (< 8 a 15). Alguns autores classificam de acordo com a satisfação da parceira.

INCIDÊNCIA E PREVALÊNCIA

Cerca de 10% a 20% dos homens têm disfunção erétil secundária e 1% tem disfunção erétil primária. A incidência aumenta com a idade, chegando a ocorrer em 67% dos homens acima de 69 anos.

Ejaculação precoce ocorre em cerca de 5% a 40% dos homens sexualmente ativos, sendo mais comum em jovens (50% a 75%). Cerca de 40% dos homens acima dos 40 anos relatam ejaculação precoce.

PRINCIPAIS ASPECTOS CLÍNICOS

Disfunção erétil

A disfunção sexual diminui a qualidade de vida do ser humano e também pode ser uma indicação para o diagnóstico de outras condições clínicas, como diabetes,

Capítulo 15 *Disfunção Erétil e Ejaculação Precoce*

aterosclerose, tumor de pituitária, depressão, doenças cardíacas e renais crônicas. Além dessas, também estão implicadas: aneurisma de aorta, hidrocele, varicocele, cirrose hepática, insuficiência respiratória, algumas síndromes congênitas, como Klinefelter, deficiência vitamínica, diabetes, acromegalia, neoplasia adrenal, hipertireoidismo, esclerose múltipla, envenenamentos, cirurgias, como simpatectomia ou cirurgia aortoilíaca.

Essa doença pode ser consequência de fatores emocionais ou psicológicos, anormalidades hormonais, neuropatia autonômica, insuficiência vascular ou efeito de drogas ou medicações (lítio, IMAO, antidepressivos tricíclicos, anti-hipertensivos).

Ejaculação precoce

Para que se faça o diagnóstico do quadro, deve-se observar curto intervalo entre penetração e ejaculação, pouco ou nenhum controle da ejaculação, consequências negativas, como angústia. Deve-se também avaliar a concomitância de outros distúrbios de ordem sexual. Constata-se que o quadro pode apresentar fatores orgânicos, culturais, religiosos e políticos envolvidos. É mais comum em pacientes com prostatite.

A incidência parece ter aumentado após a revolução sexual feminina, quando a satisfação feminina no ato sexual começou a ganhar importância.

É preciso diferenciar ejaculação precoce de outras doenças, como:

- Ejaculação retrógrada: menos de 1 mL ejaculado ou ausência de ejaculação; normalmente ocorre por lesão da inervação do esfíncter uretral interno em prostatectomia.
- Desejo sexual hipoativo: falta de desejo ocasiona precocidade ejaculatória para que acabe logo o ato sexual indesejado.
- Ereção instável: tem ejaculação precoce para esconder a instabilidade da ereção.

TRATAMENTO

Disfunção erétil:

- Inibidores da 5-fosfodiesterase (sildenafila 50 mg, tadalafila 5-20 mg, vardenafila 10 mg; todos devem ser usados uma hora antes do intercurso sexual).
- Injeções penianas de drogas vasoativas (prostaglandina E1 ou papaverina).
- Prótese peniana.
- Tratamento da causa orgânica.
- Psicoterapia.
- Reposição de testosterona.

Ejaculação precoce:

- Psicoterapia.
- Agonistas serotoninérgicos ou inibidores da recaptação de serotonina (citalopram, paroxetina, fluoxetina).
- Reposição hormonal.

ACUPUNTURA

Pontos mais utilizados

CV3, CV4, CV6, BL23, GV4, SP6, LR3, KI3.
Outros pontos utilizados: ST36, LI4, *Yintang*, KI1.

Pode-se também utilizar:
- Moxa.
- Aurículo.

Prescrições MTC

A medicina chinesa denomina esse quadro *Yang Wei* (atrofia de *Yang*), podendo apresentar-se clinicamente em várias formas:

1. Palidez facial, desconforto e fraqueza lombar e de joelhos, tontura, vertigem, indisposição, aversão a frio e extremidades frias.
2. Face amarelada, anorexia, aspecto exaurido, insônia, esquecimento, palpitação, sudorese espontânea.
3. Alterações mentais como melancolia, preocupação ou nervosismo, palpitação, assusta-se facilmente, sono agitado.
4. Lesões cutâneas úmidas na genitália externa, urina de aspecto concentrado.

Os pontos principais são: CV3, BL23 e SP6.
Para o quadro 1, associa-se com GV4, BL52 e CV6.
Para o quadro 2, associa-se com BL15, BL20 e ST36.
Para o quadro 3: GV4, GV20, HT7.
Para o quadro 4: SP9, GB34, CV2.

Aurículo

Ejaculação precoce: genitais internos e externos, testículos, secreção glandular, *Shenmen.*

Disfunção erétil: genitais internos e externos, testículos, secreção glandular, rins.

Evidências clínicas

Um estudo comparativo utilizando paroxetina 20 mg/dia, acupuntura nos pontos ST36, LI4, KI3, LR3, CV3 e *Yintang* duas vezes por semana, por quatro semanas, e acupuntura *sham* como grupo placebo em homens sexualmente ativos na faixa etária de 28 a 50 anos mostrou que, embora menos eficaz do que o uso diário de paroxetina 20 mg, a acupuntura teve efeito significativamente maior no âmbito de atrasar a ejaculação em comparação com o placebo.

Sugestões

Após o advento de medicações para disfunção erétil e ejaculação precoce, o uso das mesmas passou a ser indiscriminado. Dessa forma, os autores sugerem que, antes de se utilizar tais medicações, sejam observados os efeitos adversos e contraindicações das mesmas para que não haja prejuízo do paciente.

Recomenda-se também que sejam analisadas outras terapias que não sejam medicamentosas ou terapias alternativas e que o paciente seja informado para que possa optar de acordo com sua preferência individual, participando ativamente do tratamento, fato que pode, por si só, contribuir na melhora do quadro clínico.

Referências

1. Araujo AB, Mohr BA, McKinlay JB. Changes in sexual function in middle-aged and older men: longitudinal data from the Massachusetts Male Aging Study. J Am Geriatr Soc. 2004; 52:1502.
2. De Berardis G, Pellegrini F, Franciosi M et al. Identifying patients with type 2 diabetes with a higher likelihood of erectile dysfunction: the role of the interaction between clinical and psychological factors. J Urol. 2003; 169:1422.

Capítulo 15 *Disfunção Erétil e Ejaculação Precoce*

3. Erectile dysfunction. DynaMed. http://web.ebscohost.com/dynamed/detail?vid=3&hid=14&sid=-d08178ae-7ebc-495a-9c15-c5fd49d006b4%40sessionmgr12&bdata=Jmxhbmc9cHQtYnImc2l-0ZT1keW5hbWVkLWxpdmUmc2NvcGU9c2l0ZQ%3d%3d#db=dme&AN=113875.

4. Gazzaruso C, Giordanetti S, De Amici E et al. Relationship between erectile dysfunction and silent myocardial ischemia in apparently uncomplicated type 2 diabetic patients. Circulation. 2004; 110:22.

5. Godschalk MF, Sison A, Mulligan T. Management of erectile dysfunction by the geriatrician. J Am Geriatr Soc. 1997; 45:1240.

6. Hutchinson KA. Androgens and sexuality. Am J Med. 1995; 98:111S.

7. Jannini EA, Lenzi A. Ejaculatory disorders: epidemiology and current approaches to definition, classification and subtyping. World J Urol. 2005; 23: 68-75. DOI 10.1007/s00345-004-0486-9.

8. Jannini EA, Lenzi A. Sexual dysfunction: Is acupuncture a therapeutic option for premature ejaculation? Nature Reviews Urology. 2011 Mai; 8:235-6. www.nature.com/nrurol.

9. Jockenhövel F. Testosterone therapy – what, when and to whom? Aging Male. 2004; 7:319.

10. Laughlin GA, Barrett-Connor E, Kritz-Silverstein D, von Mühlen D. Hysterectomy, oophorectomy, and endogenous sex hormone levels in older women: the Rancho Bernardo Study. J Clin Endocrinol Metab. 2000; 85:645.

11. Morley JE, Haren MT, Kim MJ, et al. Testosterone, aging and quality of life. J Endocrinol Invest 2005; 28:76.

12. Morales A. Andropause (or symptomatic late-onset hypogonadism): facts, fiction and controversies. Aging Male. 2004; 7:297.

13. Nicolosi A, LaumannEO, Glasser DB, Moreira Jr ED, Paik A, Gingell C. Sexual behaviorand sexual dysfunctions after age 40: the global studyof sexual attitudes and behaviors. Urology. 2004 Nov; 64(5):991-7.

14. Sunay D, Sunay M, Aydogmus Y, Bagbancı S, Arslan H, Karabulut A, Emir L. Acupuncture versus paroxetine for the treatment of premature ejaculation: a randomized, placebo-controlled clinical trial. European Urology. 2011; 59:765-771. Disponível em: www.sciencedirect.com; journal homepage: www.europeanurology.com.

15. Yamamura Y. Acupuntura auricular. In: Acupuntura tradicional – a arte de inserir, 2. ed. São Paulo: Roca. 2001; p. 669-703.

Dismenorreia

16

Ari Ojeda Ocampo Moré
João Paulo Bittar

CID 10

CÓDIGO	DOENÇA
N94.4	Dismenorreia primária
N94.5	Dismenorreia secundária
N94.6	Dismenorreia não especificada
F45.3	Transtorno neurovegetativo somatoforme (usado para dismenorreia psicogênica)

DEFINIÇÃO

Dor associada à menstruação geralmente localizada no baixo ventre e região lombar.

INCIDÊNCIA E PREVALÊNCIA

Nas mulheres com idade reprodutiva, 16% a 81% apresentam queixa de dor durante a menstruação.

Os sintomas severos e incapacitantes (associados a falta ao trabalho ou escola) estão presentes em 15% das mulheres com dismenorreia.

PRINCIPAIS ASPECTOS CLÍNICOS

A dismenorreia pode ser classificada em dois tipos: primária e secundária.

Dismenorreia primária: não há evidência de doença orgânica subjacente.

Dismenorreia secundária: associada a alguma condição patológica (endometriose, aderência, cisto de ovário, adenomiose, mioma, dispositivo intrauterino, doença inflamatória pélvica, hímen imperfurado, estenose cervical, tumor uterino ou extrauterino).

Sinais e sintomas que sugerem dismenorreia secundária: dispareunia, metrorragia, febre, perda ponderal, infertilidade.

Os sintomas tendem a diminuir em pacientes com mais de 25 anos.

TRATAMENTO

O uso de anti-inflamatórios não esteroidais é considerado o tratamento de escolha da dismenorreia primária em mulheres que não desejam contracepção, e os anticoncepcionais orais combinados são a opção em mulheres que desejam contracepção.

Outras terapias que demonstram benefícios no tratamento da dismenorreia: exercícios físicos, estimulação elétrica transcutânea de alta frequência, vitamina B_1 via oral e ioga.

ACUPUNTURA

Ponto mais utilizado

SP6 é o ponto mais utilizado no tratamento da dismenorreia.

Tratamento agudo

No tratamento da dor aguda relacionada à cólica menstrual pode-se usar: ponto extra situado abaixo da crista mediana do segundo osso do sacro, SP6 e CV3.

Prescrições MTC

CV3, ST28, SP8, BL32, ST29, GV4, BL23 (a dor piora com o frio e com pressão no baixo ventre, alivia com calor, menstruação escassa com sangue escuro ou coágulos – MTC: umidade e frio).

CV6, LR3, SP6 (dor em distensão e menstruação escassa – MTC: estagnação de *Qi* do *Gan*).

BL18, BL23, CV4, ST36, KI6 (a dor alivia com pressão do baixo ventre, dor durante ou após a menstruação – MTC: deficiência de *Yin* de *Gan* e de *Shen*). Para esse quadro também podem ser associados LR2, LR3, GV4, BL52, BL22, KI3, KI7.

BL18, LR14, LR3, SP6, CV3, SP4, PC6, GB41 (a dor precede a menstruação, melhora após início do sangramento, menstruação abundante, sangue escuro e coágulos – MTC: desarmonia de *Gan Qi*).

Aurículo

Útero, sistema endócrino, nervo simpático e rim.

Evidências clínicas

Uma revisão Cochrane de 2011 concluiu que a acupuntura pode melhorar os sintomas dolorosos de pacientes com dismenorreia. Essa revisão incluiu 11 estudos envolvendo um total de 944 pacientes. Esses estudos compararam a acupuntura com tratamento placebo, tratamento convencional e farmacoterapia chinesa.

Em um estudo australiano no qual 92 mulheres foram randomizadas para os grupos acupuntura verdadeira ou controle (acupuntura *sham*), o estímulo dos acupontos SP4, ST29, CV3, BL32, SP8 e SP6 mais outros acupontos selecionados pelo acupunturista em nove sessões (uma vez por semana) melhorou os escores de dor por seis meses após o tratamento.

Em um estudo pragmático alemão envolvendo 656 pacientes com dismenorreia, o tratamento com acupuntura (até 15 sessões) demonstrou benefício clínico relevante e custo-efetividade em relação aos cuidados usuais.

Um estudo chinês envolvendo 52 pacientes demonstrou que o estímulo com eletroacupuntura (EA) – 10 minutos, 2 Hz/100 Hz – no acuponto SP6 (bilateral) reduziu a dor aguda relacionada à dismenorreia. O uso da EA no SP6 durante 30 minutos por mais dois dias consecutivos minimizou a influência da dor, do período menstrual do mês seguinte, nas atividades diárias e no trabalho. O mesmo estímulo com eletroacupuntura realizado em um não acuponto ou no GB39 não foi capaz de reduzir a dor.

Em um estudo chinês, o uso de auriculoterapia com sementes de *S. vaccariae* demonstrou melhora nos sintomas menstruais de pacientes com dismenorreia primária. Os pontos auriculares utilizados foram rim, fígado e endócrino, e as pacientes eram orientadas a massagear 15 vezes cada ponto, três vezes ao dia durante 20 dias.

Sugestões

Pontos gatilhos miofasciais da musculatura abdominal, pélvica e lombar podem tornar-se ativos em pacientes com queixa de dismenorreia. A desativação dos pontos gatilhos, através do agulhamento, pode auxiliar no controle da dor, principalmente em pacientes refratárias ao tratamento medicamentoso. Os músculos reto abdominal, quadrado lombar e glúteo máximo são músculos que estão comumente envolvidos.

Referências

1. Dawood MY. Primary dysmenorrhea: advances in pathogenesis and management. Obstet Gynecol. 2006; 108:428-41.
2. Latthe P, Latthe M, Say L, Gulmezoglu M, Khan KS. WHO systematic review of prevalence of chronic pelvic pain: a neglected reproductive health morbidity. BMC Public Health. 2006; 6:177.
3. Liu GW. Tratado contemporâneo de acupuntura e moxibustão. São Paulo: Ceimec; 2005.
4. Ma YX, Ma LX, Liu XL et al. A comparative study on the immediate effects of electroacupuncture at Sanyinjiao (SP6), Xuanzhong (GB39) and a non-meridian point, on menstrual pain and uterine arterial blood flow, in primary dysmenorrhea patients. Pain Med. 2010; 11:1564-75.
5. Proctor ML, Murphy PA. Herbal and dietary therapies for primary and secondary dysmenorrhoea. Cochrane Database Syst Rev. 2001; CD002124.
6. Proctor ML, Smith CA, Farquhar CM, Stones RW. Transcutaneous electrical nerve stimulation and acupuncture for primary dysmenorrhoea. Cochrane Database Syst Rev. 2002; CD002123.
7. Rakhshaee Z. Effect of three yoga poses (cobra, cat and fish poses) in women with primary dysmenorrhea: a randomized clinical trial. J Pediatr Adolesc Gynecol. 2011; 24:192-6.
8. Smith CA, Crowther CA, Petrucco O, Beilby J, Dent H. Acupuncture to treat primary dysmenorrhea in women: a randomized controlled trial. Evid Based Complement Alternat Med. 2011; 2011: 612464.
9. Wang MC, Hsu MC, Chien LW, Kao CH, Liu CF. Effects of auricular acupressure on menstrual symptoms and nitric oxide for women with primary dysmenorrhea. J Altern Complement Med. 2009; 15:235-42.
10. Witt CM, Reinhold T, Brinkhaus B, Roll S, Jena S, Willich SN. Acupuncture in patients with dysmenorrhea: a randomized study on clinical effectiveness and cost-effectiveness in usual care. Am J Obstet Gynecol. 2008; 198:166 e1-8.
11. Xi W. Tratado de medicina chinesa. São Paulo: Roca; 1993.
12. Yamamura Y, Bittar JP. Acupuntura nas urgências médicas. In: Guimarães HP, Lopes RD, Lopes AC, eds. Tratado de medicina de urgência e emergência pronto-socorro e UTI. São Paulo: Atheneu; 2010.
13. Yamamura Y, Yamamura M. Propedêutica energética, inspeção e interrogatório. São Paulo: Center AO; 2010.
14. Zahradnik HP, Hanjalic-Beck A, Groth K. Nonsteroidal anti-inflammatory drugs and hormonal contraceptives for pain relief from dysmenorrhea: a review. Contraception. 2010; 81:185-96.
15. Zhu X, Hamilton KD, McNicol ED. Acupuncture for pain in endometriosis. Cochrane Database Syst Rev. 2011; 9:CD007864.

Dispepsia

17

Fernanda Medeiros Nakamura

CID 10

CÓDIGO	DOENÇA
K30	Dispepsia funcional ou não ulcerosa

DEFINIÇÃO

A dispepsia é uma síndrome clínica que pode ser caracterizada por sintomas dispépticos típicos de qualquer qualidade (sintomas ulcerosos, dismolitidade, inespecíficos) sem correlação macroscópica ou histológica que justifique o quadro. Ou seja, é diagnóstico de exclusão, em que todos os métodos investigativos não apresentam alteração.

Por ser patologia funcional, segundo critérios Roma II, para se determinar o diagnóstico funcional os sintomas devem ter intensidade capaz de alterar a vida social do paciente e duração mínima de quatro semanas ou mais de 25% do tempo de modo intermitente durante um ano.

INCIDÊNCIA E PREVALÊNCIA

Estudos multicêntricos demonstram prevalência mundial de cerca de 15% a 30%, porém somente 10% a 15% desses pacientes procuram assistência médica. Estima-se para o quadro incidência de 1% ao ano, na população geral. Em cerca de 20% a 30% dos casos existe associação direta com outros distúrbios gastrointestinais, principalmente constipação intestinal e síndrome do intestino irritável.

Não existe prevalência de sexo ou idade. Cerca de 50% dos pacientes controlam seus sintomas com automedicação e mudança de hábitos.

PRINCIPAIS ASPECTOS CLÍNICOS

Os principais sinais e sintomas são dor epigástrica persistente ou recorrente, ou desconforto subjetivo na região superior do abdome, que pode ser caracterizada por saciedade precoce, empachamento pós-prandial, náusea ou distensão abdominal. Esse desconforto pode ou não ser relacionado às refeições.

Foi sugerido que os pacientes com dispepsia funcional sejam divididos em três subgrupos, sob critérios de Roma II:

- Síndrome dispéptica do tipo úlcera – com sintomas típicos, como dor epigástrica relacionada às refeições ou que desperta o paciente do sono.
- Síndrome dispéptica do tipo dismotilidade – com sintomas de estase gástrica, plenitude pós-prandial, náuseas, flatulência etc.
- Síndrome dispéptica do tipo DRGE – com predomínio de sintomas do tipo refluxo gastroesofágico, como pirose e regurgitação; até prova em contrário, é considerada DRGE.

Sob critérios de Roma III (2006), os sintomas devem estar presentes há seis meses e há pelo menos três meses em atividade. Esses grupos foram reavaliados e ficam subdivididos em:

- Síndrome da dor epigástrica – dor ou desconforto epigástrico pelo menos uma vez por semana, intermitente, não aliviada pela defecação ou eliminação de flatos, podendo coexistir com a síndrome do desconforto pós-prandial.
- Síndrome do desconforto pós-prandial – empachamento pós-prandial, várias vezes por semana, saciedade precoce, distensão abdominal, náusea ou eructação, podendo coexistir com síndrome da dor epigástrica.

Deve ser feito diagnóstico diferencial com úlcera péptica, refluxo gastroesofágico, neoplasia de estômago e esôfago, doença do trato biliar, doença pancreática, dispepsia induzida por medicamento, aerofagia e outros distúrbios metabólicos, como diabetes melito (gastroparesia, radiculite diabética de nervos torácicos), hipercalcemia, hipotireoidismo etc. Alguns casos de cardiopatia isquêmica se manifestam por dor aos esforços no abdome superior ou dor epigástrica do tipo queimação, doenças infiltrativas intestinais, angina intestinal, entre outras.

TRATAMENTO CONVENCIONAL

O tratamento divide-se em medidas não farmacológicas e medidas farmacológicas.

Dentre as medidas não farmacológicas estão: diagnóstico positivo, desmistificando o medo de doença mais grave, como o câncer; mudanças higienicodietéticas e boa relação médico-paciente, com confiança e segurança, tornando-se participante da situação, deixando claro que todas as medidas a serem tomadas serão para alívio do quadro.

Todo paciente deve ser individualizado, evitando receitas prontas e prestando atenção ao peso que o sintoma tem na vida social, fazendo adaptações.

Condutas higienicodietéticas:

- Comer devagar.
- Ambiente de refeições tranquilo, sem discussões ou tensão.
- Evitar ingestão concomitante de líquidos (principalmente gasosos).
- Evitar refeições exageradas e determinados alimentos que o paciente julgue que não lhe façam bem.
- Exclusão de alimentos de acordo com a síndrome apresentada; por exemplo, na síndrome pós-prandial deve-se evitar alimentos gordurosos, pois retardam o esvaziamento gástrico, piorando o desconforto.

Capítulo 17 *Dispepsia*

Já a farmacoterapia pode ser dividida em três blocos:

- Drogas relacionadas à secreção ácida: antiácidos e inibidores de ácidos – muito utilizados em caso de dispepsia. Em estudos controlados e randomizados, não se conseguiu demonstrar benefício em relação ao placebo.
- Drogas relacionadas à motilidade intestinal: procinéticos – são superiores ao placebo em estudos.
- Drogas relacionadas à sensibilidade visceral – agem diretamente na sensibilidade e o seu mecanismo é controverso, não existindo estudos a respeito. Seu uso é reservado para casos refratários: antidepressivos tricíclicos, inibidores de 5 Ht, ansiolíticos. Existem pesquisas com novas drogas, como agentes agonistas encefaloninérgicos do tipo *kappa* (fedotizina) e bloqueadores de receptor da colecistoquinina (CCK).

O tempo de tratamento é de 30 a 60 dias.

ACUPUNTURA

Pontos mais utilizados

Tanto em ensaios clínicos quanto nos livros clássicos, os pontos mais utilizados são PC6 e ST36, RM12 e SP4.

Tratamento agudo

No caso de dor epigástrica, podem ser sempre utilizados pontos de alarme ST34, ST44 (traz alívio quase imediato), apesar de muito dolorosos e sensíveis ao toque durante a crise. Associar LI4 e ST36.

Prescrições MTC

- *Na síndrome pós-prandial.* Epigastralgia aliviada por digitopressão e calor. Regurgitação aquosa (deficiência *Pi/Wei*/aquecedor médio e agressão por invasão de frio) – RM12, SP4, PC6, ST36, RM6 se dor epigástrica com sensação de plenitude e distensão agravada por digitopressão, eructação e regurgitação (dieta irregular e excesso de alimentos frios e crus) – associar ST44.
  Para essa mesma síndrome, uma prescrição mais elaborada seria tonificar: aquecedor médio (*zhongjiao*) através de moxabustão no fogo ministerial e imperial, *Pi* (Bl20, LV13, SP3), *Wei* (Bl21, RM12, ST42), sistema *Ren Mai* e *Chong Mai* (L7 e SP4) e circular *Yang Ming* (LI4, ST36, ST44, ST41). Se houver eructação associada, acrescentar LV3, Bl22, RM10, RM13, SP6.
- *Na síndrome de dor epigástrica* com dor intermitente irradiando para a região do hipocôndrio e eructação frequente (*Qi* do *Gan* agredindo *Wei*) – RM12, SP4, PC6, ST36, F3.
  Da mesma forma, outra opção seria ST34, ST44, LI4, LI11, ST36, desbloqueando *Wei* e circulando *Yang Ming*, diferenciando somente se houver necessidade de tonificar *Pi* (Bl20, LV3, SP3, SP6 e, se necessário, SP9 e SP4) ou dispersar *Gan Yang* (Bl18, F14, F3, VB34, Bl21, RM12, ST42) e acalmar *Shen* (mente) com H7, PC6, HN3 e RM17, se necessário.

Aurículo

Estômago, fígado, *Shenmen* e cérebro.

Shenmen, baço, estômago, parassimpático, se necessário fígado, neurastenia e cérebro.

Evidências clínicas

Em estudo multicêntrico, controlado e randomizado, chegou-se à conclusão de que a acupuntura é efetiva para dispepsia funcional. Utilizando-se pontos específicos do meridiano (ST36, 34, 40 e 42), o resultado foi superior quando comparado a pontos não específicos do meridiano de estômago, pontos do meridiano da vesícula biliar, pontos *Shu-mo* e não pontos.

Em um estudo original, foi utilizada eletroacupuntura em pontos específicos (ST36 e PC6) e demonstrada aceleração do esvaziamento gástrico com alívio dos sintomas dispépticos na dispepsia funcional.

Em uma revisão da literatura sobre distúrbios gastrointestinais funcionais, chega-se à conclusão de que o estímulo do ponto ST36 teria ação parassimpática, estimulando o trânsito gastrointestinal, tendo boa resposta em pacientes com refluxo gastroesofágico e dispepsia funcional, e o ponto RM12, uma ação mais simpática, com diminuição da secreção ácida e atuando na motilidade gastrointestinal. Pelo efeito antiemético e antinociceptivo, o ponto PC6 deve ser combinado ao esquema de tratamento.

Sugestões

Aliviar o desconforto do paciente na clínica diária, na atenção básica, é imperativo. O doente chega ao médico em busca de ajuda, seja ele o clínico geral, o médico de família, muitas vezes o ginecologista, o gastroenterologista ou o médico acupuntor/acupunturista; no caso dessa afecção (sempre devemos ter isso em mente) é muito importante escutar a fala do paciente, acolher seus medos e sentimentos para construir boa relação médico-paciente.

Independentemente dos pontos escolhidos, o importante é o bom senso, não sendo radical e utilizar apenas uma agulha nem realizar a "técnica das 40 agulhas".

Referências

1. Barbuti RC. Dispepsia funcional. Revista Brasileira de Medicina. 2009, 66(1/2):5-10.
2. Drossman DA. The functional gastrointestinal disorders and the Rome III process. Gastroenterology. 2006; 130:1377-90.
3. Liu GW. Tratado contemporâneo de acupuntura e moxibustão. São Paulo: Ceimec; 2005.
4. Ma TT, Yu SY, Li Y et al. Randomised clinical trial: an assessment of acupuncture on specific meridian or specific acupoint vs. sham acupuncture for treating functional dyspepsia. Alimentary Pharmacology and Therapeutics. 2012; 35:552-61.
5. Takahashi T. Review: acupuncture for functional gastrointestinal disorders. Journal of Gastroenterology. 2006; 41:408-417.
6. Talley NJ. Distúrbios gastrointestinais funcionais: síndrome do intestino irritável, dispepsia não ulcerosa e dor torácica não cardíaca. In: Goldmann L, Ausiello D (eds.). Cecil – tratado de medicina interna. 22. ed. Rio de Janeiro, Elsevier, 2005; p. 937-940.
7. Velloso LAR, Velloso ACR, Prado VEGM. Dispepsia funcional. In: Luna RL, Sabra A (eds.). Medicina de família: saúde do adulto e do idoso. Rio de Janeiro: Guanabara Koogan; 2006.
8. Xu S, Hou X, Zha H et al. Electroacupuncture accelerates solid gastric emptying and improves dyspeptic symptoms in patients with functional dyspepsia. Digestive Diseases Sciences. 2006; 51:2154-2159.
9. Yamamura Y, Yamamura M. Propedêutica energética, inspeção e interrogatório. São Paulo: Center AO; 2010.

Doença do Refluxo Gastroesofágico

Ari Ojeda Ocampo Moré
Eduardo N. Usuy Jr.

CID 10

CÓDIGO	DOENÇA
K21	Doença de refluxo gastroesofágico
K21.0	Doença de refluxo gastroesofágico com esofagite
K21.9	Doença de refluxo gastroesofágico sem esofagite

DEFINIÇÃO

A doença do refluxo gastroesofágico (DRGE) é uma condição que se desenvolve quando o refluxo do conteúdo procedente do estômago provoca sintomas desagradáveis e/ou complicações pelo contato com a mucosa esofágica.

INCIDÊNCIA E PREVALÊNCIA

A prevalência é estimada em até 20% da população ocidental e de 5% na da Ásia.

Alguns estudos reportaram que 22% da população americana e 12% dos brasileiros referiram sintomas de DRGE.

PRINCIPAIS ASPECTOS CLÍNICOS

Os sintomas mais comuns, considerados típicos, são: pirose e regurgitação. Outros sintomas considerados atípicos podem estar presentes: dor torácica, salivação excessiva, globo esofágico, odinofagia, pigarro, tosse crônica, rouquidão e náuseas.

Os pacientes jovens, com menos de 42 anos e com sintomas típicos podem ser submetidos a teste terapêutico com inibidor de bomba de prótons em dose plena por quatro semanas.

Pacientes que tenham mais de 42 anos e sintomas ou sinais de alarme, como emagrecimento, sangramento digestivo, vômitos ou náuseas persistentes, disfagia, odinofagia, fatores de risco para neoplasia (tabagismo, etilismo e história familiar), devem ser submetidos a endoscopia digestiva alta.

TRATAMENTO

Todos os pacientes devem ser orientados para as medidas comportamentais do tratamento: elevação da cabeceira da cama, evitar alimentos gordurosos, chocolate, menta e uso abusivo de álcool, não deitar após ingerir sólidos ou líquidos, evitar roupas que provoquem compressão abdominal, emagrecimento e cessação do fumo.

O tratamento de escolha é o uso de inibidores de bomba de prótons por quatro a oito semanas, seguido de dose de manutenção, de acordo com a resposta do paciente. O uso de procinéticos, antiácidos e bloqueadores H2 tem resposta inferior aos IBPs.

ACUPUNTURA

Pontos mais utilizados

PC6 e SP4.

Prescrições MTC

ST36, CV13, CV12, PC6, SP4 (sensação de distensão e plenitude epigástrica, epigastralgia aliviada pelo calor local, fezes amolecidas, piora da dor com a alimentação, vômitos ocasionais, língua pálida com saburra esbranquiçada – MTC: frio e umidade).

GB34, ST44, CV13, CV12, PC6, SP4 (dor epigástrica em queimação, regurgitação ácida, agitação, irritabilidade, gosto amargo na boca, boca seca, sede, predileção por bebidas frescas, língua vermelha com saburra amarela – MTC: calor e desarmonia de *Gan* e *Pi*).

ST36, SP3, CV13, PC6, SP4 (epigastralgia que diminui com a alimentação, diminuição do apetite, distensão abdominal após as refeições, cansaço, fadiga, vômito, regurgitação aquosa, língua pálida com marcas de dentes nas extremidades, com saburra esbranquiçada e fina – MTC: deficiência de *Qi* do *PI* e desarmonia do *Gan*).

Aurículo

Shenmen, simpático, baço, estômago, fígado, cárdia, esôfago, pulmão, diafragma e garganta.

Evidências clínicas

Um estudo realizado nos Estados Unidos comparou o tratamento com acupuntura *versus* a duplicação da dose de inibidor de bomba de prótons (IPP) em pacientes que falharam no tratamento com dose simples de IPP. Trinta pacientes com diagnóstico de DRGE confirmado por endoscopia foram randomizados para receber a dose simples de IPP (omeprazol 20 mg, uma vez ao dia) associado ao tratamento com acupuntura ou tiveram a dose de IPP duplicada (omeprazol 20 mg, duas vezes por dia). O tratamento com acupuntura consistiu no estímulo manual dos acupontos PC6, CV12, CV17, ST36, SP9 e LR3, e foi realizado em 10 sessões no período de quatro semanas. Na semana 4, as avaliações dos escores dos sintomas de ambos os grupos foram comparadas às avaliações dos escores de sintomas antes do tratamento. Verificou-se que o grupo tratado com acupuntura teve resultados significativamente superiores ao grupo que fez uso da dose dobrada de IPP. Alguns autores sugerem que a supressão da secreção de ácido gástrico, por si só, é a razão mais provável da melhora do grupo tratado com acupuntura e sugerem que os prováveis mecanismos da acupuntura envolvem o aumento da motilidade gástrica e do esôfago, e diminuição da percepção dolorosa.

Capítulo 18 *Doença do Refluxo Gastroesofágico*

Em um estudo experimental realizado com indivíduos voluntários saudáveis, o estímulo com eletroacupuntura no PC6 diminuiu em 40% o número de relaxamentos transitórios do esfíncter esofágico induzidos por distensão gástrica, mas não teve nenhum efeito sobre a pressão basal do esfíncter esofagiano inferior.

Referências

1. Abbate S. Chinese auricular acupuncture London: CRC Press; 2003.
2. Camilleri M, Dubois D, Coulie B et al. Prevalence and socioeconomic impact of upper gastrointestinal disorders in the United States: results of the US Upper Gastrointestinal Study. Clin Gastroenterol Hepatol. 2005; 3:543.
3. Dent J, El-Serag HB, Wallander MA, Johansson S. Epidemiology of gastro-oesophageal reflux disease: a systematic review. Gut. 2005; 54:710.
4. Dickman R, Schiff E, Holland A et al. Clinical trial: acupuncture vs. doubling the proton pump inhibitor dose in refractory heartburn. Aliment Pharmacol Ther. 2007; 26:1333-44.
5. Flaws B. The treatment of modern Western diseases with Chinese medicine. 2. ed. Boulder: Blue Poppy Press; 2005.
6. Kaltenbach T, Crockett S, Gerson LB. Are lifestyle measures effective in patients with gastroesophageal reflux disease? An evidence-based approach. Arch Intern Med. 2006; 166:965.
7. Kahrilas PJ, Shaheen NJ, Vaezi MF et al. American Gastroenterological Association Institute technical review on the management of gastroesophageal reflux disease. Gastroenterology. 2008; 135:1392.
8. Moraes-Filho J, Navarro-Rodriguez T, Barbuti R, Eisig J, Chinzon D, Bernardo W. Guidelines for the diagnosis and management of gastroesophageal reflux disease: an evidence-based consensus. São Paulo: Arq Gastroenterol. 2010 Jan./Mar.; 47(1).
9. Moraes-Filho JPP, Chinzon D, Eisig JN et al. Prevalence of heartburn and gastroesophageal reflux disease in the urban Brazilian population. Arq Gastroenterol. 2005; 42:122-127.
10. Patrick L. Gastroesophageal reflux disease (GERD): a review of conventional and alternative treatments. Altern Med Rev. 2011; 16:116-33.
11. Vakil N, van Zanten SV, Kahrilas P et al. The Montreal definition and classification of gastroesophageal reflux disease: a global evidence-based consensus. Am J Gastroenterol. 2006; 101:1900.
12. Yin J, Chen JD. Gastrointestinal motility disorders and acupuncture. Auton Neurosci. 2010; 157: 31-7.

Doença Inflamatória Intestinal

Fernando Henrique Marciano Vella

CID 10

CÓDIGO	DOENÇA
K50.9	Doença de Crohn
K51.9	Colite ulcerativa

DEFINIÇÃO

Doença inflamatória intestinal (DII) é uma inflamação intestinal idiopática crônica. Os dois tipos principais de DII são colite ulcerativa (CU) e doença de Crohn (DC).

INCIDÊNCIA E PREVALÊNCIA

A incidência de DII varia nas diferentes regiões geográficas. De forma geral, os países do hemisfério norte e da Oceania têm taxas de incidência mais altas. Nos Estados Unidos, as taxas de incidência de CU e DC são de aproximadamente 11/100.000 e 7/100.000, respectivamente. Na Austrália e na Nova Zelândia, a incidência de DC é de 16/100.000. Os países do sul da Europa e a África do Sul têm taxas mais baixas, 2-6,3/100.000 para CU e 0,9-3,1/100.000 para DC. Na Ásia e na América do Sul, a DII é rara, e as taxas de incidência de CU e DC são menores que 1/100.000.

PRINCIPAIS ASPECTOS CLÍNICOS

A DII apresenta como principais sintomas a diarreia e a dor abdominal em cólica, mas muitas outras são as possibilidades, dependendo de tratar-se de DC ou CU. A DC pode afetar qualquer seguimento do trato gastrointestinal, desde a boca até o ânus, de modo que os sintomas podem variar bastante. A dor abdominal pode ser leve a intensa, a diarreia costuma ser profusa e pode ser sanguinolenta, e comumente ocorrem aftas orais, vômitos e perda de peso, além de complicações fora do trato gastrointestinal, principalmente *rash* cutâneo, artrites, cansaço e dificuldade de concentração.

Capítulo 19 *Doença Inflamatória Intestinal*

A CU, geralmente, afeta apenas o cólon e, além da dor e da diarreia, os principais sintomas são sangramento retal, tenesmo e eliminação de muco nas fezes. Embora possa ter apresentação aguda, os sintomas em geral estão presentes há semanas ou meses.

É necessário realizar o diagnóstico diferencial da DII com doenças intestinais infecciosas (principalmente aquelas causadas por bactérias), diverticulite, colite isquêmica, efeitos da radioterapia no trato gastrointestinal, colite desencadeada pelo uso de anti-inflamatórios não esteroidais (AINEs).

As complicações são mais frequentes na DC, sendo que nesse caso as mais comuns são fístulas, obstrução intestinal e abscessos. Pacientes com DII apresentam risco aumentado de desenvolver diversos tipos de câncer, principalmente câncer de cólon.

TRATAMENTO

No momento, não há cura para a DII, e a remissão pode não ser possível ou não ser prolongada quando obtida. Nos casos nos quais a remissão é possível, as recaídas podem ser prevenidas e os sintomas controlados com medicação, mudanças no estilo de vida e, em alguns casos, cirurgia. Adequadamente controlada, a DII pode não causar quase qualquer restrição à vida diária dos indivíduos afetados. Todos os episódios de exacerbação devem ser tratados.

Certas mudanças no estilo de vida podem reduzir os sintomas, incluindo ajustes dietéticos, hidratação apropriada e cessação do fumo. Comer pequenas porções com maior frequência pode ajudar àqueles com diminuição do apetite. A fadiga pode ser melhorada com exercícios frequentes, alimentação saudável e sono de qualidade. Certos alimentos desencadeiam sintomas, principalmente alimentos ricos em fibras, e precisam ser excluídos do cardápio do paciente.

Os principais fármacos do tratamento dos casos leves a moderados de DII são os aminossalicilatos, como a sulfassalazina. Tais fármacos são eficazes como indutores de remissão nas duas principais formas de DII, além de serem úteis para manter a remissão. Nos casos moderados a graves, a remissão pode ser obtida com o uso de glicocorticoides, mas tais fármacos não têm a mesma eficácia como tratamento de manutenção e apresentam significativos efeitos colaterais. Diversos imunomoduladores podem ser utilizados na fase de manutenção, sendo os mais utilizados a azatioprina, a ciclosporina e o metotrexato. Os inibidores do TNF têm sido utilizados com excelente resposta no tratamento da DC, tanto na fase de indução como na fase de manutenção. Os antibióticos são utilizados, principalmente, no tratamento de complicações como abscessos e fístulas.

Naturalmente, a doença não pode ser curada com cirurgia, mas essa é uma modalidade terapêutica importante nos casos de obstrução intestinal parcial ou total. O tratamento cirúrgico pode também ser necessário no caso de outras complicações, como fístulas ou abscessos. Uma complicação comum da cirurgia é a formação de cicatrizes que, eventualmente, levam à estenose da luz intestinal e bloqueio.

ACUPUNTURA

Pontos mais utilizados

ST25, BL25, SI11 são os pontos mais utilizados no tratamento da DII.

Tratamento agudo

No tratamento da diarreia aguda pode-se usar ST25 e SI11. No tratamento da dor aguda é utilizado ST39.

Prescrições MTC

CV12 (tonifica o baço para resolver umidade); CV10 (resolve umidade-calor); BL22, SP9, SP6 (esses três pontos resolvem a umidade no aquecedor inferior); ST25 (interrompe a diarreia); BL25 (elimina o calor nos intestinos); LI11 (resolve umidade-calor e interrompe a diarreia); ST37 (trata a diarreia crônica); ST39 (trata a dor abdominal baixa).

BL18, LR14, LR3 (dispersam plenitude *Gan Yang*); BL20, LR13, SP3 (fortalecem *Pi*); ST40, ST37, ST25, PC6 (dispersam a umidade); LI4, LI11, GV20, GV14 (dispersam o calor); BL27, CV4, SI4 (harmonizam *Xiao Chang*); BL25, ST25, LI4, ST37 (harmonizam *Da Chang*); LI4, LI11, ST36, ST44 (tratam *Yang Ming*); BL15, CV14, HT7 (harmonizam *Xin Yang*); GB41 (trata *Dai Mai*); SI3 (trata *Du Mai*); ST30, LR14, LR13 (tonificam *Wei Qi*); HT7, PC6, CV17, GV20, EX-HN3 (acalmam a mente); PC1, LR5, SP12, ST30 (tratam, respectivamente, os canais distintos de *Xin Bao Luo*, *Gan*, *Pi* e *Wei*).

Aurículo

Intestino grosso, intestino delgado, fígado, pontos articulares.

Evidências clínicas

Estudo publicado em 2004 na revista *Digestion* teve por objetivo analisar a mudança no índice de ativação da DC (CDAI) após o tratamento com acupuntura como medida principal do resultado, mas avaliou também as mudanças na qualidade de vida e marcadores séricos de inflamação (PCR, alfa1-glicoproteína ácida) como medidas secundárias do resultado. No estudo, 51 pacientes com DC leve a moderadamente ativa foram randomizados em grupo de acupuntura verdadeira (grupo MTC, n = 27) ou grupo de pontos não verdadeiros (grupo controle, n = 24). Os pacientes foram tratados com 10 sessões em um período de quatro semanas e acompanhados por outras 12 semanas.

No grupo MTC, o CDAI baixou de 250 ± 51 para 163 ± 56 pontos, enquanto o grupo controle teve diminuição de 220 ± 42 para 181 ± 46 pontos (MTC *vs.* grupo controle: p = 0,003). Em ambos os grupos foi observada melhora na qualidade de vida, mas a acupuntura tradicional foi superior ao tratamento controle (p = 0,045). A concentração de alfa1-glicoproteína ácida apresentou queda significativa apenas no grupo MTC (p = 0,046).

O estudo concluiu que, além de claro efeito placebo, a acupuntura tradicional oferece benefício terapêutico em pacientes com CD leve a moderadamente ativa.

Sugestões

A acupuntura é extremamente útil no tratamento da fase aguda da DII, diminuindo a frequência e a intensidade dos episódios de diarreia e dor abdominal, e, consequentemente, diminuindo o número de internações hospitalares decorrentes desses sintomas.

Referências

1. Bernstein CN, Fried M, Krabshuis JH, Cohen H et al. World gastroenterology organization practice guidelines for the diagnosis and management of IBD in 2010. Inflamm Bowel Dis. 2010 Jan; 16(1):112-24.

2. Cosnes J, Gower-Rousseau C, Seksik P, Cortot A. Epidemiology and natural history of inflammatory bowel diseases. Gastroenterology. 2011 May; 140(6):1785-94.
3. Grucela A, Steinhagen RM. Current surgical management of ulcerative colitis. Mt Sinai J Med. 2009 Dec; 76(6):606-12.
4. Joos S, Brinkhaus B, Maluche C, Maupai N, Kohnen R, Kraehmer N, Hahn EG, Schuppan D. Acupuncture and moxibustion in the treatment of active Crohn's disease: a randomized controlled study. Digestion. 2004; 69(3):131-9. Epub 2004 Apr 26.
5. Kornbluth A, Sachar DB. Practice parameters committee of the American College of Gastroenterology. Ulcerative colitis practice guidelines in adults: American College of Gastroenterology, Practice parameters committee. Am J Gastroenterol. 2010 Mar; 105(3):501-23.
6. Lichtenstein GR, Hanauer SB, Sandborn WJ. Practice parameters committee of American College of Gastroenterology. Management of Crohn's disease in adults. Am J Gastroenterol. 2009 Feb; 104(2):465-83.
7. Maciocia G. A prática da medicina chinesa, tratamento das doenças com acupuntura e ervas chinesas. São Paulo: Roca; 2009.
8. Rogler G. Medical management of ulcerative colitis. Dig Dis. 2009; 27(4):542-9.
9. Talley NJ, Abreu MT, Achkar JP et al. American College of Gastroenterology IBD Task Force. An evidence-based systematic review on medical therapies for inflammatory bowel disease. Am J Gastroenterol. 2011 Apr; 106 Suppl 1:S2-25.
10. Yamamura Y, Yamamura M. Propedêutica energética, inspeção e interrogatório. São Paulo: Center AO; 2010.

Doença Pulmonar Obstrutiva Crônica

20

Lidiane Midori Kumagai
Chin An Lin

CID 10

CÓDIGO	DOENÇA
J44	Outras doenças pulmonares obstrutivas crônicas
J44.0	Doença pulmonar obstrutiva crônica com infecção respiratória aguda do trato respiratório inferior
J44.1	Doença pulmonar obstrutiva crônica com exacerbação aguda não especificada
J44.8	Outras formas especificadas de doença pulmonar obstrutiva crônica
J44.9	Doença pulmonar obstrutiva crônica não especificada

DEFINIÇÃO

A doença pulmonar obstrutiva crônica (DPOC) é definida pela presença de limitação crônica ao fluxo aéreo persistente e progressivo, irreversível total ou parcialmente, devido à destruição parenquimatosa (enfisema) e inflamação das pequenas vias aéreas (bronquite crônica). Está associada a uma resposta inflamatória à inalação de partículas ou gases nocivos, sendo o mais frequente a fumaça do cigarro.

INCIDÊNCIA E PREVALÊNCIA

A DPOC é a quarta causa de morte no mundo e nos Estados Unidos, onde mata mais de 120.000 pessoas por ano. No Brasil, estima-se que até 12% da população com mais de 40 anos possa ter DPOC.

PRINCIPAIS ASPECTOS CLÍNICOS

Os três sintomas mais comuns na DPOC são dispneia progressiva, tosse crônica e produção de escarro. O início da dispneia de esforço, frequentemente descrita como aumento da força para respirar, sensação de peso, falta de ar ou respiração

Capítulo 20 *Doença Pulmonar Obstrutiva Crônica*

arquejante, pode ser insidioso. Nos estágios mais avançados, os pacientes sentem dispneia quando executam as atividades cotidianas.

Na DPOC, ocorre inflamação brônquica crônica, com edema de parede brônquica, redução do calibre dos brônquios e aumento da produção de muco por parte das glândulas aí localizadas, levando a um processo de remodelamento das vias aéreas (bronquite crônica). A obstrução brônquica acarreta dificuldade na condução do fluxo de ar, levando ao represamento do ar, resultando em hiperinsuflação alveolar e alargamento consequente da alteração da arquitetura anatômica, com destruição das paredes alveolares sem fibrose (enfisema). A bronquite crônica é definida sintomaticamente pela presença de expectoração por pelo menos três meses ao ano, em dois anos sucessivos.

A obstrução das vias aéreas é variável e, na maioria das vezes, reversível na asma, e progressiva e irreversível na DPOC. Essa distinção torna-se menos clara em pacientes asmáticos mais velhos com obstrução fixa das vias aéreas e reversibilidade parcial a broncodilatadores.

A avaliação clínica do paciente deve incluir minucioso interrogatório sobre os sintomas presentes: dispneia, tosse, expectoração, chiado, frequência de infecções respiratórias, limitação das atividades da vida diária e do exercício e história tabágica. Outros sintomas, como ansiedade, depressão, uso de medicamentos, hospitalizações prévias, presença de outras comorbidades e variação de peso, devem ser questionados.

A relação causal entre tabagismo e DPOC está definitivamente comprovada, mas existem variações significativas nas respostas ao tabagismo. Há outros fatores genéticos e/ou ambientais que contribuem para o impacto do fumo na manifestação da obstrução do fluxo aéreo. A deficiência de alfa1-antitripsina deve ser investigada em pessoas não tabagistas que desenvolveram DPOC precocemente. A exposição a poeiras, demais poluentes nos ambientes de trabalho, como isocianatos, cádmio, carvão, grãos, fumos de solda, e a poluição do ar contendo NO_2 e particulados, nas grandes cidades, são fatores de risco para DPOC.

O prognóstico tende a piorar em obstrução moderada ou grave. Insuficiência respiratória, pneumonia, pneumotórax, arritmias ou embolia pulmonar são as causas mais comuns de óbito.

A espirometria é essencial para o diagnóstico e fornece um vislumbre da gravidade das mudanças patológicas na DPOC. As medidas consideradas devem ser pós-broncodilatador:

- GOLD I: DPOC leve (limitação leve ao fluxo aéreo): $VEF_1/CVF < 0,7$ e $VEF_1 \geq 80\%$ do previsto.
- GOLD II: DPOC moderada (dispneia aos esforços, tosse e expectoração): $VEF_1/CVF < 0,7$ e $50\% \leq VEF_1 < 80\%$ do previsto.
- GOLD III: DPOC grave (exacerbações frequentes e acentuação dos sintomas afetam a qualidade de vida): $VEF_1/CVF < 0,7$ e $30\% \leq VEF_1 < 50\%$ do previsto.
- GOLD IV: DPOC muito grave (insuficiência respiratória crônica e evolução para *cor pulmonale*): $VEF_1/CVF < 0,7$ e $VEF_1 < 30\%$ do previsto ou $VEF_1 < 50\%$ do previsto associado a insuficiência respiratória ou sinais de insuficiência cardíaca direita.

TRATAMENTO

Objetivos: controle sintomático, aumentar a tolerância ao exercício, prevenir e tratar as complicações e comorbidades, impedir a progressão da doença, melhorar a qualidade de vida e diminuir a mortalidade.

Tratamento farmacológico

- Broncodilatadores inalatórios de curta duração (salbutamol, fenoterol e terbutalina, anticolinérgicos de curta ação: brometo de ipatrópio ou ambos associados) e de longa duração (beta2-agonistas: salmeterol e formoterol ou anticolinérgicos de longa ação: tiotrópio): broncodilatação de pequenas vias aéreas, melhora da dispneia e da limitação ao exercício.
- Corticoides inalatórios (beclometasona, fluticasona e budesonida): para pacientes que apresentam resposta ao broncodilatador, possuem grau moderado a grave da doença e para os que apresentem exacerbações de repetição.
- Teofilina: broncodilatador relaxante do músculo liso, ação anti-inflamatória, melhora do *clearance* mucociliar e redução da hiperinsuflação pulmonar. Não usar como monoterapia.
- Mucolíticos: N-acetilcisteína – antioxidante; o uso regular diminuiria a frequência de exacerbações. Não tem efeito sobre a função pulmonar.
- Auxílio no abandono do tabagismo: bupropiona e terapia de reposição da nicotina.
- Antibióticos: em pacientes com expectoração purulenta ou aumento do volume de expectoração. A escolha deve ser baseada nos padrões locais de sensibilidade dos patógenos e no estado clínico do paciente.

Tratamento não farmacológico

- Cessação do tabagismo (medida de maior impacto sobre a história natural da doença).
- Oxigenoterapia: reduz a mortalidade dos pacientes com DPOC.
- Reabilitação pulmonar: pode melhorar a dispneia.
- Vacinação: anti-influenza e antipneumocócica.
- Tratamento cirúrgico: bulectomia, cirurgia redutora de volume pulmonar e transplante pulmonar.

ACUPUNTURA

Pontos mais utilizados

EX-B1, CV17, LU1, PC6, BL13, LU5, ST40.

Tratamento agudo

Tosse: CV17, CV22, PC2, KI3, LU5.
Dispneia: LU1, BL12, CV14, KI25.
Asma brônquica: EX-B1, CV17, LU1, PC6.
Bronquite crônica: BL11, BL13, LU5, SP6, GV14, BL43.
Opressão torácica: CV14, CV17, LU1, LR3.

Prescrições MTC

CV14, CV17, PC4 e ST40 (dispneia, tosse, expectoração e dor torácica – mucosidade turva devida à estagnação de *Yang Qi* no tórax).

Aurículo

Pontos principais: coração, simpático, intestino delgado, suprarrenal, asma, brônquios, pulmão.
Pontos suplementares: cérebro, fígado, tórax, rim.

Evidências clínicas

Em uma revisão sistemática (conduzida nos Estados Unidos) sobre intervenções não farmacológicas em pacientes com dispneia grave, na grande maioria com DPOC, o tratamento com acupuntura foi útil, porém com baixa força de evidência. Em outra revisão sistemática com pacientes em cuidados paliativos apresentando dispneia, concluiu-se que eles podem se beneficiar da acupuntura.

Em um estudo randomizado, controlado e duplo-cego (conduzido no Japão) com 68 pacientes com dispneia de esforço, o resultado era significativamente melhor, além da melhor tolerância ao exercício e redução da dispneia no grupo da acupuntura real, comparado com o grupo de acupuntura placebo.

Em outro estudo randomizado, controlado e cego (conduzido em Hong Kong) com 46 pacientes, verificou-se que uma única sessão de eletroacupuntura pode ser uma intervenção complementar não invasiva útil no tratamento da dispneia em pacientes com DPOC.

Ngai e col. (2010) realizaram um estudo randomizado (conduzido em Hong Kong) com 28 pacientes que receberam eletroacupuntura por quatro semanas (cinco dias/semana) e observaram melhora significativa de VEF_1 (p = 0,046) e da capacidade funcional desses pacientes com DPOC.

Sugestões

Não há um termo que se refira à DPOC na medicina chinesa; assim, a acupuntura deve ser empregada para a melhora dos sintomas, de acordo com os sintomas apresentados, de preferência associada ao tratamento preconizado convencional.

Referências

1. Bausewein C, Booth S, Gysels M et al. Non-pharmacological interventions for breathlessness in advanced stages of malignant and non-malignant diseases. Cochrane Database of Systematic Reviews. 2008; 2. Artigo n. CD005623.
2. Beers MH, Fletcher AJ, Jones TV et al. Doença pulmonar obstrutiva crônica. In: Manual Merck de informação médica – saúde para a família. São Paulo: Roca; 2010.
3. Diretrizes GOLD (Global Initiative for Chronic Obstructive Lung Disease), 2011. www.goldcopd.org, http://www.goldcopd.org/uploads/users/files/GOLD_Report_2011_Feb21.pdf
4. Lau KS, Jones AY. A single session of Acu-TENS increases FEV1 and reduces dyspnoea in patients with chronic obstructive pulmonary disease: a randomised, placebo-controlled trial. Aust J Physiother. 2008; 54(3):179-84.
5. Ngai SP, Jones AY, Hui-Chan CW et al. Effect of 4 weeks of Acu-TENS on functional capacity and beta-endorphin level in subjects with chronic obstructive pulmonary disease: a randomized controlled trial. Respir Physiol Neurobiol. 2010; 173(1):29-36.
6. Oliveira MVC, Camargo LACR. DPOC – diagnóstico e conduta terapêutica no paciente estável. In: Cukier A, Godoy I, Pereira MC et al. Pneumologia – atualização e reciclagem. Sociedade Paulista de Pneumologia e Tisiologia. São Paulo: Elsevier; 2010.
7. Pan CX, Morrison RS, Ness J et al. Complementary and alternative medicine in the management of pain, dyspnea, and nausea and vomiting near the end of life: a systematic review. Journal of Pain and Symptom Management. 2000; 20:374-387.
8. Pessôa CLC, Pessôa RS. Epidemiologia da DPOC no presente – aspectos nacionais e internacionais. Epidemiology of COPD in present – national and international aspects. Pulmão RJ – Atualizações Temáticas. 2009; 1(1):7-12.
9. Reilly Jr JJ, Silverman EK, Shapiro SD. Doença pulmonar obstrutiva crônica. In: Fauci AS, Braunwald E, Kasper DL et al. Harrison – medicina interna. Rio de Janeiro: McGraw-Hill; 2009.
10. Suzuki M, Muro S, Ando Y et al. A Randomized, placebo-controlled trial of acupuncture in patients with chronic obstructive pulmonary disease (COPD). The COPD – Acupuncture Trial (CAT). Arch Intern Med. 2012; 172(11):878-886.

11. Wang LG. Síndrome do bi torácico. In: Tratado contemporâneo de acupuntura e moxibustão. São Paulo: Ceimec; 2005.
12. Wen TS. Manual terapêutico de acupuntura. São Paulo: Manole; 2008.
13. Yamamura Y. Acupuntura tradicional – a arte de inserir. São Paulo: Roca; 2001.
14. http://www.uptodate.com/contents/chronic-obstructive-pulmonary-disease-definition-clinical-manifestations-diagnosis-and-staging?source=search_result&search=chronic+obstructive+pulmonary+disease&selectedTitle=1~150.

Dor Complexa Regional

21

Nayara Mendes Morales
Ari Ojeda Ocampo Moré

CID 10

CÓDIGO	DOENÇA
M89.0	Algoneurodistrofia Atrofia de Sudeck Distrofia reflexa simpática Síndrome ombro-mão
G56.4	Causalgia

DEFINIÇÃO

Desordem de uma parte do corpo, geralmente das extremidades, caracterizada por dor, edema, limitação da amplitude de movimento, instabilidade vasomotora, mudanças na pele e desmineralização óssea. Costuma iniciar após algum dano, cirurgia ou evento vascular.

Existem vários sinônimos na literatura, incluindo distrofia simpaticorreflexa, algodistrofia, causalgia, atrofia de Sudeck, osteoporose transiente e atrofia óssea aguda. O envolvimento da extremidade superior após AVE ou infarto do miocárdio pode ser chamado de "síndrome ombro-mão". Em 1993, um consenso agrupou essas desordens sob o nome de síndrome de dor complexa regional (SDCR).

INCIDÊNCIA E PREVALÊNCIA

Um estudo populacional realizado na Holanda, em 2007, encontrou incidência de 26,2 a cada 100.000 pessoas/ano. As mulheres são mais afetadas, em uma proporção de 3:1.

Dentre os pacientes portadores da SDCR, foi demonstrado dano de tecidos moles como evento inicial em 40% dos casos, fraturas em 25%, infarto do miocárdio em 12% e acidentes cerebrovasculares em 3%. Outro estudo mais recente mostrou que, em 35% dos pacientes, o evento inicial não é identificado.

PRINCIPAIS ASPECTOS CLÍNICOS

Existem dois tipos de SDCR:

- Tipo I (também conhecido como distrofia simpaticorreflexa): corresponde aos pacientes com SDCR sem lesão do tecido nervoso e representa aproximadamente 90% das apresentações clínicas.
- Tipo II, antiga causalgia, refere-se aos casos em que há lesão do tecido nervoso.

A SDCR geralmente acontece na extremidade superior ou inferior. O envolvimento de ambas as extremidades no mesmo paciente é incomum, mas possível. Formas recorrentes de SDCR foram descritas.

Três estágios clínicos podem ocorrer durante o curso da SDCR:

- Estágio 1: após um evento ou sem causa aparente, o paciente desenvolve dor em um membro. As principais características incluem dor em queimação ou, por vezes, latejante, desconforto difuso, sensibilidade ao toque ou ao frio e edema local. A distribuição da dor não é compatível com um único nervo periférico. Distúrbios vasomotores ocorrem em intensidade variada, produzindo alterações na coloração e temperatura da pele. A radiografia geralmente é normal.
- Estágio 2: marcado pela progressão do edema, espessamento da pele e dos tecidos moles articulares e perda muscular. Pode durar três a seis meses.
- Estágio 3: é o mais grave. Caracterizado por limitação de movimento, síndrome ombro-mão (retração capsular levando ao ombro congelado), contraturas dos dedos, alterações tróficas da pele e das unhas. Radiografias mostram desmineralização grave. Quanto mais tempo a síndrome permanece no estágio 3, mais difícil é a reversão do curso clínico da doença com qualquer tipo de intervenção.

O papel do sistema nervoso simpático nos diferentes estágios ainda é obscuro. No entanto, manifestações autonômicas previamente atribuídas à hiperatividade simpática atualmente são atribuídas à hipersensibilidade às catecolaminas.

Com relação ao diagnóstico, testes autonômicos e cintilografia óssea podem indicar o diagnóstico precoce da síndrome, enquanto os estudos radiológicos podem ajudar tardiamente no curso da doença. A resposta ao tratamento é frequentemente um teste diagnóstico útil. No entanto, é importante lembrar que o diagnóstico da SDCR é clínico.

A medida da temperatura da pele e as alterações sensitivas também podem ser úteis por serem mais baratas, porém menos sensíveis. Estudos de imagem, como radiografias simples e ressonância magnética, podem auxiliar no diagnóstico.

Os principais diagnósticos diferenciais são invasão de raiz nervosa, síndrome de Pancoast, vasculite, fístula arteriovenosa, esclerose sistêmica, angioedema, infecções de pele, ossos e partes moles.

TRATAMENTO

O melhor tratamento da SDCR é a prevenção. A mobilização precoce do membro afetado pode reduzir os riscos de desenvolvimento da SDCR. Suplementação com vitamina C é outra medida preventiva que tem sido utilizada no manejo das fraturas.

Com relação ao manejo da síndrome, em uma diretriz desenvolvida por *experts* é recomendada abordagem multidisciplinar. Experiências clínicas sugerem que o tratamento é mais efetivo quando começa no estágio 1, assim que o diagnóstico é estabelecido e antes das alterações radiográficas.

Capítulo 21 *Dor Complexa Regional*

Dessa forma, o paciente deve ser encaminhado à fisioterapia ou terapia ocupacional o mais cedo possível, para mobilização e readequação do membro afetado. Para que essas terapias possam ser aproveitadas ao máximo, deve-se lançar mão de outras terapias para diminuir a dor o mais possível durante os exercícios.

Apoio psicológico: não foi formalmente testado para pacientes com SDCR, no entanto sua utilidade em outras condições dolorosas crônicas sugere que essa abordagem pode ser benéfica para esses pacientes.

- Cessação do tabagismo: o tabagismo parece ser um fator de risco para o desenvolvimento da SDCR.
- Anticonvulsivantes: são benéficos para pacientes com dor crônica, particularmente as dores lancinantes ou em queimação.
- Bisfosfonados: usados para prevenir a reabsorção óssea, podem ser úteis no alívio da dor.
- Corticoide oral: um curso rápido de prednisona pode ser efetivo e mostrou-se mais eficaz que anti-inflamatórios não esteroidais. No entanto, pacientes no estágio 3 geralmente não respondem aos corticoides.
- Calcitonina nasal: seu uso é devido à ação em retardar a reabsorção óssea e parece produzir algum efeito analgésico.
- Capsaicina tópica: usada para tratamento da dor neuropática, pode ser usada para pacientes no estágio 1 ou com dor residual apesar das medicações orais.
- Terapias invasivas: oferecidas para pacientes recebendo terapias não invasivas sem melhora, sendo permitidas duas semanas antes da mudança para o próximo tratamento. Como exemplos temos a injeção de pontos gatilhos, estimulação nervosa elétrica transcutânea (TENS), clonidina epidural, bloqueio de nervo simpático, estimulação medular, simpatectomia, entre outras.

ACUPUNTURA

Tratamento

A literatura a respeito do tratamento da SDCR através da acupuntura ainda é escassa. Dentro do que está disponível, o princípio é baseado na utilização de pontos locais, na dependência do membro afetado, e pontos de *Du Mai* que correspondam ao mesmo.

Para os pacientes que não toleram agulhamento local podem ser utilizadas as técnicas de agulhamento do membro oposto e auriculoterapia.

Pontos mais utilizados

Membro superior: BL10, GV14, GV12, SI12, SI11, LI15, LI14, HT2, LI11, LI10, TE5, PC6, HT7, LI4, SI6, TE3 e SI3.

Membro inferior: GV4, GV3, ST36, GB34, ST40, BL58, GB39, GB40, LR3, SP8, SP6 e SP5.

Aurículo

Escolher pontos relacionados ao membro afetado, como ombro, cotovelo, punho, joelho e tornozelo, além de pontos centrais, como simpático, *Shenmen*, região lombar, região cervical, ponte e subcórtex.

Evidências clínicas

Uma metanálise publicada em 2012 sobre acupuntura no tratamento da síndrome ombro-mão e distrofia simpaticorreflexa analisou 21 artigos, com o total de 1.768

pacientes. Demonstrou que a acupuntura é significativamente superior à terapia com bloqueio do acuponto, a eletroacupuntura é mais efetiva que a acupuntura manual, e a acupuntura e a moxabustão associadas a outras terapias são efetivamente superiores à acupuntura isolada. No entanto, ainda são necessários artigos de melhor qualidade para evidência mais conclusiva.

Uma revisão inglesa sobre SDCR publicada em 2008 demonstrou efeitos potencialmente benéficos na fisioterapia, terapia ocupacional e terapia cognitivocomportamental, e benefícios comprovados na redução da sensação dolorosa com o uso de bisfosfonados, estímulo medular, vitamina C, corticoides e acupuntura.

Um estudo chinês dividiu em três grupos 120 casos de síndrome ombro-mão pós-AVE: um grupo recebia apenas acupuntura nos pontos LI15, TE14, entre outros; outro recebia reabilitação motora apenas; e o último recebia acupuntura e reabilitação motora. Os principais desfechos analisados foram dor e funcionalidade do membro afetado. Os resultados demonstraram taxa de efetividade de 87,5% para o grupo acupuntura e reabilitação, que foi significativamente superior que os 67,5% do grupo acupuntura e os 65% do grupo reabilitação.

Um estudo prospectivo austríaco publicado em 1999 sobre acupuntura no tratamento da SDCR dividiu 14 pacientes em grupo acupuntura e grupo *sham*, ambos aplicados cinco vezes por semana, por três semanas, durante 30 minutos. O nível de dor foi avaliado pela escala visual analógica. Não foram encontradas diferenças entre os grupos que receberam acupuntura e acupuntura *sham*, no entanto são necessários estudos maiores e com acompanhamento maior para determinação dos efeitos da acupuntura.

SUGESTÕES

O tratamento com acupuntura também pode ser realizado através de pontos de correspondência entre os membros, como, por exemplo, dor na mão, que pode ser tratada com pontos no pé ipsilateral.

Referências

1. Albazaz R, Wong YT, Homer-Vanniasinkam S. Complex regional pain syndrome: a review. Ann Vasc Surg. 2008 Mar; 22(2):297-306.
2. Dijkstra PU, Groothoff JW, Ten Duis HJ, Geertzen JH. Incidence of complex regional pain syndrome type I after fractures of the distal radius. Eur J Pain. 2003; 7:457.
3. DynaMed. Complex regional pain syndrome. http://web.ebscohost.com/dynamed (Acessado em 15/9/2012.)
4. Homans J. Minor causalgia: A hyperesthetic neurovascular syndrome. N Engl J Med. 1940; 222:870.
5. Jin G-Y, Jin J-JX, Jin LL. Contemporary medical acupuncture – A systems approach. China: Higher Education Press. 2007.
6. Korpan MI, Dezu Y, Schneider B, Leitha T, Fialka-Moser V. Acupuncture in the treatment of posttraumatic pain syndrome. Acta Orthop Belg. 1999 Jun; 65(2):197-201.
7. Laere M, Claessens M. The treatment of reflex sympathetic dystrophy syndrome: current concepts. Acta Orthop Belg. 1992; 58(Suppl 1):259.
8. Lin H, Ma TM. A meta analysis on acupuncture treatment of shoulder-hand syndrome. Zhen Ci Yan Jiu. 2012 Feb; 37(1):77-82.
9. Mos M, Bruijn AG, Huygen FJ, Dieleman JP, Stricker BH, Sturkenboom MC. The incidence of complex regional pain syndrome: a population-based study. Pain. 2007 May; 129(1-2):12-20. Epub 2006 Nov 7.
10. O'Brien SJ, Ngeow J, Gibney MA et al. Reflex sympathetic dystrophy of the knee. Causes, diagnosis, and treatment. Am J Sports Med. 1995; 23:655.

11. Pak TJ, Martin GM, Magness JL, Kavanaugh GJ. Reflex sympathetic dystrophy. Review of 140 cases. Minn Med. 1970; 53:507.
12. Shang YJ, Ma CC, Cai YY, Wang DS, Kong LL. Clinical study on acupuncture combined with rehabilitation therapy for treatment of poststroke shoulder-hand syndrome. Zhongguo Zhen Jiu. 2008 May; 28(5):331-3.
13. Sheon RP, Moskowitz RW, Goldberg VM. Soft tissue rheumatic pain: recognition, management, prevention. 3. ed. Baltimore: Williams & Wilkins, 1996; p. 116.
14. Stanton-Hicks M, Jänig W, Hassenbusch S et al. Reflex sympathetic dystrophy: changing concepts and taxonomy. Pain. 1995; 63:127.
15. Stanton-Hicks MD, Burton AW, Bruehl SP et al. An updated interdisciplinary clinical pathway for CRPS: report of an expert panel. Pain Pract. 2002; 2:1.
16. Veldman PH, Reynen HM, Arntz IE, Goris RJ. Signs and symptoms of reflex sympathetic dystrophy: prospective study of 829 patients. Lancet. 1993; 342:1012.
17. Zollinger PE, Tuinebreijer WE, Kreis RW, Breederveld RS. Effect of vitamin C on frequency of reflex sympathetic dystrophy in wrist fractures: a randomised trial. Lancet. 1999; 354:2025.

Dor Miofascial

22

Pablo Coutinho Malheiros
Luciana Aikawa

CID 10

CÓDIGO	DOENÇA
M79.1	Mialgia

DEFINIÇÃO

Síndrome caracterizada por dor musculoesquelética regional com ocorrência de bandas musculares tensas e nódulos musculares dolorosos (pontos gatilhos) perceptíveis à palpação, que apresentam um padrão de dor referida.

INCIDÊNCIA E PREVALÊNCIA

Estudos mostram uma variação da prevalência entre 21% e 93%.

A prevalência da dor miofascial é difícil de ser determinada. Não há exames laboratoriais ou de imagem que confirmem o diagnóstico da síndrome dolorosa miofascial. Assim, o diagnóstico é feito essencialmente pelo histórico e exame físico. Além disso, a síndrome é pouco abordada nas disciplinas das escolas médicas, o que ocasiona falta de treinamento dos médicos para reconhecer os sinais e sintomas da síndrome.

PRINCIPAIS ASPECTOS CLÍNICOS

Existem dois tipos de pontos gatilhos: os latentes, que são nódulos musculares em bandas tensas que não produzem dor, e os ativos, que podem produzir dor espontânea ou à palpação.

Na síndrome dolorosa miofascial, os pontos gatilhos estão dolorosos, podendo haver mais de um ponto na mesma região ou músculo afetado. Clinicamente, eles podem apresentar dor local ou referida, podendo manifestar-se como cefaleias, lombalgias, zumbido e alterações viscerais, a depender do músculo afetado. Outras características incluem redução da amplitude de movimento do músculo afetado e reação de contratura localizada à palpação ou agulhamento (*twitch response*).

Os fatores desencadeantes incluem traumatismos, estresse, movimentos repetitivos, postura inadequada e alterações metabólicas.

Os principais músculos que apresentam dor em pontos gatilhos, o local de suas manifestações e os sintomas são:

- Trapézio: dor em região dorsal, pescoço, ombro e temporal.
- Esternocleidomastóideo: afeta as regiões do pescoço, temporal, frontal e ouvido.
- Masseter: cefaleia, ATM, maxilar (simula sinusite ou trigemialgia), pescoço.
- Temporal: cefaleia parietal e occipital, dor no maxilar e pescoço.
- Escalenos: cabeça, MMSS, escápula, tontura.
- Supraespinal: deltoide, cintura escapular, braço, antebraço.
- Romboide: região dorsal e interescapular.
- Peitoral maior: afeta tórax, deltoide, axila e face medial do braço e antebraço.
- Deltoide: região dorsal alta, pescoço e braço.
- Quadrado lombar: região glútea, articulação sacroilíaca, trocanter maior do fêmur, inguinal, lombar.
- Piriforme: região glútea, face posterior dos MMII (área do nervo ciático).
- Glúteo máximo: região sacral e glútea.
- Glúteo médio: região lombar, glútea, sacroilíaca, região da crista ilíaca, posterior e lateral da coxa proximal.
- Glúteo mínimo: região glútea, lateral e posterior da coxa e perna.
- Gastrocnêmio: região posterior da perna e região plantar (fasciite plantar).

TRATAMENTO

Anti-inflamatórios não hormonais, relaxantes musculares, antidepressivos e opioides podem ser usados como tratamento medicamentoso. Também pode ser realizado o agulhamento seco do ponto gatilho ou a injeção do mesmo com anestésico local ou toxina botulínica. Outras terapias incluem eletroestimulação transcutânea, acupuntura, alongamento, exercícios físicos e prevenção dos fatores desencadeantes.

ACUPUNTURA

Pontos mais utilizados

O principal foco do tratamento na síndrome dolorosa miofascial é o agulhamento dos pontos gatilhos dolorosos primários e satélites.

Tratamento agudo

Na dor aguda, pode-se desativar os pontos gatilhos através do agulhamento, associando os pontos *Huatojiaji* (paravertebrais) dos segmentos acometidos e os pontos locais e distais dos meridianos afetados.

Prescrições MTC

GB20, BL17, SP10, LR3 (dor migratória, sensação dolorosa nos membros, articulações e músculos, com limitação dos movimentos – MTC: bi migratório – vento).

BL23, CV4 (dor fixa e aguda, aliviada pelo calor, piora com o frio, limitação dos movimentos articulares, aversão ao frio, membros frios – MTC: bi doloroso – frio).

SP9, ST36 (dor e sensação de peso nos membros e articulações, limitação dos movimentos, sensação de dormência, piora com tempo úmido – MTC: bi fixo – umidade).

GV14, LI11, LI4 (dor com sensação de queimação local, calor, rubor, edema, piora com a pressão, alivia com frio, sede, agitação – MTC: bi calor).

Aurículo

Rim, baço, fígado, *Shenmen*, simpático.

Evidências clínicas

Em um estudo chinês, 45 pacientes foram randomizados entre grupos acupuntura simples (agulhamento sem manipulação), acupuntura modificada (sendo realizada manipulação de pistonagem-rotação das agulhas) e acupuntura placebo (agulha não penetrante nos acupontos). O objetivo do estudo era avaliar parâmetros relacionados à eletrofisiologia e dor em pacientes com dor miofascial do músculo trapézio. Para todos os casos, foram utilizados os pontos a distância TE5 e LI11 (ipsilateral). O ponto gatilho do músculo trapézio foi agulhado no grupo acupuntura modificada. Os parâmetros avaliados foram intensidade da dor, tolerância à dor, amplitude do EPN (*endplate noise*) e amplitude de movimentos. Os grupos acupuntura simples e acupuntura modificada mostraram resultados significativamente superiores ao grupo placebo, sendo que no grupo acupuntura modificada esses resultados foram ainda melhores do que no grupo acupuntura simples.

Um estudo brasileiro, realizado na Escola Paulista de Medicina, randomizou 30 pacientes com síndrome dolorosa miofascial em dois grupos: um grupo recebeu injeção de anestésico local nos pontos gatilhos associada a analgésicos e relaxantes musculares via oral, enquanto o outro grupo recebeu eletroacupuntura em alta frequência, em pontos sistêmicos e pontos gatilhos. Os pontos utilizados foram: SI3, BL61, GB41, TE5, GB20, GB21, BL10, BL11, TE15, BL23, BL24, BL25, GB25, SI12, SI13, SI14. Foram avaliados a escala visual analógica de dor e o questionário de qualidade de vida SF-36. Os dois grupos apresentaram melhora significativa em relação a antes do tratamento e não houve diferença estatisticamente significativa entre os dois grupos.

Outro estudo chinês comparou o uso de acupuntura, alongamento e agulhamento com agulha mais grossa do que a de acupuntura, chamada MSN (*miniscalpel-needle*). Foram randomizados 43 pacientes nesses três grupos e realizado agulhamento nos pontos locais. Os grupos acupuntura e MSN foram significativamente superiores ao grupo alongamento, sendo que, nesse estudo, o grupo MSN apresentou resultados melhores que o grupo acupuntura.

Em um estudo sobre dor miofascial no masseter, foram randomizados 28 pacientes entre grupos acupuntura e acupuntura *sham*. Foi utilizado um único ponto (LI4), por 15 minutos. Os resultados mostraram que o grupo acupuntura obteve melhora significativa da dor após uma única sessão, ao contrário do grupo placebo, no qual não houve melhora.

Sugestões

Bons resultados podem ser obtidos utilizando uma técnica combinada de agulhamento e ventosa: faz-se a punção do ponto gatilho com manipulação da agulha, logo em seguida retira-se a agulha e aplica-se a ventosa por alguns minutos.

Para mais detalhes sobre a localização dos pontos gatilhos nos músculos e padrões de irradiação da dor, consultar Travell & Simons' Myofascial Pain and Dysfunction: *The Trigger Point Manual.*

Referências

1. Baldry PE. Acupuntura, pontos gatilhos e dor musculoesquelética. São Paulo: Roca; 2007.
2. Baldry P. Superficial versus deep dry needling. Acupunct Med. 2002; 20:78-81.
3. Bennett R. Myofascial pain syndromes and their evaluation. Best Pract Res Clin Rheumatol. 2007 Jun; 21(3):427-45.
4. Bron C, Wensing M, Franssen JL et al. Treatment of myofascial trigger points in common shoulder disorders by physical therapy: a randomized controlled trial. BMC Musculoskelet Disord. 2007; 8:107.
5. Chesire WP, Abashian SW, Mann JD. Botulinum toxin in the treatment of myofascial pain syndrome. Pain. 1994; 59:65-69.
6. Chou LW, Hsieh YL, Chen HS, Hong CZ, Kao MJ, Han TI. Remote therapeutic effectiveness of acupuncture in treating myofascial trigger point of the upper trapezius muscle. Am J Phys Med Rehabil. 2011; 90:1036Y1049.
7. Daniels JM, Ishmael T, Wesley, MA. Managing myofascial pain syndrome. Phys Sportsmed. 2003 Oct; 31(10):39-45.
8. Gazi et al. Pain practice. 2011; 11, Issue 2:132-138.
9. Hecker HU, Steveling A, Peuker E, Kastner J, Liebchen K. Atlas colorido de acupuntura: pontos sistêmicos – pontos auriculares – pontos gatilhos. Rio de Janeiro: Guanabara Koogan; 2010.
10. Irnich D, Behrens N, Gleditsch JM et al. Immediate effects of dry needling and acupuncture at distant points in chronic neck pain: results of a randomized, double-blind, sham-controlled crossover trial. Pain. 2002; 99:83-89.
11. Jaeger B, Reeves JL. Quantification of changes in myofascial trigger point sensitivity with the pressure algometer following passive stretch. Pain. 1986; 27:203-210.
12. Liu GW. Tratado contemporâneo de acupuntura e moxibustão. São Paulo: Ceimec; 2005.
13. Ma YT et al. Acupuntura para controle da dor. São Paulo: Roca; 2006.
14. Ma YT et al. Clin J Pain. 2010 Mar/April; 26(3).
15. Sakata RK, Issy AM. Síndrome miofascial. In: Sakata RK, Issy AM. Dor – guias de medicina ambulatorial e hospitalar da Unifesp-EPM. 2. ed. Barueri: Manole; 2008. p. 33-41.
16. Simons DG, Travell JG, Simons LS. Travell & Simons' myofascial pain and dysfunction: the trigger point manual. 2. ed. Baltimore, Maryland: Williams & Wilkins; 1999.
17. Shen et al. J Orofac Pain. 2009; 23(4):353-359.
18. Skootsky SA, Jaeger B, Oye RK. Prevalence of myofascial pain in general internal medicine practice. West J Med. 1989 Aug; 151(2):157-60.
19. Yeng LT, Kaziyama HHS, Teixeira MJ, Simons DG. Síndrome dolorosa miofascial. In: Teixeira MJ, Yeng LT, Kaziyama HHS. Dor – síndrome dolorosa miofascial e dor musculoesquelética. São Paulo: Roca. 2006; p. 105-118.

Dor Pós-operatória

23

Luiz Eduardo Faria Coura

CID 10

CÓDIGO	DOENÇA
R52.0	Dor aguda

DEFINIÇÃO

Dor relacionada com agressão cirúrgica de diversos portes.

INCIDÊNCIA E PREVALÊNCIA

Frequentemente, a dor pós-operatória ocorre com diversas variáveis que podem atenuar ou aumentar o estímulo álgico, como local da cirurgia, grau de agressão e padrão individual de sensibilidade. A severidade pode ser moderada e intensa em 12% a 28% dos pacientes.

PRINCIPAIS ASPECTOS CLÍNICOS

A agressão cirúrgica pode gerar dor de intensidade leve a alta. Em decorrência da dor severa, diversas complicações clínicas podem agravar o quadro dos pacientes, aumentando a morbidade e a mortalidade. Como exemplo podemos citar maior consumo miocárdico e sistêmico de oxigênio, elevação da glicemia e citocinas inflamatórias, aumento de agregação plaquetária, maior risco de atelectasias, agitação psicomotora, aumento do catabolismo, entre outras complicações.

Além da dor propriamente referida pelo paciente, outros sinais e sintomas podem ajudar na detecção de estímulos nociceptivos em pacientes de unidade de terapia intensiva, como taquicardia, hipertensão, dilatação pupilar, diaforese, agitação psicomotora, que melhoram com o uso de opioides endovenosos. Dessa forma, o adequado controle da dor tem implicações clínicas importantes, bem como aumenta o conforto e a humanização no ambiente hospitalar.

Capítulo 23 *Dor Pós-operatória*

TRATAMENTO

O uso de anti-inflamatórios não esteroidais está restrito aos casos de dores leves a moderadas, observando-se o risco elevado de complicações nessa população, como, por exemplo, insuficiência renal e úlceras de estresse.

A utilização de opioides endovenosos ou epidurais é habitualmente necessária, na forma de doses programadas associadas com doses de resgate, controladas ou não pelo próprio paciente. Tal classe de medicamento possui amplo espectro de substâncias, formas de administração e custos, devendo ser detalhadamente estudada para adequação ao contexto clínico do paciente. Outras medicações podem ser utilizadas no contexto hospitalar, como clonidina, dexmedetomidina, quetamina, entre outras.

ACUPUNTURA

Acupuntura pré-operatória

Objetiva aumentar preventivamente os níveis de endorfinas em níveis segmentar e suprassegmentar. O método preferencial é a utilização de eletroacupuntura de baixa frequência e alta intensidade em pontos analgésicos gerais (como LI4, LR3, ST36, PC6, SP6, LI11), associada ou não a pontos paravertebrais do mesmo segmento medular, dependendo da cirurgia proposta.

Acupuntura pós-operatória

Nesse caso, a agressão cirúrgica já ocorreu e existe grande atividade nociceptiva local. A associação de frequências (baixa e alta, intercaladas) pode ser útil. As altas estão indicadas para o segmento medular acometido e próximo ao foco da dor, enquanto pontos gerais podem ser úteis para gerar analgesia extrassegmentar.

Prescrições

- *Eletroacupuntura pré-operatória.* Utilizar EA de baixa frequência (por exemplo, 2 Hz/*burst*) com a maior potência tolerável. Pontos sugeridos: IG4, IG11, PC6, TA5, E36, BP6, F3. Conhecendo-se o local da cirurgia, pode ser utilizada a eletroacupuntura em pontos do segmento espinal, bem como na região paravertebral.
- *Eletroacupuntura pós-operatória.* Utilizam-se frequências mistas, sendo possível utilizar as altas em região perilesional: estimulação de baixa frequência (2 Hz a 4 Hz) em extremidades (como nos pontos anteriormente mencionados) e alta (15 Hz a 100 Hz) em região próxima ao sítio cirúrgico.

Evidências clínicas

Uma metanálise de 2008 concluiu que a acupuntura perioperatória pode ser útil na redução do consumo de medicamentos opioides, bem como na redução dos efeitos colaterais dessas medicações. Essa revisão incluiu 15 estudos randomizados e controlados.

Em um estudo britânico com 102 pacientes submetidos a cirurgias abdominais, a eletroacupuntura transoperatória com 10 Hz não apresentou diferença quanto ao consumo de opioide ou náuseas e vômitos. Estudo francês com 250 pacientes submetidos a cirurgias abdominais com EA pré-operatória e TENS em ferida cirúrgica no pós-operatório conseguiu reduzir o consumo de analgésicos no pós-operatório e de opioides no transoperatório, com retorno ao autocuidado. Estudo de Cingapura com

90 pacientes divididos em três grupos (controle, EA pré-operatória e EA pós-operatória) demonstrou redução no consumo de morfina no pós-operatório nos grupos que receberam tratamento, sendo mais significativa na terapia feita antes do procedimento.

Em estudo brasileiro randomizado e controlado, a EA pré-operatória com 3 Hz e 15 Hz foi utilizada no dia anterior de cirurgias cardíacas convencionais, demonstrando redução significativa do consumo de fentanil no primeiro dia de cirurgia, bem como da dor referida pelo paciente.

Pesquisas francesas de base sugerem a utilização de potências altas com o intuito de ativar neurônios do núcleo trigeminal caudal e do subnúcleo reticular dorsal (envolvidos na analgesia por acupuntura).

Sugestões

A EA pré-operatória pode ser realizada de maneira rápida, prática e eficiente em diversos tipos de cirurgia. Tal procedimento, realizado com antecedência no próprio consultório médico, amplia o número potencial de atendimentos, permitindo reduzir os efeitos colaterais de medicações e facilitando a recuperação pós-operatória do paciente.

Referências

1. Bing Z, Villanueva L, Le Bars D. Acupuncture and diffuse noxious inhibitory controls: naloxone-reversible depression of activities of trigeminal convergent neurons. Neuroscience. 1990; 37(3): 809-818.
2. Caumo et al. Acta. Preoperative predictors of moderate to intense acute postoperative pain in patients undergoing abdominal surgery. Anaesthesiol Scand. 2002; 46(10):1265-1271.
3. Coura LE et al. Randomised, controlled study of preoperative eletroacupuncture for postoperative pain control after cardiac surgery. Acupunct Med. 2011; 29:16-20.
4. El-Rakshy et al. Effect of intraoperative electroacupuncture on postoperative pain, analgesic requirements, nausea and sedation: a randomised controlled trial. Acupunct Med. 2009; 27:9-12.
5. Posso IP, Baruzzi ACA, Santos OFP. Analgesia em UTI. Capítulo 82, Condutas no paciente grave. Rio de Janeiro: Atheneu.
6. Sim CK et al. Effects of electroacupuncture on intraoperative and postoperative analgesic requirement. Acupunct Med. 2002; 20:56-65.
7. Sun Y, Gan TJ, Dubose JW, Habib AS. Acupuncture and related techniques for postoperative pain: asystematic review of randomized controlled trials. Br J Anaesth. 2008; 101:151-60.

Epicondilite Lateral

24

Douglas Tetsuo Hiraoka
André Wan Wen Tsai

CID 10

CÓDIGO	DOENÇA
M77.1	Epicondilite lateral

DEFINIÇÃO

Afecção caracterizada por dor próxima ao epicôndilo umeral lateral como resultado de esforço não usual. Ocorre em jogadores de tênis, assim como em donas de casa, artesãos e violinistas.

INCIDÊNCIA E PREVALÊNCIA

Aproximadamente 1% a 3% da população deve apresentar essa doença.

PRINCIPAIS ASPECTOS CLÍNICOS

Os pacientes apresentam dor na região lateral do cotovelo, com irradiação para a região distal do antebraço, de início insidioso. Apresentam fraqueza para agarrar e segurar objetos, dor à palpação anterior e distalmente ao epicôndilo lateral, e dor à flexão passiva do punho ou extensão do punho contra resistência.

A epicondilite lateral é a causa mais comum de dor lateral no cotovelo, porém outras causas, como a síndrome do túnel radial e a síndrome do nervo interósseo posterior, devem ser afastadas.

TRATAMENTO

É importante orientar o paciente sobre as causas de sua doença e para evitar as atividades que produzam ou piorem os sintomas.

Tratamento conservador: orientação; fisioterapia (crioterapia, ultrassom, ondas curtas ou outros meios físicos, alongamento e fortalecimento muscular); uso de órteses (punho ou região proximal do antebraço); infiltrações (corticosteroides, anestésicos locais, polidocanol, toxina botulínica, sangue autólogo); AINES; terapia por onda de choque; acupuntura.

Tratamento cirúrgico: indicado somente quando houver falha no tratamento conservador em período superior a seis meses. Atualmente, o tratamento cirúrgico preconizado envolve a identificação e a remoção de todo o tecido angiofibroblástico e a criação de leito vascularizado no epicôndilo lateral, por via aberta, artroscópica ou percutânea.

ACUPUNTURA

Pontos mais utilizados

LI11 é o ponto mais utilizado para o tratamento da epicondilite lateral.

Tratamento agudo

Nos casos traumáticos que desencadeiam o quadro de epicondilite lateral aguda, recomendamos crioterapia por 48 h. Pontos de acupuntura: LI11, LI4, ST37.

Prescrições MTC

Pontos LI11, TE5, LU5, LI10, LI4, TE10 e SI8; moxabustão pode ser aplicada simultaneamente (dor e sensação de peso na articulação do cotovelo, dor aliviada por calor local e limitação da amplitude de movimentos, língua com revestimento branco e fino ou pegajoso – MTC: invasão de vento, frio e umidade).

Pontos *Ah Shi*, LI11, LI12 e GB34 (dor e fraqueza na face lateral do cotovelo, exacerbada ao levantar peso ou à flexão do cotovelo, limitação dos movimentos, língua pálida ou púrpura com revestimento fino e branco – MTC: lesão por esforço repetitivo).

Pontos LI11, LI10, LI4, LU5, TE5 e pontos *Ah Shi* (geralmente associada a história de trauma, edema e dor local, língua púrpura – MTC: estase de *Xue* por lesão traumática). Deve-se afastar a existência de fraturas ou luxações antes do tratamento com acupuntura.

Aurículo

Shenmen, cotovelo, suprarrenal, subcórtex e nervo simpático.

Evidências clínicas

Uma revisão Cochrane de 2001 concluiu que não há evidências suficientes para suportar ou refutar o uso da acupuntura para a dor lateral do cotovelo devido ao pequeno número de estudos (total de quatro estudos) e à heterogeneidade dos mesmos.

Um estudo alemão de 2002, envolvendo 45 pacientes, concluiu que a acupuntura verdadeira melhorou a dor e a funcionalidade do cotovelo em relação à acupuntura *sham*. Foram estimulados os pontos LI10, LI11, LU5, LI4, TE5 e *Ah Shi* no grupo da acupuntura verdadeira, e pontos a 5 cm de distância dos pontos clássicos no grupo da acupuntura *sham*, ambos por 25 minutos, duas vezes por semana.

Em um estudo alemão de 1994, 48 pacientes foram divididos em dois grupos: acupuntura verdadeira e grupo placebo. O estímulo manual do ponto GB34, por cinco minutos, no grupo verdadeiro, resultou na melhora de 55,8% da dor, comparado a 15% do grupo placebo (p < 0,01) logo após o tratamento.

Um estudo sueco de 1990 selecionou 82 pacientes com quadro de epicondilite lateral. Eles foram randomizados em um grupo denominado "grupo A", no qual foi estimulado os pontos LI10, LI11, LI12, LU5 e TE5; no grupo denominado "grupo B" foram

Capítulo 24 *Epicondilite Lateral*

utilizados os mesmos pontos, porém de maneira superficial. O grupo A apresentou melhora estatisticamente significativa na intensidade da dor e no teste de força.

Sugestões

Nos casos crônicos – a maioria de nossos pacientes –, além dos pontos de acupuntura recomendamos calor local por 20 minutos, três a quatro vezes ao dia, com o objetivo de melhorar o fluxo de *Qi* e *Xue* no local. Deve-se diminuir a atividade física que piora os sintomas até a melhora da dor.

Referências

1. Ferreira Neto AA, Assunção JH. Epicondilites. In: Barros Filho TEP, Camargo OP, Camanho GL. Clínica Ortopédica. São Paulo: Manole. 2012; 113:770-80.
2. Fink M, Wolkenstein E, Karst M, Gehrke A. Acupuncture in chronic epicondylitis: a randomized controlled trial. Rheumatology. 2002; 41:205-9.
3. Green S, Buchbinder R, Barnsley L, Hall S, White M, Smidt N, Assendelft WJJ. Acupuncture for lateral elbow pain. Cochrane Database of Systematic Reviews. In: The Cochrane Library, Issue 07, art. n. CD003527. DOI: 10.1002/14651858.CD003527.pub1.
4. Haker E, Lundeberg T. Acupuncture treatment in epicodylalgia: A comparative study of two acupuncture techniques. The Clinical Journal of Pain. 1990; 6:221-226.
5. Liu GW. Tratado contemporâneo de acupuntura e moxibustão. São Paulo: Ceimec. 2005; 38:556-9.
6. Molsberger A, Hille E. The analgesic effect of acupuncture in chronic tennis elbow pain. British Journal of Rheumatology. 1994; 33:1162-1165.
7. Trinh KV. Acupuncture for the alleviation of lateral epicondyle pain: a systematic review. Rheumatology. 2004 Jun 8; 43(9):1085-90.
8. Whaley AL, Baker CL. Lateral epicondylitis. Clinics in Sports Medicine. 2004 Oct; 23(4):677-91.

Fasciite Plantar

25

André Wan Wen Tsai
Bernardo Rodrigues Ayres

CID 10

CÓDIGO	DOENÇA
M77.3	Esporão de calcâneo
M70.8	Outros transtornos dos tecidos moles relacionados com o uso excessivo e pressão
M72.2	Fibromatose da fáscia plantar

DEFINIÇÃO

Condição crônica caracterizada por dor na região plantar do terço posterior dos pés (retropé).

PREVALÊNCIA

Não foram realizados grandes estudos epidemiológicos sobre a fasciite plantar, porém dados da literatura sugerem que se trata do tipo mais comum de talalgia ou dor na região calcânea. Levantamentos clínicos dizem que cerca de 10% de toda a população sofrerá de talalgia, dos quais cerca de 80% se devem à fasciite plantar, com pico de incidência entre os 40 e os 60 anos. Entre corredores, a prevalência chega a 10%.

PRINCIPAIS ASPECTOS CLÍNICOS

Apesar do nome, não se trata de um processo inflamatório, sendo antes uma condição degenerativa na qual a fáscia plantar sofre microrrupturas, que se acumulam no decorrer de meses ou anos e dão origem à doença. O principal sintoma da fasciite plantar é a dor na face plantar medial do retropé. Normalmente, sua localização é limitada à região posterior dos pés, e tipicamente aparece pela manhã, quando o paciente tenta dar os primeiros passos após levantar-se. Isso ocorre devido ao estiramento da fáscia plantar profunda, membrana que se insere no processo medial do

Capítulo 25 *Fasciite Plantar*

calcâneo, local onde geralmente se localiza a dor. Sintomas também podem ocorrer ao final do dia devido à sobrecarga das estruturas plantares.

O esporão de calcâneo – nome que muitas vezes se confunde com a própria doença – pode estar presente em até 50% dos pacientes, mas sua correlação com os sintomas não foi estabelecida, já que apenas 5,2% dos portadores de esporão de calcâneo referem dor no calcanhar. Sua presença, portanto, não deve ser considerada como origem da dor nem utilizada para diagnóstico. A tração excessiva sobre as estruturas plantares, porém, está associada ao aparecimento de dor plantar e parece ser o maior fator de risco. Ocorre por sobrepeso, longos períodos em pé e por atividade física intensa, razão pela qual é muito prevalente em corredores e maratonistas.

O diagnóstico é clínico e realizado com base na história e no exame físico. Dor à compressão da tuberosidade medial do calcâneo é sugestiva do quadro. Mais comum é o apareciemento de dor à palpação da região plantar ao se promover estiramento da fáscia, feito com a dorsiflexão dos dedos e extensão do tornozelo. Essa manobra também pode revelar pequenas nodulações na fáscia plantar, o que reforça o diagnóstico.

Apesar do caráter crônico, a maior parte dos pacientes experimenta resolução dos sintomas após um ano de doença.

TRATAMENTO

Dados o caráter benigno e a grande probabilidade de cura espontânea, a abordagem de escolha é a conservadora. Opta-se, portanto, pela orientação de exercícios para alongamento da fáscia plantar e da musculatura posterior da perna, além da orientação para que o paciente evite andar sem calçados. Calçados com pequeno salto (até 2 cm) proporcionam alívio da dor, ao transferir parte da carga do corpo para porções do mediopé e antepé.

Anti-inflamatórios não esteroidais (AINEs) são bastante utilizados para controle da dor, no entanto a cronicidade do quadro limita o seu uso. A injeção local (nos pontos sensíveis da fáscia) de uma mistura de corticoide e anestésico local é capaz de reduzir a dor durante cerca de um mês. Outra intervenção possível é a terapia por ondas de choque, que parece eficaz, porém ainda carece de mais estudos para confirmar recomendações formais. A cirurgia para liberação da fáscia pode ser executada, mas não há estudos controlados para dar suporte à sua eficácia.

ACUPUNTURA/MTC

Pontos mais utilizados

KI3, BL60, SP6, PC7.

Prescrição pela MTC

- KI2, KI3, SP6, SP8 (em pacientes jovens portadores de fasciite plantar, que normalmente apresentam estagnação de *Qi* do meridiano *Shao Yin* do pé-rim).
- KI2, KI3, SP6, BL23, BL57, BL60, LR3 (em pacientes acima de 40 a 50 anos, com quadro mais arrastado, que pode ser considerado como deficiência de *Yin* do *Shen* [rim], acompanhado muitas vezes de lombalgia e gonalgia; nos casos em que há deficiência do *Yang*, pode-se acrescentar a moxibustão em BL23).

Evidências clínicas

Revisão sistemática publicada em revista especializada, em dezembro de 2012, concluiu que a acupuntura é eficaz no tratamento da dor provocada pela fasciite plantar. Foram incluídos oito estudos (cinco deles randomizados e controlados; os outros três eram estudos comparativos não randomizados), que compararam pacientes submetidos à acupuntura, com adição ou não de tratamento por meios convencionais, com pacientes que receberam apenas o tratamento convencional ou com pacientes submetidos a agulhamento placebo (acupuntura *sham*). A recomendação da revisão foi de que o tratamento com acupuntura deve ser recomendado para tratar a condição, pois sua eficácia é comparável às abordagens convencionais (alongamento, infiltração com dexametasona).

Um estudo randomizado de 2012 realizado na Tailândia alocou 30 indivíduos acometidos em dois grupos para comparar a abordagem convencional isolada com a associada à eletroacupuntura, aplicada nos pontos de maior sensibilidade no pé com dor. Houve redução significativa da dor, com uma diferença entre os dois grupos que se manteve seis semanas após o fim do tratamento.

Outro estudo randomizado, realizado em Hong Kong, avaliou a eficácia do agulhamento do ponto PC7 para o tratamento da dor da fasciite plantar. Os 25 pacientes submetidos a esse tratamento foram comparados a outros 22 que receberam agulhamento no ponto LI4, ambos os grupos sendo tratados em 10 sessões e somente com esses pontos. Houve diferença na dor, em favor do tratamento com PC7, que perdurou durante seis meses, sugerindo uma especificidade desse ponto para tratar a dor nos pacientes acometidos.

Sugestões

- Técnica escalpeana de Wen: áreas motora e sensitiva correspondentes ao pé afetado (a região agulhada no escalpo é contralateral ao membro acometido).
- Agulhamento de LR3 com transfixação para KI1.
- Agulhamento de pontos *Ah Shi* do ventre medial do músculo gastrocnêmio do membro afetado (próximo ao ponto SP8).

Referências

1. Clark RJ, Tighe M. The effectiveness of acupuncture for plantar heel pain: a systematic review. Acupunct Med. 2012; 30:298-306.
2. Crawford Fay, Thomson Colin E. Interventions for treating plantar heel pain. Cochrane Database of Systematic Reviews. In: The Cochrane Library, Issue 12, 2012, art. n. C D000416. DOI:10.1002/14651858.C D000416.pub3.
3. Ferreira RC. Talalgia. In: Cohen M, Mattar Jr R, Jesus-Garcia R (org). Tratado de ortopedia. Sociedade Brasileira de Ortopedia e Traumatologia. Rio de Janeiro: Roca. 2007: 463-468.
4. Kumnerddee W, Pattapong N. Efficacy of electro-acupuncture in chronic plantar fasciitis: a randomized controlled trial. The American Journal of Chinese Medicine. 2012; 40(6):1167-1176.
5. Liu GW. Tratado contemporâneo de acupuntura e moxibustão. São Paulo: Ceimec; 2005.
6. Sakaki MH, Corsato MA, Almeida RR. Talalgias e fasciite plantar. In: Barros Fillho TEP, Camargo OP, Camanho GL (eds). Clínica ortopédica. Instituto de Ortopedia e Traumatologia do Hospital das Clínicas da Faculdade de Medicina da Universidade de São Paulo. São Paulo: Manole. 2012; 1215-1221.
7. Wen TS. Manual terapêutico de acupuntura. São Paulo: Manole; 2008.
8. Zhang SP, Yip TP, Li QS. Acupuncture treatment for plantar fasciitis: a randomized controlled trial with six months follow-up. Evidence-Based Complementary and Alternative Medicine. 2011; ID154108.

Fibromialgia

26

Eduardo Minoru Shiratori

CID 10

CÓDIGO	DOENÇA
M797	Fibromialgia

DEFINIÇÃO

A fibromialgia é uma síndrome caracterizada por dor muscular e tendinosa crônica, com duração por período maior que três meses. O diagnóstico de fibromialgia é essencialmente clínico e baseia-se na anamnese e exame clínico, sendo que há nove pontos simétricos; se 11 desses 18 pontos (ACR) forem dolorosos, já consideramos fibromialgia.

INCIDÊNCIA

Na população dos Estados Unidos, acomete, principalmente, as mulheres, chegando a 3,5%, com os homens em 0,5%. No Brasil, de acordo com a Sociedade Brasileira de Reumatologia, de cada 10 pacientes no consultório, nove são mulheres, com idade entre 30 e 60 anos, acometendo 5% dos pacientes dos consultórios de clínica médica. Essa incidência não está relacionada com os níveis de hormônios.

Alguns autores a associam à hipovitaminose B_{12}, outras vitaminas, deficiência de ferro, doenças da tireoide, infecções crônicas, como doença de Lyme e candidíasc de repetição em mulheres.

ETIOLOGIA

A etiologia é desconhecida. Geralmente associa-se a fatores emocionais, estresse, infecção grave, excesso de esforço físico, exposição ao frio, sono ruim, enfim todos os fatores que levam à diminuição da resistência do paciente. O aumento da sensibilidade do paciente é desconhecido, porém envolve anormalidades no processo sensorial do SNC e teciduais periféricas. As anormalidades centrais ocorrem pelo embotamento das respostas estressoras do eixo hipotálamo-pituitário, aumento de substância P (fragmentação do DNA de fibras musculares, aumento de interleucina 1 nos tecidos cutâneos e déficit na perfusão dos músculos), aminoácidos excitatórios e neurotrofinas no fluido cerebroespinal dos pacientes. Não afastar causas hormonais, como hipotireoidismo, déficit nutricional, como déficit de vitamina B_{12}, deficiência de ferro.

A diminuição da serotonina e de outros neurotransmissores, entre eles a noradrenalina, diminui o limiar ao estímulo doloroso, levando à diminuição do fluxo sanguíneo de músculos e tecidos superficiais.

Alguns estudos sugerem condições biológicas complexas resultando de vulnerabilidades genéticas e adversidades ambientais. Os determinantes genéticos incluem falha na regulação funcional dos alelos monoaminérgicos, glutamatérgicos, neurotróficos e alteração nas citocinas inflamatórias e opioides. Entre os fatores de risco ambiental temos estresse e doenças que levam à resistência de glicocorticoides, aumento de atividade simpática, diminuição da atividade parassimpática e aumento da produção e liberação de mediadores inflamatórios.

PRINCIPAIS ASPECTOS CLÍNICOS

A dificuldade no diagnóstico ocorre porque os sintomas mimetizam várias outras patologias reumatológicas, como artrite e osteoporose.

Entre os sintomas da fibromialgia destacamos as dores generalizadas e acompanhadas de fadiga, insônia com sono superficial e não reparador, distúrbios emocionais e psicológicos, como ansiedade e depressão, cefaleia, formigamentos em extremidades ou na região proximal de membros superiores e inferiores, síndrome das pernas inquietas, síndrome do cólon irritável.

É importante ressaltar que, com todo esse acometimento doloroso, não há limitação de movimentos nem deformidade ou inflamação articular. Geralmente, inicia com dores em região de ombros e pescoço, e depois irradia para outras regiões do corpo, persistindo por anos a fio, sem alteração na evolução.

TRATAMENTO

A estratégia ideal para o tratamento da fibromialgia é multidisciplinar, tanto medicamentosa como não medicamentosa.

O tratamento medicamentoso é feito com analgésicos comuns, opiáceos, antidepressivos tricíclicos usados no tratamento inicial, relaxantes musculares, inibidores da recaptação de serotonina, inibidores da monoamino-oxidase, anticonvulsivantes. A fluoxetina em altas doses teve recomendação A, nível de evidência 1b.

Tratamento não medicamentoso: terapia cognitivocomportamental, atividade física com alongamentos (grau de recomendação D), exercícios aeróbicos moderadamente intensos, duas a três vezes por semana, com ajuste da frequência cardíaca (grau de recomendação A). *Tai chi chuan*, *Qi cong* e modificação alimentar, tratamento hormonal. De acordo com a Canadian Guidelines, o tratamento não farmacológico pareceu mais efetivo que o farmacológico.

ACUPUNTURA

Pontos mais utilizados

R3, R6, R7 – para tonificar o rim, síndrome das pernas inquietas.
CS6, *Yintang* – ansiedade.

B23, B52, B15 – tratar o emocional, depressão, ansiedade.
F3, IG4 – circular energia e tratar estagnação.
P9, E36, VC6 – tonificar energia geral para fadiga, cansaço.
An Mian, VG20 – insônia.

Prescrições MTC

Temos o padrão de excesso (calor úmido) e deficiência (déficit de *Qi*, *Yin* e/ou *Yang*). Quando acomete o *Yin*, pode ser do meridiano do pulmão (*Fei*), estômago (*Wei*) ou rim (*Shen*).

O déficit de *Yang* pode ser do rim (*Shen*).

Para tratar umidade-calor, os pontos escolhidos são BP3, BP6, BP9, E36, IG11, IG4. Sintomas: opressão torácica, sensação de peso no corpo, memória ruim, dificuldade para se concentrar, músculos cansados, fadiga, fezes quentes, urina escura, sede.

Déficit de *Qi*: tonificar o *Qi* utilizando os pontos E36, P9, VC6, VG20, B20, B21. Sintomas: fadiga pior pela manhã, músculos fracos, voz fraca, sudorese, respiração curta, fezes moles.

Déficit de *Yin*, pontos de tonificação de *Yin*; BP6 (reunião dos três *Yin*), R6, VC4, P9, E44, R3, VB39, RM4, B23. Sintomas: calor nos cinco palmos, rubor malar, sudorese noturna, febre vespertina, síndrome das pernas inquietas, infertilidade, alterações menstruais.

Déficit de *Yang*: os pontos escolhidos são: R7, B23, B52, VG4. Sintomas: fadiga extrema, extremidades e articulações frias, fraqueza lombar, urina clara e abundante, palidez, sem libido.

Estagnação de *Qi Gan*: cefaleia, ansiedade, irritabilidade, insônia, rigidez muscular.

A parada de circulação de *Qi* ou o bloqueio da atividade funcional de um órgão ou de uma parte do corpo são as causas das síndromes de estagnação de *Qi*. Como causas podemos alavancar as sensações reprimidas e congestionadas, agentes patogênicos externos, desregramento alimentar. Tratamento: circular *Qi* e *Xue*. *Yintang*, F3, F4, VB34, *An Mian*, RM12, E25, BP6, B18, 19, 20.

Deficiência de *Qi* e *Xue*: fadiga crônica, exaustão, fraqueza muscular, insônia, palpitação, depressão. Déficit de *Qi* do *Pi* e *Xue* do *Xin*, déficit de *Xue Gan*. Tratamento: tonificar *Qi* e *Xue*, E36, BP10, RM12, CS6, C6, R3, B20.

Estagnação de *Qi* e *Xue*: dores por todo o corpo, queimação e ardor com formigamento nas extremidades, cefaleias. Essas dores não melhoram com a pressão do local. Tratamento: mover *Qi* e *Xue* e aliviar a dor. VG20, BP6, R3, E36, CS6, B17, 18.

Aurículo

Shenmen, rim, simpático, tálamo, subcórtex, coração, occipital são pontos que regulam a atividade neurovegetativa.

Evidências clínicas

Estudos com relação à acupuntura e fibromialgia demonstram melhora da dor, fadiga e ansiedade. A maioria dos pacientes referiu o fato de minimizar os sintomas.

Artigo publicado no Pubmed de Zhen Ci Yan Jiu mostrou que a acupuntura foi melhor que o uso de amitriptilina, e o uso associado do tratamento ocidental com medicina oriental obteve melhores resultados que o tratamento isolado.

Sugestões

Pela medicina tradicional chinesa, o diagnóstico é feito pelo acometimento de padrões energéticos. Há uma energia que circula pelo organismo e, quando ela se torna deficiente, pode também ocorrer estagnação de *Qi* (energia) e *Xue* (sangue), diminuindo a resistência do organismo e favorecendo a invasão de fatores patogênicos externos, como vento, frio, umidade.

A acupuntura bloqueia os sintomas dolorosos que vão ao sistema nervoso central e aumenta a liberação de endorfinas, como serotonina, endomorfina 1, beta-endorfina e encefalina, diminuindo os sintomas dolorosos.

O National Fibromyalgia Partnership Inc. de 2010 indica, além da acupuntura para melhora dos sintomas, práticas como *Qi Gong*, *Tai chi chuan*, quiropraxia, exercícios aeróbicos, osteopatia, alongamentos, terapia cognitivocomportamental como opções não medicamentosas.

Particularmente, tenho utilizado vários métodos associados, portanto alterno entre ventosa, moxa, aurículo, crânio e acupuntura sistêmica.

Primeiramente utilizo agulhas para fazer circular o *Qi*, usando da mesma prescrição de Auteroche, com E36, F3.

Para patologia crônica, uso pontos *Mu* e, para excessos energéticos (casos de estagnação), pontos *Shu*, de acordo com os órgãos mais acometidos. Nos pontos *Shu* pode-se realizar moxabustão e também no ponto lateral, que é da emoção relacionada ao órgão; após a sessão, verificar se houve normalização no pulso e no aspecto da língua. Para manter o estímulo, aplico esferas com aurículo e retorno para uma semana.

Entre cada sessão, alterno crânio, ventosa ou moxabustão, mas sempre com acupuntura sistêmica.

B13, B15, B17, B18, B20, B23.

B42, B44, B46, B47, B49, B52.

CS6, P7, IG4.

VG20, *Yintang* (moxa no VG20), *An Mian*.

VC4, VC6.

VB31, VB34, E36, BP6, F3 ou F2, R3, R6, R7.

Dentre os pontos enumerados, utilizo apenas 10 pontos no mesmo dia. Nesse intervalo, oriento o paciente a realizar atividade física sem impacto, como *Lian Gong*, *Tai chi chuan* e alongamentos. Para os pacientes que fazem uso de medicamentos, mantê-los e, havendo melhora, retirar gradativamente. Para os que fazem psicoterapia e hidroterapia, manter.

Referências

1. Auteroche B, Navailh P. O diagnóstico na medicina chinesa. Andrei; 1992.
2. Busch A et al. Exercise for treating fibromyalgia syndrome. Cochrane Database Systematic of Review. 2002; (3).
3. Fitzcharles MA et al. Canadian guidelines for the diagnosis and management of fibromyalgia syndrome. Montreal, Quebec: Division of Rheumatology, McGill University; 2012.
4. Garcia EG. Auriculoterapia. Roca; 1999.
5. Gerwin RD. A review of myofascial pain and fibromyalgia – factors that promote their persistence. Bethesda, Maryland: Acupuncture in Medicine. 2005; 23(3):121-134.
6. Gowans SE, Hueck A. Effectiveness of exercise in management of fibromyalgia. Current opinion in rheumatology. 2004 Mar; 16(2):138-42.
7. Hauser W et al. Fibromylagia syndrome – classification, diagnosis and treatment. Deutsches Arzteblatt International. 2009 June; 106(23):83-391.
8. Hauser W, Bernardy K, Uceyler N, Sommer C. Treatment of fibromyalgia syndrome with antidepressants: a meta-analysis. JAMA. 2009 Jan 14; 301(2):198-209.
9. Heymann RE et al. Consenso brasileiro do tratamento de fibromialgia. Revista Brasileira de Reumatologia. 2010; 50(1):56-66.

10. Jasmer R. American College of Rheumatology. Pregabalin lets fibromyalgia patients sleep. Nurse Planner. 2012 March; 29.
11. Maletic V, Raison CL. Neurobiology of depression, fibromyalgia and neurophatic pain. Frontiers in Bioscience. 2009 Jun 1; 14:5291;338.
12. Roth T et al. Primary source. Effect or pregabalin on sleep in patients with fibromyalgia and sleep maintenance disturbance: a randomized, placebo-controlled, 2-way crossover polysomnography study. Arthritis Care & Research. 2012; 64; 597-606.
13. Simms RW, Goldenberg DL. Symptoms mimicking neurologic disorders in fibromyalgia syndrome. Journal of Rheumatology. 1988 Aug; 15(8):1271-3.
14. Sociedade Brasileira de Reumatologia. Comissão de dor, fibromialgia e outras síndromes doloro-sas de partes moles. Cartilha para pacientes, 20/4/2011.
15. Stau R. Biology and therapy of fibromyalgia; pain in fibromyalgia syndrome. Arthritis Research and Therapy. 2006; 8:208.
16. Wang Y, Douglas, Lac, Dipl. Ac. Acupuncture and traditional chinese medical aproaches for fibromyalgia. Acupuncture Today. 2005 March; 6(Issue 3).
17. Wen TS. Acupuntura clássica chinesa. Cultrix; 1985.
18. Wolf F. Fibromyalgia: the clinical syndrome. Rheumatic Disease Clinics of North America. 1989 Feb 15; p. 11-18.
19. Zhen CYJ. Survey on clinical evidence of acupuncture therapy for fibromyalgia syndrome. Pubmed. 2011 Jun; 36(3): 230-5.

Infecção Urinária de Repetição

27

Ari Ojeda Ocampo Moré
Nayara Mendes Morales

CID 10

CÓDIGO	DOENÇA
N300	Cistite aguda

DEFINIÇÃO

Duas ou mais infecções do trato urinário (ITU) em seis meses ou três ou mais infecções em um ano.

INCIDÊNCIA E PREVALÊNCIA

Infecções não complicadas do trato urinário são comuns em mulheres jovens e saudáveis mesmo com trato urinário anatômica e fisiologicamente normal.

É mais comum em mulheres, na proporção de 3:1, e estima-se que 3% da população feminina experimentará ITUs de repetição.

PRINCIPAIS ASPECTOS CLÍNICOS

As ITUs de repetição podem ocorrer por recaídas ou reinfecções. A recaída ocorre até duas semanas após o término do tratamento, na presença do mesmo microrganismo, que não foi efetivamente eliminado. A reinfecção é um novo episódio de infecção, pelo mesmo ou por outro microrganismo, sendo que os sintomas reaparecem em período maior do que duas semanas após o término do tratamento.

A maior parte das recorrências deve-se a reinfecção e não a recaída. Essa diferenciação é importante, pois as recaídas necessitam de investigação urológica mais extensa, terapia prolongada e, em alguns casos, correção cirúrgica.

Fatores de risco para ITU de repetição:

- Comportamentais: relação sexual, uso de contraceptivo do tipo diafragma com espermicida e história de ITU recorrente.

Capítulo 27 *Infecção Urinária de Repetição*

- Mulheres na pós-menopausa: três fatores urológicos demonstraram ser significativos para ITU de repetição – incontinência urinária; presença de cistocele; urina residual pós-miccional.
- Fatores biológicos ou genéticos: mulheres com ITU de repetição têm demonstrado maior suscetibilidade à colonização vaginal por uropatógenos.
- Anatomia da pelve: em alguns estudos foi encontrado que a distância da uretra ao ânus é menor em mulheres com história de ITU de repetição.

Avaliação urológica é recomendada nas mulheres quando há suspeita de a recorrência ser proveniente de fatores complicadores estruturais ou funcionais do trato geniturinário. Como exemplos desses fatores temos a presença de cálculos ou dois episódios de pielonefrite. No caso de ITU de repetição em homens, a investigação é realizada de rotina.

Quando a avaliação é indicada, sugere-se iniciar por ultrassonografia de rins e vias urinárias ou tomografia computadorizada para descartar nefrolitíase ou uropatia obstrutiva. Cistoscopia e urografia excretora estão indicadas em pacientes com hematúria persistente após tratamento da infecção.

TRATAMENTO

O tratamento das ITUs de repetição é essencialmente profilático. Comumente, com medidas simples consegue-se um bom resultado preventivo.

A prevenção consiste em:

- Mudanças comportamentais, como não usar contraceptivos como o diafragma para evitar o uso de espermicidas.
- Micção pós-coito: as mulheres devem ser estimuladas a urinar logo após o ato sexual.
- Aumento da ingestão hídrica para aumentar a frequência das micções.
- Suco de *cranberry*: alguns estudos demonstraram que esse suco pode reduzir a incidência de ITUs pela inibição da aderência dos uropatógenos às células uroepiteliais.
- Profilaxia antimicrobiana: tem sido efetiva em reduzir a frequência das ITUs em mulheres e indicada nos casos de recorrência. No entanto, o grau de desconforto por essas infecções e as preocupações com relação à resistência antimicrobiana são os determinantes mais importantes para a escolha da profilaxia antimicrobiana. Profilaxia contínua, pós-coito e autotratamento intermitente demonstraram ser efetivos, e a escolha do método depende da frequência e padrão das recorrências e da preferência do paciente.
- Mulheres na pós-menopausa: terapia de reposição com estrogênio tópico normaliza a flora vaginal e reduz de forma importante o risco de ITUs.
- Uso de probióticos: podem proteger a vagina da colonização por uropatógenos através de vários mecanismos, incluindo bloqueio de potenciais sítios de ligação, produção de peróxido de hidrogênio, que tem ação microbicida, manutenção do pH e indução da resposta de citocinas anti-inflamatórias nas células epiteliais.

ACUPUNTURA

Pontos mais utilizados

BL23, BL28 e KI3.

TRATAMENTO

Prescrições MTC

Podem ser adicionados os seguintes pontos no caso dos sintomas:

- BL23, BL28, CV3, SP6, SP9. Micção frequente e urgente, disúria, urina concentrada, distensão de abdome inferior acompanhada de sensação de calor e dor lombar baixa, hematúria e história de nefrolitíase, língua vermelha com saburra amarela espessa, pulso rápido (umidade-calor da bexiga).
- CV12, CV4, BL23, SP6, BL54, ST28. Aversão ao frio, membros frios, palidez, dor fria na lombar e joelhos ou abdome inferior, diarreia matutina, edema de face e membros, micção difícil, distensão abdominal, língua aumentada e pálida com pouca saburra branca, pulso profundo (deficiência de *Yang* do baço e rim).

Aurículo

Pelve, genitais externos, uretra, bexiga, ureter, rim.

Evidências clínicas

Um estudo norueguês realizado com 67 mulheres com ITUs de repetição, aleatoriamente divididas em três grupos (acupuntura verdadeira, acupuntura *sham* e sem tratamento), demonstrou diminuição significativa da recorrência de infecções urinárias em comparação com os grupos *sham* e sem tratamento. No período de seis meses de acompanhamento, 87% das mulheres tratadas com acupuntura não tiveram episódios de ITU, enquanto nos grupos *sham* e sem tratamento 58% e 36% das mulheres não tiveram ITU, respectivamente. No grupo acupuntura, as pacientes foram tratadas com acupuntura manual, com duas sessões semanais pelo período de quatro semanas. A combinação de pontos utilizada foi: CV3, BL23, BL28, KI3, SP6, SP9, LR2 e LR3.

Em outro estudo norueguês, 94 mulheres com ITUs de repetição foram aleatorizadas em dois grupos: um de acupuntura verdadeira e um grupo controle sem tratamento. As pacientes foram tratadas com acupuntura manual, duas vezes por semana, pelo período de quatro semanas. Houve diminuição significativa da frequência de ITUs no grupo que recebeu acupuntura. No período de seis meses de acompanhamento, 73% das mulheres tratadas com acupuntura e 53% das mulheres do grupo controle (não tratadas) não apresentaram ITU. Os pontos utilizados foram CV3, CV4, BL 23, BL28, KI3, SP6, SP9, ST36 e LR3.

Sugestões

Sugerimos que as pacientes sejam sempre orientadas quanto às mudanças comportamentais, micção pós-coito e aumento da ingestão hídrica. Além disso, o uso do suco de *cranberry* é uma excelente opção.

Recomendamos também que a acupuntura seja utilizada nos períodos entre as infecções ou, se usada durante a infecção aguda, que seja concomitante ao tratamento antimicrobiano preconizado.

Referências

1. Alraek T, Soedal LIF, Fagerheim SU, Digranes A, Baerheim A. Acupuncture treatment in the prevention of uncomplicated urinary tract infection in women. American Journal of Public Health. 2002; 92:10.
2. Aune A, Alraek T, Li Hua H, Baerheim A. Acupuncture in the prophylaxis of recurrent low urinary tract infection in adult women. Sand J Prim Health Care. 1998; 16:37-39.

3. Barrons R, Tassone D. Use of Lactobacillus probiotics for bacterial genitourinary infections in women: a review. Clin Ther. 2008; 30:453.
4. Fowler Jr JE, Latta R, Stamey TA. Studies of introital colonization in women with recurrent urinary infections. VIII. The role of bacterial interference. J Urol. 1977; 118:296.
5. Foxman B. Recurring urinary tract infection: incidence and risk factors. Am J Public Health. 1990; 80:331.
6. Gongwang L, Hyodo A. Fundamentals of acupuncture and moxibustion. China: Tianjin Science and Technology Translation and Publishing Corp. 1994.
7. Hecker H, Steveling A, Peuker TE, Kastner J, Liebchen K. Atlas colorido de acupuntura. Rio de Janeiro: Guanabara Koogan; 2010.
8. Hooton TM, Scholes D, Hughes JP et al. A prospective study of risk factors for symptomatic urinary tract infection in young women. N Engl J Med. 1996; 335:468.
9. Hooton TM, Stapleton AE, Roberts PL et al. Perineal anatomy and urine-voiding characteristics of young women with and without recurrent urinary tract infections. Clin Infect Dis. 1999; 29:1600.
10. Neto OMV. Infecção do trato urinário. Ribeirão Preto: Medicina. 2006; 365:369.
11. Nicolle LE, Ronald AR. Recurrent urinary tract infection in adult women: diagnosis and treatment. Infect Dis Clin North Am. 1987; 1:793.
12. Pfau A, Sacks T. The bacterial flora of the vaginal vestibule, urethra and vagina in premenopausal women with recurrent urinary tract infections. J Urol. 1981; 126:630.
13. Raz R, Gennesin Y, Wasser J et al. Recurrent urinary tract infections in postmenopausal women. Clin Infect Dis. 2000; 30:152.
14. Raz R, Stamm WE. A controlled trial of intravaginal estriol in postmenopausal women with recurrent urinary tract infections. N Engl J Med. 1993; 329:753.
15. Ronald AR, Conway B. An approach to urinary tract infections in ambulatory women. Curr Clin Top Infect Dis. 1988; 9:76.
16. Schaeffer AJ, Stamey TA. Studies of introital colonization in women with recurrent urinary infections. IX. The role of antimicrobial therapy. J Urol. 1977; 118:221.
17. Schmidt DR, Sobota AE. An examination of the anti-adherence activity of cranberry juice on urinary and nonurinary bacterial isolates. Microbios. 1988; 55:173.
18. Sobota AE. Inhibition of bacterial adherence by cranberry juice: potential use for the treatment of urinary tract infections. J Urol. 1984; 131:1013.
19. Stamey TA, Sexton CC. The role of vaginal colonization with enterobacteriaceae in recurrent urinary infections. J Urol. 1975; 113:214.
20. Stamey TA, Timothy M, Millar M, Mihara G. Recurrent urinary infections in adult women. The role of introital enterobacteria. Calif Med. 1971; 115:1.
21. Stamm WE, Hooton TM. Management of urinary tract infections in adults. N Engl J Med. 1993; 329:1328.
22. Walker M, Heady JA, Shaper AG. The prevalence of dysuria in women in London. J R Coll Gen Pract. 1983;33:411-5.

Infertilidade Feminina

28

João Paulo Bittar
Júlio Elito Junior

CID 10

CÓDIGO	DOENÇA
N978	Infertilidade feminina de outra origem
N979	Infertilidade feminina não especificada

DEFINIÇÃO

A definição de infertilidade da Organização Mundial da Saúde (OMS) é a ausência de concepção após 24 meses de relações sexuais regulares e desprotegidas. No entanto, a Sociedade Americana de Medicina Reprodutiva define infertilidade como a dificuldade de um casal conceber após 12 meses de relações sexuais regulares sem uso de contracepção. Os casais cujos antecedentes ou o exame físico apresentam anormalidades que comprometam a fertilidade devem ser tratados sem a necessidade de respeitar esse prazo de um ano. Em mulheres com mais de 35 anos deve-se aguardar o período de seis meses; caso não ocorra a concepção, deve-se realizar tratamento devido à diminuição da reserva ovariana após essa faixa etária.

INCIDÊNCIA E PREVALÊNCIA

De acordo com os dados da Sociedade Americana de Medicina Reprodutiva, aproximadamente 6,1 milhões de casais norte-americanos (cerca de 10% da população em idade reprodutiva) apresentam problemas relacionados à fertilidade.

FECUNDIBILIDADE

Fecundibilidade é a probabilidade de se obter uma gravidez em um ciclo menstrual. É um descritor mais preciso, pois reconhece diferentes graus de infertilidade.

Vários estudos mostram dados semelhantes quanto ao índice de fecundibilidade em um ano. Em uma amostra aleatória de 867 mulheres com vida sexual ativa houve taxa de gravidez, dentro de seis, 12 e 24 meses, de 54%, 76% e 89%, respectivamente. Esses dados justificam a investigação e o tratamento dos casais com dificuldade para engravidar após um ano sem método contraceptivo.

Capítulo 28 *Infertilidade Feminina*

CAUSAS DE INFERTILIDADE

As causas de infertilidade feminina são: endometriose, doenças sexualmente transmissíveis, síndrome dos ovários policísticos, miomas, pólipos endometriais, sinéquias uterinas, malformações uterinas, obesidade, tabagismo, hiper/hipotireoidismo, doenças autoimunes, doenças genéticas (síndrome do X frágil) e idade materna avançada.

As principais causas de infertilidade masculina são: varicocele, infecções geniturinárias, fatores ambientais (pesticidas, calor, radiação e metais pesados), tabagismo, medicamentos (inibidores do canal de cálcio, antidepressivos, finasterida, quimioterápicos e hormônios), criptorquidia, diabetes, hipertensão arterial, vasculopatias, doenças genéticas (fibrose cística, síndrome de Klinefelter, microdeleções do cromossomo Y) e disfunção ejaculatória e erétil.

Segundo a OMS, a partir de um estudo com 8.500 casais, as causas de infertilidade foram classificadas da seguinte forma:

- 37% de causas femininas.
- 8% de causas masculinas.
- 35% de causas masculinas e femininas.
- 5% de causas inexplicadas.
- 15% engravidaram durante o estudo.

INVESTIGAÇÃO DO CASAL INFÉRTIL

Na propedêutica feminina, além da história clínica e exame físico apurado, devem ser investigados:

- A função ovulatória: progesterona sérica no 21º dia do ciclo, prolactina e hormônios tireoidianos.
- A reserva ovariana: hormônio folículo-estimulante (FSH) no terceiro dia do ciclo menstrual, estradiol, hormônio antimülleriano.
- Fator uterino: ultrassonografia transvaginal e histeroscopia.
- Fator tubário: histerossalpingografia.
- Fator tuboperitoneal e endometriose: laparoscopia.

Na propedêutica masculina, além da anamnese e do exame físico, o principal exame subsidiário é a análise seminal.

TRATAMENTO

O tratamento vai depender da causa da infertilidade do casal. As causas reversíveis podem ser tratadas com intervenções terapêuticas com drogas (como na disfunção ovulatória) e/ou procedimentos cirúrgicos (por exemplo, cirurgia de reversão pós-vasectomia). No entanto, na maioria dos casos, é necessário o emprego de técnicas de reprodução assistida de baixa ou alta complexidade.

As técnicas de baixa complexidade são a indução da ovulação com coito programado e a indução da ovulação com preparo do sêmen para inseminação intrauterina.

As técnicas de alta complexidade são a fertilização (FIV) e a injeção intracitoplasmática de um único espermatozoide (ICSI – *intra-citoplasmatic sperm injection*). Utilizando essas técnicas, a mulher é submetida a estimulação ovariana, sendo coletados os oócitos por punção guiada por ultrassonografia transvaginal. No laboratório, o óvulo é fertilizado pelo espermatozoide, e o embrião formado é cultivado com meios de cultura. A transferência embrionária é feita utilizando cateter introduzido pelo orifício do colo uterino até atingir a porção média da cavidade uterina; nesse momento, o embrião é injetado.

Todo tratamento de reprodução assistida é permeado por uma carga muito grande de emoções gerando expectativa no casal. Inicialmente, a mulher é submetida a um tratamento hormonal intenso para produção de óvulos; além disso, as respostas são variáveis conforme a causa da infertilidade e a idade da mulher. As taxas de sucesso do tratamento não são altas (ao redor de 30% a 40%), fazendo com que os casais tenham que repetir o tratamento algumas vezes para obter êxito na gravidez, que nem sempre acontece para todos os casais. Esses aspectos têm que ser contemplados de forma humanizada para minorar o sofrimento do casal durante esse percurso para atingir o sonho de ter um filho.

ACUPUNTURA

Prescrições MTC

K2, K13, BL23 (MTC: deficiência do *Shen* – doença hereditária deficiente, doenças urogenitais, desgastando *Jing* e *Xue*).

CV4, SP6, ST36, ST13, *Zi Gong* (MTC: deficiência de *Xue* – deficiência de *Jin Ie* e de *Xue* e/ou de *Pi* e *Wei*).

CV2, CV7, CV6, GV4 (MTC: retenção de frio no útero – invasão de frio ou frio interno).

CV3, ST30, ST40, SP6, K14 (MTC: estagnação de mucosidade e *Xue* – obesidade, dieta gordurosa, estagnação do *Qi* emocional).

Aurículo

Útero, sistema endócrino, fígado, sistema simpático e rim.

Evidências clínicas

Uma revisão sistemática, metanálise de 2008, incluindo sete ensaios clínicos com 1.366 participantes, comparou acupuntura *versus sham* ou não acupuntura, em pacientes que realizaram fertilização *in vitro* (FIV). Para inclusão nesse estudo, as sessões deveriam ser com agulhas, inclusive no dia do procedimento de transferência da FIV. Como resultado, a acupuntura mostrou bons resultados, com 65% a mais de chance de engravidar.

Um artigo de revisão chinês, de 2008, concluiu que a acupuntura pode regular o GnRH, o fluxo sanguíneo para o útero, induzir a ovulação, regular o fluxo e auxiliar na ansiedade, SOP. Ao mesmo tempo coloca a dificuldade de se fazerem trabalhos científicos baseados apenas na medicina tradicional chinesa (MTC), precisando de mais dados para comprovar os resultados, sendo importante integrar a MTC com a medicina ocidental.

Em outra revisão sistemática, de 2008, os autores avaliam o papel da acupuntura na infertilidade. Concluem que o papel da acupuntura ainda é controverso, mas apresentam em sua revisão alguns pontos positivos e vários trabalhos. Acreditam que os resultados positivos com a acupuntura no tratamento da infertilidade possam estar associados à inibição simpática central pela endorfina, por efeito na alteração do fluxo de sangue uterino e na motilidade, com redução do estresse. A acupuntura pode ajudar a restaurar a ovulação em pacientes com síndrome dos ovários policísticos, embora não haja suficientes estudos randomizados para validar isso. Também não há provas suficientes apoiando o papel da acupuntura na subfertilidade masculina. A maioria dos estudos são relatos de casos não controlados ou séries de casos em

Capítulo 28 *Infertilidade Feminina*

que a amostra era pequena, mas com resultados positivos. Apesar dessas deficiências, a acupuntura pode ser considerada uma alternativa eficaz para o alívio da dor durante a recuperação de oócitos em pacientes que não toleram os efeitos colaterais de sedação consciente. A taxa de gravidez de fertilização *in vitro* no tratamento é significativamente aumentada, em especial quando a acupuntura é administrada no dia da transferência do embrião.

Sugestões

A acupuntura tem um papel muito importante no tratamento integrativo dos pacientes com infertilidade. Associo ao tratamento alguns dos pontos a seguir: de harmonização do *Gan* (BL18, LI3, LI11), de tonificação do *Shen* (BL23, K3, K7, GV4, CV3, CV4) e pontos relacionados à matriz (BL32, SP6, *Zi Gong*, CV3). Utilizo, ainda, o canal curioso *Chong Mai* (SP4) e pontos para acalmar a mente (*Yin tang*, HT7, GV20, CV17).

O aspecto emocional desses pacientes deve ser muito bem abordado e trabalhado. Vários trabalhos publicados demonstram a influência do estresse e da ansiedade nesses casos. O estresse influencia o resultado do tratamento da infertilidade, bem como contribui nas decisões dos pacientes em continuar o tratamento. Dois estudos com 211 casais e outro com 515 pacientes, respectivamente, mostraram que as principais razões da desistência do tratamento foram o fator psicológico e o mau prognóstico ou insucesso. Assim, o trabalho mental sistêmico com o casal é de suma importância para a continuidade e eficácia do tratamento.

Referências

1. Campagne DM. Should fertilization treatment start with reducing stress? Hum Reprod. 2006; 21:1651.
2. Hamada A, Esteves SC, Nizza M, Agarwal A. Unexplained male infertility: Diagnosis and Management. Int Braz J Urol. 2012 Sep; 38(5):576-94.
3. Hung Yu, Ng E et al. The role of acupuncture in the management of subfertility. Fertil Steril. 2008; 90:1-13.2008 by American Society for Reproductive Medicine.
4. http://www.cdc.gov/reproductivehealth/Infertility/ [Acessado em 5/10/2006.]
5. Olivius C, Friden B, Borg G, Bergh C. Why do couples discontinue in vitro fertilization treatment? A cohort study. Fertil Steril. 2004; 81:258.
6. Manheimer E et al. Effects of acupuncture on rates of pregnancy and live birth among women undergoing in vitro fertilisation: systematic review and meta-analysis. BMJ. 2008; 336:545-549.
7. Practice Committee of the American Society for Reproductive Medicine. Definitions of infertility and recurrent pregnancy loss. Fertil Steril. 2008; 90:560.
8. Practice Committee of American Society for Reproductive Medicine. Diagnostic evaluation of the infertile female: a committee opinion. Fertil Steril. 2012. Aug; 98(2):302-7.
9. Rajkhowa M, McConnell A, Thomas GE. Reasons for discontinuation of IVF treatment: a questionnaire study. Hum Reprod. 2006; 21:358.
10. Sheng-Teng H, Pei-Chun Chen A. Traditional Chinese medicine and infertility. Current Opinion in Obstetrics and Gynecology. 2008; 20:211-215.
11. Slama R, Hansen OK, Ducot B et al. Estimation of the frequency of involuntary infertility on a nation-wide basis. Hum Reprod. 2012; 27:1489.
12. World Health Organization. Reproductive, Maternal and Child Health European Regional Office. Definitions and indicators in family planning maternal & child health and reproductive health used in the Who regional office for Europe. 2001; 1-14.
13. WHO Technical Report Series. Recent advances in medically assisted conception. 1992; 820: 1-111.
14. Yun Zheng B.Infertilidade. In: Wang LG. Tratado contemporâneo de acupuntura e moxabustão. Ceimec; 2005.

Insônia

29

Pedro Gomes Cavalcante Neto

CID 10

CÓDIGO	DOENÇA
F51.0	Insônia não orgânica
G47.0	Distúrbios do início e da manutenção do sono [insônias orgânicas]

DEFINIÇÃO

Na insônia, o sono é de quantidade e de qualidade não satisfatórias; pode tratar-se da dificuldade de adormecer, de permanecer adormecido ou despertar matinal precoce. A insônia é um sintoma comum a muitos transtornos mentais ou físicos.

INCIDÊNCIA E PREVALÊNCIA

Estudos internacionais mostram que cerca de 25% dos adultos estão insatisfeitos com o seu sono, 10% a 15% referem sintomas de insônia associados com consequências diurnas e 6% a 10% preenchem critérios para transtorno de insônia.

A prevalência de insônia aumenta com a idade. Em estudo com idosos, 57% apresentavam queixas compatíveis com insônia e apenas 12% relataram sono normal. Insônia em idosos é frequentemente persistente e pode levar à automedicação.

As mulheres adultas relatam insônia cerca de 50% mais frequentemente do que os homens. Há também maior prevalência de insônia entre as pessoas que estão desempregadas, divorciadas, viúvas, separadas ou aquelas de menor nível socioeconômico.

PRINCIPAIS ASPECTOS CLÍNICOS

A insônia pode ser diagnosticada quando os três critérios seguintes estão presentes:

- Queixa de dificuldade de começar a dormir ou manter o sono, ou acordar muito cedo.

Capítulo 29 *Insônia*

- A dificuldade anterior ocorre apesar de oportunidades e circunstâncias adequadas para o sono.
- O sono inadequado causa déficits de funcionamento durante o dia.

Essas queixas podem vir acompanhadas de déficit de atenção, sonolência diurna, dificuldade de concentração, distúrbios do humor, irritabilidade e cefaleia.

Insônia pode estar associada com distúrbio clínico, do sono, psiquiátrico ou neurológico. Alternativamente, pode ser consequência de tensão aguda, medicação ou substância, maus hábitos de sono ou alterações no ambiente de sono. Finalmente, a insônia pode ser uma desordem independente.

A insônia pode ser aguda ou crônica. Os casos de insônia que duram menos de três meses são: distúrbios do ritmo circadiano do sono (por exemplo, *jet lag*, trabalho em turnos) e insônia de altitude.

Já a insônia que dura mais de um mês inclui: higiene do sono inadequada, insônia psicofisiológica, insônia idiopática, insônia comportamental da infância, insônia paradoxal e insônia associada com uma variedade de condições médicas, distúrbios psiquiátricos, doenças neurológicas, distúrbios do sono, medicamentos ou drogas.

TRATAMENTO

Todos os pacientes com insônia devem receber tratamento para qualquer condição clínica, doença psiquiátrica, abuso de substâncias ou distúrbio do sono que podem estar precipitando ou agravando a insônia. Eles devem também receber sugestões gerais de comportamento, particularmente em relação a conselhos de higiene do sono e controle de estímulos.

Para os pacientes que continuam a ter insônia apesar de recomendações iniciais, pode ser indicada terapia cognitivocomportamental (TCC). Se não houver resposta satisfatória, apesar da terapia comportamental, sugere-se a adição de um medicamento, em vez de mudar para uma estratégia de medicação isolada.

Para os pacientes que necessitam de medicação para dificuldade de iniciar o sono, está indicada medicação de curta duração, em vez de um agente de ação mais prolongada. Exemplos são zolpidem e lorazepam.

Para os pacientes que necessitam de medicação para manutenção do sono, sugere-se medicação mais prolongada, em vez de um agente de curta duração, como zolpidem de liberação prolongada e estazolam.

O tratamento farmacológico deve continuar por seis a oito semanas. Em pacientes que respondem ao tratamento, a medicação pode ser reduzida, continuando a terapia comportamental. Pacientes cujos sintomas se repetem podem exigir avaliação em um centro de distúrbios do sono, antes da instituição da terapia a longo prazo.

Medicação a longo prazo por si só não é a estratégia de tratamento inicial ótima para pacientes com insônia. Além disso, deve-se ter em mente o potencial para tolerância e dependência.

ACUPUNTURA

Pontos mais utilizados

HT7 é o ponto mais utilizado no tratamento da insônia.

Prescrições MTC

BL20, BL15, HT7, SP6 (dificuldade em iniciar o sono, com sono leve e excesso de sonhos, língua pálida e com revestimento branco fino – MTC: deficiência de *Xin* e *Pi*).

BL23, B15, KI3, PC7, LI3, HT7 (inquietude ou despertar fácil após sono breve, calor por deficiência – MTC: hiperatividade de *Yang* por deficiência de *Yin*).

CV12, ST40, ST25, PC6 (insônia com agitação, língua com revestimento amarelo pegajoso – MTC: deficiência do *Qi* de *Wei*).

BL18, BL19, F2, VB44 (insônia acompanhada de vertigem, cefaleia e irritabilidade – MTC: ascensão do fogo de *Gan*).

Aurículo

Subcórtex, nervo simpático, coração, rim, endócrino e *Shenmen*.

Evidências clínicas

Uma revisão sistemática da colaboração Cochrane de 2007 avaliou sete estudos que preencheram os critérios de inclusão. Eles incluíram 590 participantes com insônia, dos quais 56 desistiram. A conclusão foi que a evidência é insuficiente para recomendar acupuntura para o tratamento da insônia devido à pequena quantidade de estudos de alta qualidade.

Duas outras revisões com qualidade avaliada pela Cochrane, ambas publicadas por pesquisadores chineses em 2009, concluíram que a acupuntura para tratamento de insônia é uma opção promissora, porém com a ressalva de que ensaios clínicos mais rigorosos sejam produzidos para confirmar sua efetividade.

Poucos estudos novos foram publicados a partir de 2009 abordando o tratamento da insônia com acupuntura. A maioria deles com menos de 100 pacientes e simples cegos ou abordando insônia em doenças específicas, como pós-AVC ou pós-trauma.

Entretanto, é importante ter em mente que a carência de evidência de eficácia não é sinônimo de evidência de ineficácia. Representa apenas que as evidências disponíveis são insuficientes, pela pequena quantidade de estudos e sua baixa qualidade metodológica.

Sugestões

O ponto extra *Anmian* (EX-HN) tem o significado de "dormir em paz". Ele não faz parte da classificação da OMS e está localizado atrás da orelha, entre SJ17 e GB20, posterior ao processo mastoide. É um ponto importante para acalmar os distúrbios do sono, devendo ser agulhado verticalmente, com profundidade de 0,5 a 1,0 cun. Estimule até obter a sensação *de Qi*, retirando a agulha em seguida.

Referências

1. Bonnet MH, Arand DL. Clinical features and diagnosis of insomnia. In: UpToDate, Basow, DS (ed). UpToDate. Waltham, MA; 2012.
2. Bonnet MH, Arand DL. Overview of insomnia. In: UpToDate, Basow, DS (ed). UpToDate, Waltham, MA; 2012.
3. Bonnet MH, Arand DL. Treatment of insomnia. In: UpToDate, Basow, DS (ed). UpToDate, Waltham, MA; 2012.
4. Bonnet MH, Arand DL. Types of insomnia. In: UpToDate, Basow, DS (ed). UpToDate, Waltham, MA; 2012.
5. Cao H, Pan X, Li H et al. Acupuncture for treatment of insomnia: a systematic review of randomized controlled trials. J Altern Complement Med. 2009 Nov; 15 (11):1171-86.
6. Cheuk DKL, Yeung J, Chung KF et al. Acupuncture for insomnia. Cochrane Database Syst Rev. 2007; CD005472.
7. CID-10. http://www.datasus.gov.br/cid10/V2008/ cid10.htm (Acessado em 24/8/2012.)
8. Focks C. Atlas of acupuncture. Philadelphia: Elsevier; 2008.

9. Liu GW. Tratado contemporâneo de acupuntura e moxibustão. São Paulo: Ceimec; 2005.
10. Morin CM, Benca R. Chronic insomnia. Lancet. 2012; 379:1129-41.
11. Yeung WF, Chung KF, Leung YK et al. Traditional needle acupuncture treatment for insomnia: a systematic review of randomized controlled trials. Sleep Med. 2009 Aug; 10(7): 694-704.

Joelho – Osteoartrose

30

Silvio Siqueira Harres

CID 10

CÓDIGO	DOENÇA
M170	Gonartrose primária bilateral
M179	Gonartrose não especificada

DEFINIÇÃO

A gonartrose é uma doença que afeta as articulações do joelho, levando à degeneração das cartilagens articulares. O processo degenerativo pode afetar também outras estruturas, com perda do espaço articular e ocorrer a formação de osteófitos, esclerose óssea subcondral, cistos e deformação articular.

INCIDÊNCIA E PREVALÊNCIA

Dentre as patologias que acometem os joelhos, a gonartrose é a que se apresenta como a maior causa de morbidade e de limitação funcional, podendo incluir um estado mais avançado de destruição articular.

Frequentemente, surge como parte do processo de envelhecimento, e sua prevalência vem crescendo, tornando-se também um problema social. Com o aumento da expectativa de vida e da obesidade, podemos esperar aumento da prevalência da gonartrose nos próximos 20 anos.

Aproximadamente 25% das pessoas com 55 anos ou mais apresentaram dor no joelho, na maioria dos dias, em um mês no último ano, e cerca de metade dessas pessoas apresenta evidência radiográfica de osteoartrose no joelho. A prevalência de osteoartrose do joelho aumenta com a idade e é mais comum em mulheres do que em homens.

PRINCIPAIS ASPECTOS CLÍNICOS

A gonartrose é uma condição que apresenta uma série de sinais disfuncionais com sintomas dolorosos e inflamatórios que, em geral, são localizados. Raramente apresenta complicações sistêmicas e não coloca a vida em risco, mas costuma ser acompanhada de grandes limitações e prolongar-se por toda a vida. Nos últimos anos, têm surgido evidências de componentes inflamatórios cada vez mais presentes em pacientes com gonartrose, demonstrados pela liberação de citocinas na articulação, entre elas as metaloproteinases, acompanhadas de hipertrofia, espessamento sinovial e infiltração dos tecidos por células mononucleares. Na maioria dos pacientes, os marcadores sistêmicos da inflamação, como proteína C reativa e ácido hialurônico, também estão aumentados no soro.

Nos estágios iniciais, os pacientes apresentam predominância de sintomas inflamatórios como dor, aumento do volume articular e limitação matinal de movimentos. Nessa fase, a resposta terapêutica aos analgésicos e anti-inflamatórios é boa.

Nos quadros mais avançados, aparece a dor de repouso, as alterações estruturais associadas à instabilidade articular e a limitação funcional maior nos movimentos. Nesse estágio da doença, a resposta às condutas terapêuticas analgésicas e anti-inflamatórias não é, muitas vezes, satisfatória.

Outros fatores de risco sistêmicos são potencialmente agravantes do quadro e incluem obesidade, densidade mineral óssea diminuída e fatores nutricionais.

TRATAMENTO

Não existindo ainda cura, as recomendações no manejo da osteoartrose de joelhos – incluindo as diretrizes publicadas pelo Colégio Americano de Reumatologia e pela Associação Europeia de Reumatologia – focam os objetivos do tratamento para aliviar a dor, melhorar e manter a capacidade funcional, minimizando as consequências das deformidades. Os tratamentos fundamentam as suas indicações no quadro clínico, no grau de deformidade e no grau de comprometimento articular.

Várias medidas são preconizadas como tratamento: analgésicos, anti-inflamatórios, meios físicos, atividade física, apoio com órteses, diminuição de peso corporal, corticosteroides e fisioterapia. Muitas vezes usadas em associação, visam à obtenção da efetividade analgésica aditiva. Quando a osteoartrose de joelho leva a dor intratável, com importante perda funcional ou instabilidade articular severa, pode ser indicada a cirurgia de substituição da articulação afetada por uma prótese. Os tratamentos que incluem os procedimentos cirúrgicos são os que apresentam mais complicações.

Os tratamentos medicamentosos – muitos deles com importantes efeitos colaterais, determinando o aparecimento de quadros de hipertensão, gastrites, úlceras, alergias e outros – também aparecem como efeitos adversos secundários. Pacientes com idade mais avançada apresentam maior número de comorbidades, sendo o uso de muitos medicamentos uma situação frequente, que configura outro problema de difícil manejo.

Com o aumento da expectativa de vida, cresce em número os pacientes com osteoartrose avançada de joelho. Nesses pacientes, a analgesia é frequentemente insatisfatória, e a incidência de reações adversas medicamentosas, particularmente aos anti-inflamatórios esteroides ou não esteroides, é bem conhecida. A indicação cirúrgica também apresenta limitações com o avanço da idade.

Entre as opções terapêuticas na gonartrose, aparece a medicina física, que inclui a fisiatria, a fisioterapia, os meios físicos, as atividades físicas e a acupuntura. A inclusão da acupuntura na medicina física busca evidenciar o seu importante papel coadjuvante, pois ela é, reconhecidamente, um dos meios físicos eficazes no tratamento da osteoartrose do joelho. Além de seus efeitos benéficos locais e gerais no que se refere à qualidade de vida, tem como resultado a melhora da amplitude de movimento, promovendo o alívio da dor e dos outros sintomas, sem apresentar os riscos dos procedimentos cirúrgicos e os efeitos colaterais dos tratamentos medicamentosos.

ACUPUNTURA

Objetivos do tratamento pela acupuntura:
1. Alívio do estresse físico e emocional.
2. Ativação e controle dos mecanismos imunes e anti-inflamatórios.
3. Aceleração da regeneração e cicatrização tecidual.
4. Analgesia e alívio da dor.

A proporção do alívio da dor crônica pela acupuntura fica na faixa de 55% a 85%, bastante favorável quando comparada com drogas potentes, como a morfina, que ajuda em 70% dos casos, e distante do efeito placebo, que fica em 30% a 35%.

Pontos mais utilizados

KI3, LI4, ST36, GB34.

Tratamento agudo

SP9, SP10, BL40, BL57, ST33, ST36, EX-LE4, ST35.

Prescrições MTC

1. EX-LE27, *Xiaxia*, ST35, ST34, ST36, GB34 e SP9.
2. EX-LE27, EX-LE4, ST35, GB34 e SP39.
3. EX-LE27, ST35, EX-LE4, LR8 e BL40.
4. ST36, SP9, SP10, LR3, BL40, BL57, LR9, ST33.

Pontos gerais

Síndromes *Bi*: SI3 e BL62.

Pontos suplementares

Bi migratória (vento): LR3; *Bi* dolorosa (frio): BL23, CV4; *Bi* fixa (umidade): ST36 e SP5; *Bi* febril (calor): GV14 e LI11; *Bi* tendinosa: GB34; *Bi* óssea: BL11 e GB39.

Aurículo

Shenmen, simpático e pontos sensíveis na orelha referentes aos da dor.

EVIDÊNCIAS CLÍNICAS

A falha na demonstração da efetividade da acupuntura tem ocorrido em vários trabalhos que apresentam ampla variedade de problemas metodológicos, como amostras com número pequeno de participantes, tratamento de curta duração, frequência inadequada do estímulo e número insuficiente de sessões.

Estudos com modelos mais adequados de acupuntura, em regime de tratamento com estimulação duas vezes por semana, durante oito semanas, têm demonstrado resultados significativos em pacientes com osteoartrite de joelho, quando comparados com acupuntura falsa.

Fernandes e col., em uma revisão sistemática, em 2002, identificaram sete estudos randomizados, controlados e publicados na Inglaterra. Esses estudos sugerem a evidência de que a acupuntura parece aliviar a gonalgia e melhorar a atividade funcional, quando comparada com a acupuntura falsa.

Capítulo 30 Joelho – Osteoartrose

A revisão sistemática publicada em 2007 por White e col. demonstrou que a acupuntura, quando usada com critérios adequados, pode ser de grande ajuda no alívio da dor, redução da rigidez e melhora da capacidade física funcional em pacientes com dor crônica de joelho. Os resultados obtidos são significativamente superiores quando comparados ao grupo da acupuntura falsa ou do grupo sem intervenção adicional.

Sugestões

O autor sugere, a seguir, o protocolo (o qual fez parte do seu mestrado na PUCRS, em 2008) que foi resultado de uma grande revisão. Também indica o uso dos pontos suplementares e dos pontos sindrômicos referidos anteriormente. O tratamento deve ser aplicado duas vezes por semana, por oito semanas, podendo o protocolo ser repetido até três vezes com intervalos de 10 dias.

Pontos sugeridos pelo autor

SI3, BL62, KI3, LI4, EX-LE27, EX-LE16, ST35, GB34, SP9, SP10, ST34, ST36.

Referências

1. Birsch S. Testing the clinical especificity of needle sites in controlled clinical trials of acupuncture. Proceedings oh the Second Symposium of the Society for Acupuncture Research. 1995; p. 274-294.
2. Liangyue D, Yijun G, Shuhui H, Xiaping J, Yang L, Rufen W, Wenjing W, Xuetai W, Hengze X, Xiuling X, Jiuling Y. Beijing: Chinese Acupuncture and Moxibustion; 1987.
3. Dillon CF, Rasch EK, Gu Q et al. Prevalence of knee osteoarthritis in the United States: arthritis data from the Third National Health and Nutrition Examination Survey 1991-94. J Rheumatol. 2006; 33:2271-2279.
4. Ferrandez IA, Garcia OL, Gonzalez GA, Meis Meis MJ, Sanchez Rodriguez BM. Effectiveness of acupuncture in the treatment of pain from osteoarthritis of the knee. Aten Primaria. 2002; 30(10): 602-8.
5. Filshie & White. Acupuntura médica: um enfoque científico do ponto de vista ocidental. São Paulo: Roca; 2002.
6. Lawrence RC, Helmick CG, Arnett FC, Deyo RA, Felson DT, Giannini EH et al. Estimates of the prevalence of arthritis and selected musculoskeletaldisorders in the United States. Arthritis Rheum. 1998; 41:778-99. [PMID: 9588729.]
7. Lewith GT et al. On the evaluation of the clinical effect of acupuncture. Pain. 1983; 16:111-127.
8. Lopes E. Neurofisiologia de la acupuntura. Buenos Aires: Serendipidad. 2005; p. 94.
9. Malizia F, Paolucci D et al. Eletroacupuncture and beta-endorphin and ACTH levels. Lancet II. 1979; p. 535-536.
10. Martin I, Venables PH. Techniques in psychophysiology. New York: Wiley; 1980.
11. Pomeranz B, Campbell JJ. Weack electric field accelerates motoneuron regeneration in the sciatic nerve of 10-month-old rats. Brain Res. 1993; 603:271-278.
12. Richardson PH et al. Acupuncture for the treatment of pain — a review of evaluation research. Pain. 1986; 24:1540.
13. Shanghai College of Traditional Medicine. Acupuntura: um texto compreensível. São Paulo: Roca; 1996.
14. Wang LG, Pai HJ. Tratado contemporâneo de acupuntura e moxibustão. São Paulo: Ceimec; 2005.
15. White A, Foster NE, Cummings M, Barlas P. Acupuncture treatment for chronic knee pais: a systematic review. Rheumatology (Oxford). 2007; 46(3):602-10.

Lombalgia

Douglas Tetsuo Hiraoka
André Wan Wen Tsai

CID 10

CÓDIGO	DOENÇA
M54.5	Dor lombar baixa

DEFINIÇÃO

Dor aguda ou crônica, nas regiões lombar ou sacral, podendo estar associada com entorses e distensões dos ligamentos dos músculos, deslocamento do disco intervertebral e outras afecções.

INCIDÊNCIA E PREVALÊNCIA

Em algum período da vida, 70% a 80% dos indivíduos apresentarão dor lombar.
A dor lombar é a causa mais frequente de limitação das atividades diárias dos adultos jovens.

PRINCIPAIS ASPECTOS CLÍNICOS

A lombalgia pode ser classificada, quanto à etiologia, em inespecífica (80%), quando não é possível identificar a etiologia, e em específica (20%), incluindo hérnias discais, espondilolistese, estenose de canal, instabilidade segmentar, fraturas vertebrais, tumores, infecções e doenças inflamatórias.

De acordo com a duração, pode ser classificada em aguda (início súbito e duração menor que seis semanas), subaguda (duração de seis a 12 semanas), crônica (duração maior que 12 semanas) ou recorrente (reaparece após períodos assintomáticos).

São fatores de risco para lombalgia: idade superior a 55 anos, tabagismo, obesidade, trabalho braçal, hábito de dirigir por longos períodos, estresse emocional.

Hérnia de disco

É definida como o extravasamento do núcleo pulposo, podendo ser protrusa, extrusa ou sequestrada. Na protrusão, não há ruptura do anel fibroso; na extrusão, ocorre ruptura do anel fibroso, com saída do núcleo pulposo; na sequestrada, há ruptura do anel fibroso e do ligamento longitudinal posterior, com saída do disco para o canal vertebral. Com relação à localização, as hérnias podem ocorrer na zona central, no recesso lateral, no forame e na zona extraforaminal.

Os locais mais frequentes das hérnias de disco ocorrem nos segmentos L4/L5 e L5/S1 (98% das hérnias).

A dor é a queixa principal dos pacientes. Ela se localiza na região lombar e pode irradiar para membros inferiores, piorando ao levantar, inclinar ou tossir. Pode ser acompanhada de contratura ou atrofia muscular, alteração da força e do reflexo tendíneo, e de alteração da sensibilidade. Testes específicos, como o sinal de Lasègue e a extensão do quadril com o paciente em prona, reproduzem e/ou aumentam a dor.

O diagnóstico é clínico e radiológico. A RNM é atualmente o exame de escolha para o diagnóstico.

Espondilolistese e espondilólise

A espondilólise caracteriza-se por um defeito na vértebra sem escorregamento, o que pode ocorrer em diversas partes da vértebra, principalmente nos elementos posteriores.

Na espondilolistese, há o deslizamento de uma vértebra sobre outra, geralmente por lise de elementos posteriores, resultante de trauma ou devido à idade (ocorre em 10% a 15% dos idosos acima de 70 anos). A incidência é maior em L5-S1 (70%) e L4-L5 (25%). O deslizamento pode ser classificado em: grau I, quando os ângulos posterior e inferior de L5 não ultrapassam 25% da superfície superior do sacro; grau II, quando atingem 25% a 50% da superfície do sacro; grau III, quando alcançam 50% a 75%; e grau IV, quando alcançam mais de 75% da superfície superior do sacro; quando L5 ultrapassa totalmente o sacro, é classificada como ptose. Pode-se usar também a classificação de Wiltse-Newman-McNab: displásica (alteração congênita das facetas articulares), ístmica (lesão na *pars articularis*), degenerativa (decorrente da osteoartrose), traumático (fratura dos elementos posteriores) e patológica (lesão tumoral primária ou metastática).

O paciente apresenta lombalgia com irradiação para a região sacroilíaca, nádegas, coxas e pernas. Frequentemente é associada a parestesia, limitação dos movimentos, tensão muscular e sensibilidade à palpação. Em crianças, a dor pode estar relacionada aos exercícios.

Estenose de canal

É definida como estreitamento do diâmetro anteroposterior e do recesso lateral do canal raquidiano, com compressão de raiz. Esse estreitamento pode ser causado por disco intervertebral, ligamentos, osso, cisto, espondilolistese, tumores, doenças inflamatórias, doenças congênitas ou por combinações entre as causas. A incidência aumenta com a idade, principalmente após a quinta década de vida.

O paciente apresenta lombalgia com irradiação para os membros inferiores, parestesias, diminuição da força nas coxas, pernas e glúteos, rigidez matinal. O sintoma característico é a claudicação neurogênica, com o paciente apresentando dor irradiada para os membros inferiores, com adormecimento, que piora com a atividade física e a extensão do tronco, e melhora com repouso e flexão do tronco (ampliando o diâmetro do canal vertebral).

Fraturas vertebrais

As fraturas vertebrais podem ser secundárias a traumas ou a outras patologias.

Em caso de fratura óssea, a dor é aguda, súbita e localizada. A dor do achatamento de vértebra causada por osteoporose melhora com o repouso, enquanto a provocada por tumor não melhora com o repouso.

Tumores

Os tumores que afetam a coluna são mais comumente metástases nos corpos vertebrais de carcinoma de pulmão, mama, próstata, rins, tireoide e cólon. O paciente apresenta dor à noite, em repouso, e sintomas devidos à compressão neurológica ou por fraturas patológicas.

Os tumores primários benignos mais comuns são: hemangiomas, cistos ósseos aneurismáticos, osteoma osteoide, osteoblastoma e osteocondroma. Os malignos são: osteossarcoma, condrossarcoma, sarcoma de Ewing, linfoma, plasmocitoma e cordoma.

Infecções

Os processos infecciosos da coluna, normalmente, têm origem no disco e são chamados de espondilodiscites, podendo se estender para as vértebras e os tecidos adjacentes.

As infecções bacterianas provocam sintomas agudos, com dor de forte intensidade, constante, com melhora ao repouso e piora com o movimento.

Na infecção por bacilo da tuberculose, o quadro clínico é insidioso, podendo haver febre e perda ponderal.

Doenças inflamatórias

As espondiloartropatias soronegativas podem afetar os pontos de inserção dos ligamentos e tendões do esqueleto axial, as articulações sacroilíacas e dos membros inferiores. A dor das espondiloartropatias é caracteristicamente inflamatória, melhora com a movimentação e piora com o repouso; apresenta rigidez matinal e pode estar associada com febre, perda ponderal e artrite. As principais patologias são: espondilite anquilosante, artrite psoriática e artrites enteropáticas.

Sinais de alerta

Na presença dos sinais de alerta, deve-se realizar investigação adicional para excluir, entre outras patologias, infecções, doenças reumáticas e câncer. São eles: idade superior a 50 anos ou inferior a 20 anos; dor com piora noturna; febre; história de emagrecimento; trauma recente; uso crônico de corticoesteroides; uso de drogas; imunodeficiências; dor constante e progressiva; alterações neurológicas progressivas.

TRATAMENTO

O tratamento das lombalgias deve ser individualizado, dependendo da etiologia e do tempo de evolução.

Melhoram, dentro de duas semanas, 90% dos quadros agudos. As recorrências são comuns, afetando 40% dos pacientes em seis meses.

Em 90% dos casos, a terapia conservadora é eficaz.

Lombalgias agudas e subagudas

O tratamento visa ao alívio da dor. Para isso, podemos usar: tratamento medicamentoso (paracetamol, dipirona, AINEs, opioides, relaxantes musculares, antidepressivos

Capítulo 31 *Lombalgia*

tricíclicos, corticoesteroides); repouso relativo; acupuntura; massoterapia; crioterapia; e fisioterapia (após a fase aguda).

Hérnia de disco

Tratamento conservador: deve-se realizar repouso relativo; fisioterapia; alongamento e fortalecimento muscular, após a fase aguda; acupuntura; estimulação elétrica; massoterapia; terapia farmacológica (AINEs, opioides, relaxantes musculares, corticosteroides orais ou intramusculares).

Tratamento cirúrgico: indicações absolutas (síndrome da cauda equina, persistência de dor intensa e/ou piora evidente do déficit neurológico) e indicações relativas (falha no tratamento conservador, crises de ciatalgia recorrentes e hérnia de disco extrusa associada a estenose do canal vertebral).

O tempo ideal do tratamento conservador, quando tolerado pelo paciente, é de seis semanas, não devendo ultrapassar 12 semanas.

Estenose de canal

Tratamento conservador: orientações (noções de postura e ergonomia); perda ponderal; na fase dolorosa, podem ser utilizados analgésicos, AINEs, opioides e corticosteroides epidurais; após a fase dolorosa, iniciam-se fisioterapia e exercícios aeróbicos (bicicleta).

Tratamento cirúrgico: indicado quando o tratamento conservador falhar, com piora progressiva dos sintomas e da qualidade de vida do paciente.

Espondilolistese

Na criança está indicado o tratamento conservador com AINEs, programa de exercícios para a diminuição da lordose lombar, retirada de atividades esportivas e colete. Em casos refratários pode ser indicado tratamento cirúrgico.

No adulto, o tratamento inicial deve ser fisioterápico e com exercícios de fortalecimento do tronco. Em casos refratários ao tratamento conservador, pode-se indicar o tratamento cirúrgico.

Lombalgias crônicas

O quadro de dor crônica necessitará de abordagem multidisciplinar. Pode-se indicar exercícios, fisioterapia, terapia comportamental, massoterapia, acupuntura, drogas antidepressivas, anticonvulsivantes e até opioides. As abordagens cirúrgicas são raramente úteis.

ACUPUNTURA

Pontos mais utilizados

Os pontos do meridiano da bexiga são os mais utilizados, como BL23, BL40 e BL60.

Tratamento agudo

BL23, BL40, BL60, EX-UE7, GB34.

Prescrições MTC

BL23, BL40, GV3, pontos *Ah Shi*, GB30, GB34, BL60, BL62, EX-B7, BL32, BL25, BL24, EX-B2 (sensação de peso, sensação de frio e dor na região lombar agravada com mudanças climáticas, limitação dos movimentos, não melhora com repouso e a dor melhora com o calor, língua com revestimento branco e pegajoso – MTC: umidade e frio). Pode-se associar acupuntura escalpeana de Wen em 1/5 superior da área sensitiva, 2/4 inferiores da banda parieto-occipital e área motora suplementar. Técnica de punho-tornozelo em áreas L4, L5 e L6.

BL23, BL40, BL32, BL52, KI3 (fraqueza, sensibilidade e dor na região lombar, cansaço e fraqueza na cintura e nos joelhos, com piora após atividades e melhora com repouso, irritabilidade, insônia, boca e garganta secas, sensação de calor nos cinco *Xin*, urina amarela e língua vermelha com pouco revestimento – MTC: deficiência de *Yin* do *Shen*).

BL23, BL40, BL32, GV4, EX-B7, GV3, BL58, BL17 (fadiga, sensibilidade e dor na região lombar, cansaço e fraqueza na cintura e nos joelhos, com piora após atividades e melhora com repouso, sensação de frio na região lombar, espermatorreia, urina frequente e clara, e língua pálida com revestimento branco e fino – MTC: deficiência de *Yang* do *Shen*).

BL23, BL40, pontos *Ah Shi*, GV26, SI6, TE6, GV3, GB34, BL32, EX-B2, EX-UE7, BL17 (dor lombar aguda, associada a trauma, fixa, com piora pela pressão, movimentação; melhora durante o dia, língua púrpura ou com equimose – MTC: estase de *Xue* por trauma). Pode-se utilizar acupuntura escalpeana de Wen associada aos pontos principais na área sensitivomotora de membros inferiores bilateralmente ou técnica de punho-tornozelo em áreas L1, L5 e L6.

Aurículo

Vértebra lombar, vértebra sacral, rim, suprarrenal, subcórtex e *Shenmen*.

Evidências clínicas

Uma revisão Cochrane de 2003 concluiu que a acupuntura está indicada para o tratamento da lombalgia crônica isoladamente ou em associação a terapias convencionais. Essa revisão incluiu 35 estudos envolvendo o total de 2.861 pacientes, comparando a acupuntura com tratamento convencional, *sham* acupuntura, TENS, fitoterapia chinesa, exercícios, orientações, fisioterapia, AINEs e infiltrações em *trigger points*.

Um grande estudo multicêntrico alemão, envolvendo 1.162 pacientes, demonstrou resposta (melhora nas escalas de dor ou funcionalidade) estatisticamente significativa nos grupos com acupuntura (verdadeira e *sham*) quando comparados com o grupo de tratamento convencional (medicamentos e meios físicos), por até seis meses.

Um estudo alemão, no qual 301 pacientes foram randomizados em três grupos (acupuntura, acupuntura mínima e lista de espera), demonstrou melhora da dor nos grupos com acupuntura, quando comparados com o grupo da lista de espera, após oito semanas do término do tratamento. Houve também melhora nos parâmetros secundários (qualidade de vida, escalas de depressão, escalas de funcionalidade), porém não houve diferença estatisticamente significativa entre os grupos de acupuntura e acupuntura mínima.

Um estudo espanhol publicado em 2012, envolvendo 275 pacientes, randomizados em quatro grupos (acupuntura verdadeira, acupuntura *sham* e acupuntura placebo associadas ao tratamento convencional, e tratamento convencional isoladamente), demonstrou melhores resultados nos grupos com acupuntura comparados ao grupo com tratamento convencional. Houve melhora da dor, dos escores no questionário de Roland Morris, no número de analgésicos e no retorno às atividades.

Capítulo 31 *Lombalgia*

Outro estudo alemão, de 2002, envolvendo 131 pacientes com dor lombar inespecífica, demonstrou benefício clínico maior nos grupos tratados com 20 sessões de acupuntura (verdadeira e *sham*) em relação ao grupo tratado com fisioterapia.

Sugestões

Uma boa avaliação clínica é essencial para o diagnóstico correto e, consequentemente, para o sucesso do tratamento. Pacientes que apresentam os sinais de alerta necessitam de investigação mais aprofundada e, muitas vezes, de tratamento específico (antibioticoterapia, cirurgia, uso de colete etc.). O alívio dos sintomas (agudo ou crônico) por meio da acupuntura deve ser acompanhado por um programa de fortalecimento da musculatura paravertebral e abdominal, além das orientações posturais.

Referências

1. Biblioteca virtual em saúde. DECS, Descritores em Ciências da Saúde. Disponível em: http://decs.bvs.br/cgi-bin/wxis1660.exe/decsserver/?IsisScript=../cgi-bin/decsserver/decsserver.xis&interface_language=p&previous_page=homepage&previous_task=NULL&task=start.
2. Brinkhaus B, Witt CM, Jena S, Linde K, Streng A, Wagenpfeil S et al. Acupuncture in patients with chronic low back pain: a randomized controlled trial. Archives of Internal Medicine. 2006; 166(4):450.
3. Furlan AD, Tulder MW, Cherkin D, Tsukayama H, Lao L, Koes BW, Berman BM. Acupuncture and dry-needling for low back pain. Cochrane Database of Systematic Reviews. In: The Cochrane Library, Issue 09, art. n. CD001351. DOI: 10.1002/14651858.CD001351.pub1.
4. Guedes L. Cervicalgia e lombalgia. In: Cavalcanti EFA, Martins HS. Clínica médica, dos sinais e sintomas ao diagnóstico e tratamento. São Paulo: Manole. 2007; 127:1109-22.
5. Haake M, Muller HH, Schade-Brittinger C, Basler HD, Schafer H, Maier C et al. German Acupuncture Trials (GERAC) for chronic low back pain: randomized, multicenter, blinded, parallel-group trial with 3 groups. Archives of Internal Medicine. 2007; 167(17):1892.
6. Leibing E, Leonhart U, Köster G, Goerlitz A, Rosenfeldt JA, Hilgers R, Ramadori G. Acupuncture treatment of chronic low-back pain – a randomized, blinded, placebo-controlled trial with 9-month follow-up. Pain. 2002; 96:189-96.
7. Liu GW. Tratado contemporâneo de acupuntura e moxibustão. São Paulo: Ceimec. 2005; 39:560-4.
8. Neto RAB. Lombalgia. In: Pronto-socorro, condutas do Hospital das Clínicas da Faculdade de Medicina da Universidade de São Paulo. São Paulo: Manole. 2007; 72:545-49.
9. Rocha ID, Narazaki DK. Espondilólise e espondilolistese. In: Barros Filho TEP, Camargo OP, Camanho GL. Clínica Ortopédica. São Paulo: Manole. 2012; 55:311-20.
10. Rodrigues LMR, Junqueira RN. Lombalgia e lombociatalgia. In: Cohen M, Junior RM, Filho RJG. Tratado de ortopedia SBOT. São Paulo: Roca. 2007; 18:166-72.
11. Sakata RK, Issy AM. Lombalgia e lombociatalgia. In: Sakata RK, Issy AM. Dor. São Paulo: Manole. 2008; 7:51-61.
12. Vas J, Aranda JM, Modesto M, Benítez-Parejo N, Herrera A, Martínez-Barquín DM et al. Acupuncture in patients with acute low back pain: A multicentre randomised controlled clinical trial. Pain. 2012 Sep; 153(9):1883-9.
13. Von Uhlendorff EF, Junior RB. Estenose lombar. In: Barros Filho TEP, Camargo OP, Camanho GL. Clínica ortopédica. São Paulo: Manole. 2012; 189:1341-48.
14. Von Uhlendorff EF, Junior RB. Hérnia de disco lombar. In: Barros Filho TEP, Camargo OP, Camanho GL. Clínica ortopédica. São Paulo: Manole. 2012; 188:1333-40.
15. Wajchenberg M. Estenose do canal vertebral. In: Cohen M, Junior RM, Filho RJG. Tratado de ortopedia SBOT. São Paulo: Roca. 2007; 19:173-75.
16. Wen TS. Manual terapêutico de acupuntura. Hsing WT (ed.) São Paulo: Manole. 2008; 7:361-68.

Náuseas e Vômitos

32

Luciana Aikawa
Pablo Coutinho Malheiros
João Paulo Bittar

CID 10

CÓDIGO	DOENÇA
R11	Náuseas e vômitos

DEFINIÇÃO

Náusea é a sensação de desconforto no estômago, geralmente acompanhada de impulso de vomitar.

Vômito é a expulsão forçada do conteúdo do estômago pela boca.

INCIDÊNCIA E PREVALÊNCIA

Na população geral, não há incidência e prevalência descritas.

Em gestantes, as náuseas ocorrem em 70%, e os vômitos, em 25% a 55%. No pós-operatório, é em torno de 30%.

PRINCIPAIS ASPECTOS CLÍNICOS

As etiologias principais são gastroenterite, drogas e toxinas. São muito comuns também em gestação e pós-operatório. Os sinais de alerta são: sinais de hipovolemia, confusão mental e sinais de peritonite.

TRATAMENTO

O tratamento consiste em hidratação e medicamentos antieméticos, como os antagonistas muscarínicos (escopolamina), anti-histamínicos (hidroxizina e prometazina), antagonistas dopaminérgicos (droperidol e metoclopramida) e antagonistas da serotonina (ondansetrona).

Capítulo 32 *Náuseas e Vômitos*

135

ACUPUNTURA

Ponto mais utilizado

PC6 é o ponto mais utilizado no tratamento de náuseas e vômitos.

Tratamento agudo

No tratamento agudo, podem ser utilizados os pontos CV12, ST36, LI4, PC6 e SP4.

Prescrições MTC

CV12, ST36, PC6, SP4 e CV10 (vômitos de líquidos ou com alimentos, eructações, distensão e plenitude gástrica – MTC: retenção de alimentos).

CV12, ST36, PC6, SP4 e LV3 (vômitos de líquidos ou com alimentos, eructação, dor e distensão do hipocôndrio – MTC: fogo do *Gan* atacando o *Wei*).

CV12, ST36, P6, SP4 e BL20 (vômitos pós-prandiais, lassidão e fraqueza dos membros e fezes amolecidas – MTC: deficiência de *Pi* e *Wei*).

Na gravidez:

CV12, CV13, PC6, ST36 e SP4 (deficiência de *Pi* e *Wei*).

CV17, CV12, PC6, ST3 e LV3 (desarmonia entre *Gan* e *Wei*).

Aurículo

Estômago, fígado, subcórtex, nervo simpático e *Shenmen*.

Evidências clínicas

Trabalhos científicos demonstram que o ponto PC6 pode ser utilizado para prevenção e tratamento de náuseas e vômitos em diversas etiologias, que incluem: pós-operatório, quimioterapia, gestação, cinetose, fase aguda do infarto do miocárdio e pós-tonsilectomia em crianças.

Sugestões

A acupuntura é uma excelente opção a ser empregada como tratamento de náuseas e vômitos. O ponto PC6 tem rápida resposta, implementando bons resultados. Além da aplicabilidade técnica com agulha, é possível usar também a acupressão. Encorajar os médicos ao uso dessa alternativa oferece mais uma abordagem terapêutica, e aos pacientes, o benefício de um tratamento simples e sem contraindicações.

Referências

1. Becker DE. Nausea, vomiting and hiccups: a review of the mechanisms and treatment. Anesth Prog. 2010 Winter; 57(4):150-157.
2. Bittar JPM, Yamamura Y, Silva JBG. Acupuntura nas urgências médicas. In Prourgen. Porto Alegre: Artmed/Panamericana, Ciclo 5, Módulo 3; 2012.
3. Carneiro NM. Acupuntura na prevenção e tratamento de náusea e vômito. Projeto Diretrizes; 2007.
4. Cheng X. Acupuntura e moxibustão chinesa. São Paulo: Roca; 1999.
5. Ezzo J, Streitberger K, Schneider A. Cochrane Systematic Reviews examine PC6 acupuncture-point stimulation for nausea and vomiting. J Altern Complement Med. 2006 Jun; 12(5):489-95.
6. Liu GW. Tratado contemporâneo de acupuntura e moxibustão. São Paulo: Ceimec; 2005.
7. Saad M, Medeiros R. Prevenção e tratamento de náusea e vômito de diversas etiologias pela pressão sobre o ponto de acupuntura PC6. Einstein: Educ Contin Saúde. 2008; 6(1Pt 2):44-5.
8. The Merck manual. Disponível em: <http://www.merckmanuals.com/professional/gastrointestinal_disorders/symptoms_of_gi_disorders/nausea_and_vomiting.html> [Acessado em: 4/9/2012.]

Náuseas na Gestação

Jéssica Maria Costi
André G. Daleffe

CID 10

CÓDIGO	DOENÇA
O21	Vômitos excessivos na gravidez
O21.0	Hiperêmese gravídica leve
O21.1	Hiperêmese gravídica com distúrbio metabólico
O21.2	Vômitos tardios da gravidez
O21.8	Outras formas de vômitos complicando a gravidez
O21.9	Vômitos da gravidez, não especificados

DEFINIÇÃO

Episódios de náuseas e vômitos durante a gestação.

INCIDÊNCIA E PREVALÊNCIA

Náuseas e vômitos são sintomas comuns no início da gestação. A náusea afeta cerca de 70% a 85% das gestantes, e os vômitos, cerca de 50%. Entretanto, dados sugerem que a incidência pode variar entre grupos socioeconômicos.

Tipicamente iniciam entre a quarta e a sétima semana após o último período menstrual e desaparecem no segundo trimestre, embora em cerca de 20% das gestantes os sintomas permaneçam além da 16ª semana.

Apesar de popularmente chamados de "enjoos matinais" (*morning sickness*), apenas 17% das gestantes apresentam os sintomas somente no período da manhã.

Hiperêmese gravídica ocorre em 0,5% a 1% das gestações. A incidência aumenta com fatores como gestação múltipla, doença trofoblástica, triploidia, trissomia 21 e hidropisia fetal, bem como em primigrávidas, feto do sexo feminino e história de hiperêmese em gestação anterior.

PRINCIPAIS ASPECTOS CLÍNICOS

A etiologia de náuseas e vômitos na gestação não está esclarecida, havendo fatores hormonais e psicológicos envolvidos.

Não deve haver nenhuma anormalidade ao exame físico.

Se os sintomas de náuseas e vômitos forem acompanhados de mudanças no hábito intestinal, dores abdominais e/ou vômitos biliosos, outras causas devem ser investigadas. Diagnósticos diferenciais incluem doença do refluxo gastroesofágico, úlcera péptica, obstrução intestinal, colecistite aguda, colelitíase, pancreatite, apendicite, gastroenterite, nefrolitíase, pielonefrite, hepatite, entre outras.

Também no caso de vômitos persistentes, deve-se excluir a possibilidade de hipertireoidismo, gestação gemelar e mola hidatiforme.

Na hiperêmese gravídica há vômitos intratáveis com desequilíbrio eletrolítico, perda de peso de 5% ou mais e cetose, que podem levar a distúrbios neurológicos, hemorragia retiniana, lesão hepática e renal, e complicações neonatais.

A infecção por *H. pylori* pode estar associada a hiperêmese gravídica.

TRATAMENTO

O manejo inicial, em pacientes sem complicações, visa à orientação alimentar e fracionamento da dieta.

A acupressão no ponto PC6 (*Neiguan*) está incluída no manejo conservador, assim como a acupuntura.

A suplementação com gengibre também pode reduzir os sintomas. É usado isoladamente ou associado à acupressão, podendo ser ingerido cru ou em forma de chá, comprimido ou cápsula.

O tratamento farmacológico de primeira linha inclui piridoxina (vitamina B_6) e doxilamina (anti-histamínico), sendo ambas consideradas seguras durante toda a gestação.

São considerados como tratamento farmacológico de segunda linha os anti-histamínicos orais e os antieméticos orais (metoclopramida, domperidona).

Pacientes com depleção de volume devem receber reidratação intravenosa e antieméticos parenterais. Corticosteroides são considerados em casos refratários de hiperêmese gravídica. Em casos extremos, pode ser necessário o uso de nutrição parenteral.

Tratamento para erradicação de *H. pylori* pode ser feito em pacientes com teste positivo.

ACUPUNTURA

Pontos mais utilizados

PC6, CV12, ST36, SP4.

Prescrições MTC

Harmonizar *Qi* do *Wei*, estimular descida do *Qi* e cessar vômito: PC6, CV12, ST36, SP4.

Acrescentar para:
- Desarmonia entre *Gan* (fígado) e *Wei* (estômago), vômito amargo: LR3, GB34.
- Sensação de plenitude e sufocamento no peito e região epigástrica: CV17, CV11.
- Vômitos incoercíveis: *Jin Jin* (EX-CP12), *Yu Ye* (EX-CP13).

Aurículo

Estômago, fígado, baço, *Shenmen*.

Evidências clínicas

Uma revisão sistemática Cochrane de 2010 sobre intervenções para náuseas e vômitos na gestação, com base em 27 estudos, mostrou evidência limitada em relação à efetividade de acupressão em PC6, acupressão auricular e acuestimulação de PC6. Acupuntura em PC6 ou tradicional não demonstrou benefício significativo.

Já uma metanálise de 2006, envolvendo 14 estudos, demonstrou que acupressão e a eletroestimulação têm maior impacto do que a acupuntura no tratamento de náuseas e vômitos na gestação.

Em relação à acupressão em PC6, estudos demonstram que pode haver redução dos sintomas, em comparação a grupo placebo ou grupo controle, quando utilizada de forma intermitente (10 minutos, três vezes ao dia) ou contínua (faixa no punho).

Uma revisão sistemática sobre o uso de técnicas não farmacológicas na prevenção de náuseas e vômitos pós-operatórios, com 19 estudos randomizados e 1.679 pacientes, concluiu que a estimulação de PC6 é efetiva em adultos, mas não em crianças. Técnicas não farmacológicas se mostraram equivalentes a drogas antieméticas comumente usadas na prevenção de náuseas e vômitos pós-operatórios e mais efetivas do que o placebo.

Sugestões

Evitar estimulações vigorosas nos pontos de acupuntura.
Recomenda-se observar a altura uterina ao puncionar o ponto CV12.

Referências

1. American College of Obstetrics and Gynecology – ACOG. Practice bulletin: nausea and vomiting of pregnancy. Obstet Gynecol. 2004; 103:803-814.
2. Buckwalter JG, Simpson SW. Psychological factors in the etiology and treatment of severe nausea and vomiting in pregnancy. Am J Obstet Gynecol. 2002; 186(5 Suppl):S210-S214.
3. Dodds L, Fell DB, Joseph KS, Allen VM, Butler B. Outcomes of pregnancies complicated hyperemesis gravidarum. Obstet Gynecol. 2006 Feb; 107(2 Pt 1):285-92.
4. Eliakim R, Abulafia O, Sherer DM. Hyperemesis gravidarum: a current review. Am J Perinatol 2000; 17:207-218.
5. Fairweather DV. Nausea and vomiting in pregnancy. Am J Obstet Gynecol. 1968; 102:135-175.
6. Gadsby R, Barnie-Adshead AM, Jagger C. A prospective study of nausea and vomiting during pregnancy. British Journal of General Practice. 1993; 43:245-8.
7. Geng J. Selecionando os pontos certos de acupuntura: um manual de acupuntura. São Paulo: Roca; 1996.
8. Goldberg D, Szilagyi A, Graves L. Hyperemesis gravidarum and Helicobacter pylori infection: a systematic review. Obstet Gynecol. 2007 Sep; 110(3):695-703.
9. Goodwin TM. Hyperemesis gravidarum. Clin Obstet Gynecol. 1998; 41:597-605.
10. Helmreich RJ, Shiao SY, Dune LS. Meta-analysis of acustimulation effects on nausea and vomiting in pregnant women. Explore (NY). 2006 Sep-Oct; 2(5):412-21.
11. Koch KL, Frissora C. Nausea and vomiting during pregnancy. Gastroenterol Clin North Am. 2003; 32:201-34.
12. Lee A, Done ML. The use of nonpharmacologic techniques to prevent postoperative nausea and vomiting: a meta-analysis. Anesth Analg. 1999 Jun; 88(6):1362-9.
13. Lee EJ, Frazier SK. The efficacy of acupressure for symptom management: a systematic review. J Pain Symptom Manage. 2011; 42:589-603.
14. Liu GW. Tratado contemporâneo de acupuntura e moxibustão. São Paulo: Ceimec; 2005.

Capítulo 33 *Náuseas na Gestação*

15. Matthews A, Dowswell T, Haas DM, Doyle M, O'Mathúna DP. Interventions for nausea and vomiting in early pregnancy. Cochrane Database Syst Ver. 2010; 9:CD007575.
16. Nausea and vomiting in pregnancy. Best practice. http://bestpractice.bmj.com/best-practice/monograph/999/highlights/summary.html.
17. Nausea and vomiting in pregnancy. Dynamed. http://web.ebscohost.com/dynamed/detail?vid=3&sid=2fc74574-0a7c-4466-b6f7-080309a87ca7%40sessionmgr4&hid=24&bdata=Jmxhbmc9cHQtYnImc2l0ZT1keW5hbWVkLWxpdmUmc2NvcGU9c2l0ZQ%3d%3d#db=dme&AN=114643&anchor=Causes-and-Risk-Factors.
18. Nelson-Piercy C, Fayers P, Swiet M. Randomised, double-blind, placebo-controlled trial of corticosteroids for the treatment of hyperemesis gravidarum. BJOG. 2001 Jan; 108(1):9-15.
19. Philip B. Hyperemesis gravidarum: literature review. WMJ 2003; 102:46–51. Search date 2001; primary source Medline.
20. Semmens JP. Female sexuality and life situations. An etiologic psycho-socio-sexual profile of weight gain and nausea and vomiting in pregnancy. Obstet Gynecol. 1971; 38:555-563.
21. Shin HS, Song YA, Seo S. Effect of Nei-Guan point (P6) acupressure on ketonuria levels, nausea AND vomiting in women with hyperemesis gravidarum. J Adv Nurs. 2007 Sep; 59(5):510-9. Epub 2007 Jul 20.
22. Smith CA, Cochrane S. Does acupuncture have a place as an adjunct treatment during pregnancy? A review of randomized controlled trials and systematic reviews. Birth. 2009 Sep; 36(3): 246-53. DOI: 10.1111/j.1523-536X.2009.00329.x.
23. Walsh JW, Hasler WL, Nugent CE et al. Progesterone and estrogen are potential mediators of gastric slow-wave dysrhythmias in nausea of pregnancy. Am J Physiol. 1996; 270:G506-G.
24. Werntoft E, Dykes AK. Effect of acupressure on nausea and vomiting during pregnancy. A randomized, placebo-controlled, pilot study. J Reprod Med. 2001 Sep; 46(9):835-9.
25. Weigel MM, Weigel RM. The association of reproductive history, demographic factors, and alcohol and tobacco consumption with the risk of developing nausea and vomiting in early pregnancy. Am J Epidemiol. 1988; 127:562-570.
26. Whitehead SA, Andrews PLR, Chamberlain GVP. Characterisation of nausea and vomiting in early pregnancy: a survey of 1000 women. Journal of Obstetrics and Gynaecology. 1992; 12:364-9.
27. Xinnong C. Acupuntura e moxabustão chinesa. São Paulo: Roca; 1999.

Neuralgia do Trigêmeo

34

Ana Claudia Nakandakari

CID 10

CÓDIGO	DOENÇA
B02.2	Zóster com outro envolvimento do sistema nervoso – usado para neuralgia trigeminal pós-herpética [usar também G53.0 Neuralgia pós-zóster]
G50	Transtornos do nervo trigêmeo
G50.0	Neuralgia do trigêmeo
G50.1	Dor facial atípica
G50.8	Outras desordens do nervo trigêmeo
G50.9	Desordem do nervo trigêmeo, inespecífica

DEFINIÇÃO

Síndrome caracterizada por vários episódios recorrentes de dor lancinante, com duração de vários segundos ou mais, na distribuição sensorial do nervo trigêmeo. A dor pode se iniciar por estimulação de pontos gatilhos no rosto, lábios, bochechas ou por movimentos dos músculos faciais, como mascar. Entre as afecções associadas estão esclerose múltipla, anomalias vasculares, aneurismas e neoplasias.

INCIDÊNCIA E PREVALÊNCIA

Incidência anual de 5,9 por 100.0000 mulheres e 3,4-5 por 100.000 homens na população de Rochester, Minnesota, de 1945 a 1984.

As mulheres são mais afetadas que os homens, independentemente da idade.

A incidência gradualmente aumenta com a idade e é rara antes dos 40 anos.

Incidência anual: 27/100.000 pessoas, observada no Reino Unido.

Capítulo 34 *Neuralgia do Trigêmeo*

PRINCIPAIS ASPECTOS CLÍNICOS

A neuralgia do trigêmeo pode ser classificada em dois tipos: clássica (idiopática) e sintomática.

Neuralgia do trigêmeo clássica (idiopática): não possui causa definida e é o tipo mais comum.

Neuralgia do trigêmeo sintomática: associada a alguma condição patológica (anormalidades estruturais – compressão do nervo trigêmeo, esclerose múltipla, tumor, anormalidades na base do crânio, amiloidose).

Os sintomas principais são:

1. Ataques de dor paroxística com duração de <1 s até 2 min, afetando um ou mais ramos do nervo trigêmeo.
2. A dor deve ter pelo menos uma das seguintes características: intensa, aguda, superficial ou penetrante, desencadeada nas zonas gatilhos ou por fatores gatilhos (estímulos mecânicos – lavar o rosto, barbear, falar, comer, frio, calor e vento).
3. A dor sempre tem as mesmas características, independentemente do paciente.
4. Não é atribuível a qualquer outra doença.

A frequência dos ataques é variável, e podem ocorrer centenas de ataques por dia, como também haver longos períodos de remissão com duração de anos. Entre os ataques, o indivíduo permanece totalmente assintomático, mas observa-se que as crises tornam-se mais frequentes com o tempo.

Os sinais são:

1. *Trigger points* na boca ou face.
2. Sinal de Hutchinson – lesões na pele que se estendem até a ponta do nariz (indicam o acometimento do ramo óptico do trigêmeo).

O diagnóstico é feito basicamente pela avaliação do quadro clinico.

Exames complementares: ressonância magnética com ou sem contraste e teste reflexo do trigêmeo por eletroneuromiografia.

TRATAMENTO

A carbamazepina é considerada o tratamento de escolha para a neuralgia do trigêmeo. Porém, apresenta muitos efeitos colaterais, como tonturas, vertigens, desequilíbrios. A oxcarbazepina também apresenta tão bons resultados quanto a carbamazepina. Outras medicações e alguns procedimentos também são usados, mas possuem menor eficácia: pimozida, lamotrigina, baclofen, pregabalina, levetiracetam, gabapentina, toxina botulínica tipo A (botox), bloqueio analgésico com ropivacaína, bloqueio nervoso periférico, lidocaína intranasal 8%, sumatriptano subcutâneo, anestesia oftálmica tópica.

Existem também os tratamentos cirúrgicos, que são indicados para pacientes refratários às medicações: descompressão microvascular, radiofrequência percutânea (procedimentos no gânglio gasseriano), radiocirurgia esterotática (*gamma knife*).

Outros procedimentos: vitamina B_{12} injetável em acupontos, estimulação magnética transcranial repetitiva, acupuntura.

ACUPUNTURA

Pontos mais utilizados

ST7 é o ponto mais utilizado no tratamento da neuralgia do trigêmeo.

Tratamento agudo

No tratamento da dor aguda pode-se puncionar (ou sangrar) o ponto *Ting* do canal de energia tendinomuscular afetado, dispersar SI18 e pontos *Ashi* presentes na face, na técnica oposta. Acrescentar TE17, ST5.

Prescrições MTC

SI18, ponto *Ting* do canal de energia tendinomuscular afetado, pontos *Ashi* da face,TE17, ST5 (MTC: originado por invasão de vento frio na face).

Pontos locais: ST2, ST7, EX-HN5, BL2, GB14, SI18, ST5, EX-HN18, TE17, GV20. Pontos a distância: LI4, ST44, ST36, TE5, GB41, KI3, SP10, BL17 (MTC: originado por estagnação de *Xue*, plenitude-calor do sistema *Gan Wei* e por vazio de *Yin*, devido à fraqueza do *Yin* do *Shen*).

Tratamento de acordo com o ramo do nervo trigêmeo:

a) *Taiyang* (EX-HN5) em direção ao ST7, BL2 em direção a BL1, GB14, TE23, ST8 (acometimento do primeiro ramo oftálmico). Outras variações: GB14, BL2, EX-HN5.

b) LI20 em direção a ST3, ST3 em direção a ST7, ST2, SI8 (acometimento do segundo ramo maxilar). Outras variações: ST7, ST2, ST5, TE17.

c) ST6 em direção a ST5, CV24 em direção a *Jia Cheng Jiang* (acometimento do terceiro ramo mandibular). Outras variações: ST6, EX-HN18, ST4, ST5, CV24, SI18, TE17.

Aurículo

Região malar, maxilar, mandíbula, *Shenmen*.

Evidências clínicas

Uma revisão sistemática de 2010 de um estudo chinês concluiu que a acupuntura tem eficácia similar à carbamazepina, droga de primeira escolha, apresentando menos efeitos colaterais. Essa revisão incluiu 12 estudos, envolvendo 920 pacientes. Os estudos compararam acupuntura com o uso de carbamazepina, porém apresentavam baixa qualidade metodológica.

Em um estudo mexicano, 15 pacientes com neuralgia do trigêmeo refratária à medicação e com muitos anos de evolução foram tratados com eletroacupuntura. Os pacientes tinham a idade de ± 50 anos, e o estudo teve a duração de dois meses. Nas duas primeiras semanas, a frequência era diária, nas duas subsequentes, três vezes por semana, e, no último mês, uma vez por semana. Nessa fase, já se encontravam com pouca medicação para dor. Os pacientes permaneciam sem dor por três anos quando foram novamente submetidos ao tratamento e passavam a não ter dor por mais três anos.

Em um estudo turco mostrou-se o sucesso do tratamento com acupuntura em uma paciente refratária aos tratamentos convencionais para neuralgia do trigêmeo. Foram utilizados os pontos TE17, TE21, GB2, SI18, ST2, ST3, ST7, GV26, LI20 e os pontos sistêmicos TE5, LI4, ST36, ST44, ST45 e LIV3. Pontos auriculares: *Shenmen*, neuro, face e pulmão. Foram realizadas 14 sessões, com melhora completa dos sintomas.

Sugestões

Devido à sensibilidade exacerbada da região acometida, há melhor tolerância dos pacientes com o uso de poucas agulhas, entretanto compensando com maior frequência das sessões. A desativação dos pontos gatilhos acometidos também auxilia no controle da dor. Pontos das musculaturas: temporal, masseter, pterigóideo lateral, pterigóideo medial.

Referências

1. Adams et al. Principles of neurology, 6th ed. New York: MacGraw- Hill Pub. Division, 2005; 187.
2. Chongghuo T. Tratado de medicina chinesa. São Paulo: Roca; 1993.
3. Gronseth G, Cruccu G, Alksne J et al. Practice parameter: the diagnostic evaluation and treatment of trigeminal neuralgia (an evidence: based review); report of the Quality Standarts Subcommittee of the American Academy of Neurology and the European Federation of Neurological Societies. Neurology. 2008 Oct 7; 71(15):1183-1190.
4. Hall GC, Carroll D, Parry D et al. Epidemiology and treatment of neuropathic pain; the UK primary care perspective. Pain, 2006; 122:156-162.
5. Headache Classification Subcommittee of the International Headache Society. The international classification of headache disorders: 2nd edition. Cephalagia, 2004; 24(Suppl 1):9-160.
6. Headache Classification Subcommittee of the International Headache Society. The international classification of headache disorders: 2nd edition. Cephalagia, 2004; 24(Suppl 1):9-150.
7. Katusic S, Beard CM, Bergstrahl E et al. Incidence and clinical features of trigeminal neuralgia. Rochester, Minnesota, 1945-1984. Ann Neurol, 1990; 27:89-95.
8. Krafft RM. Trigeminal neuralgia. Am Fam Physician, 2008 May 1;77(9):1291-6.
9. Leung A, Donohue M, Xu R et al. RrTMs for suppressing neuropathic pain: a meta-analysis. J Pain, 2009 Dec; 10(12):1205-16. Epub 2009 May23.
10. Liu H, Li H, Xu M, Chung KF, Zhang SP. A systematic review on acupuncture for trigeminal neuralgia. Altern Ther Health Med, 2010 Nov-Dec; 16(6):30-5.
11. Millán-Guerrero RO, Isáis-Millán S. Acupuncture in trigeminal neuralgia management, headache: the journal of head and face. Pain, 2006; 46:532.
12. Sert H,Usta B, Muslu B, Gozdemir M. Successful treatment of a resistance trigeminal neuralgia patient by acupuncture. Clinics, 2009; 64(12):1225-6.
13. Van Kleef M, van Genderen WE, Narouze S et al. World Institute of Medicine. Trigeminal Neuralgia. Pain Pract, 2009 Jul-Aug; 9(4):252-9.
14. Yamamura Y. Acupuntura tradicional: a arte de inserir. São Paulo: Roca; 2001.
15. Zakrzewska JM. Trigeminal neuralgia. In: Zakrzewska JM, Harrison SD, eds. Assesssment and management of orofacial pain, 1st ed. Amsterdam: Elsevier Sciences, 2002; 267-370.
16. Zhou CS, Kong DQ, Han ZY. Clinical observation on acupoint injection of Vit B12 for treatment of trigeminal neuralgia. Zhongguo Zhen Jiu. 2007 Sep; 27(9):688-70.

Neuralgia Pós-herpética

35

Durval Campos Kraychete
Igor Dórea Bandeira

CID 10

CÓDIGO	DOENÇA
G530	Nevralgia pós-zóster

DEFINIÇÃO

Neuralgia pós-herpética é definida como dor durando ao menos 120 dias após o início das erupções cutâneas decorrente da ativação do herpes-vírus varicela-zóster, ao longo do sistema nervoso central, envolvendo gânglios e raízes dorsais.

INCIDÊNCIA E PREVALÊNCIA

A incidência de herpes-zóster está em torno de 120 a 480 a cada 100.000 pessoas ao ano. Dor persistente na forma crônica ocorre em 10% a 15% dos pacientes pós-infecção aguda de herpes-zóster, sendo que 50% estão acima de 60 anos. Desse modo, a probabilidade de se desenvolver NPH aumenta com a idade, sendo cinco a 10 vezes maior para aqueles com mais de 80 anos. Por outro lado, para pessoas saudáveis abaixo dos 20 anos, a incidência é de 1:1.000, sendo raro encontrar essa afecção em crianças. Assim, entre pacientes com idade inferior a 60 anos, o risco de desenvolver NPH pós herpes-zóster foi de 1,8%, e a dor foi classificada como leve em todos os casos. A incidência de herpes-zóster é maior em pacientes com câncer, imunossuprimidos ou nos que apresentam diabetes melito. Fatores de risco para o desenvolvimento de NPH incluem presença de pródromos, maior extensão da área de erupções cutâneas e dor intensa.

PRINCIPAIS ASPECTOS CLÍNICOS

O diagnóstico do herpes-zóster é clínico e está relacionado à típica distribuição das erupções cutâneas na área correspondente a um dermátomo e à queixa de dor radicular. Existe predileção pelo envolvimento dos nervos cervicais e trigeminais, além

Capítulo 35 *Neuralgia Pós-herpética*

de dermátomos torácicos (T4-T6), em geral de apresentação unilateral. Hiperestesia, disestesia e alodinia são achados comuns, enquanto hiperalgesia e hiperpatia são menos encontradas. A dor referida é qualificada como em queimação, mas também pode ser caracterizada como choque, pontada, aperto e pressão ou acompanhada de alteração motora regional. A alodinia é desencadeada por toque leve ou pelo uso de vestimentas. Além do contato com roupas, a dor pode ser agravada por exercícios físicos, alterações de temperatura e de humor. A área de alodinia ao toque pode apresentar uma extensão de mais de 1.000 cm² de área da pele. A presença de cicatrizes e alterações de pigmentação nas áreas afetadas é frequente e advém das vesículas curadas da fase aguda do herpes-zóster. A pele afetada diversas vezes pode apresentar tonalidades marrons, roxas ou avermelhadas. A dor está associada à redução da qualidade do sono, do apetite e da libido. Há relato de transtornos psíquicos, ansiedade e depressão.

TRATAMENTO

O tratamento da NPH envolve medidas preventivas para o controle da doença e atenção devida aos fatores biopsicossociais envolvidos ao longo do seu desenvolvimento. Podemos, então, sintetizar o tratamento da dor neuropática desse modo: 1) *fármacos de primeira linha*: gabapentina e pregabalina ou antidepressivos tricíclicos (ADT). Pode ser utilizada duloxetina ou venlafaxina caso haja contraindicação para o uso de ADT. O adesivo transdérmico de lidocaína a 5% é eficaz, e sua tolerabilidade é excelente em estudos clínicos envolvendo doentes que apresentem alodinia em consequência da NPH; 2) *fármacos de segunda linha*: oxicodona e tramadol são os mais estudados, com atenção ao risco de tolerância, adição e abuso; 3) *fármacos de terceira linha*: carbamazepina, lamotrigina, oxcarbazepina, topiramato, valproato, bupropriona, citalopram, paroxetina, antagonista de receptor NMDA, mexiletina e capsaicina tópica não devem ser utilizados na prática clínica, visto que não há evidência racional na literatura.

TRATAMENTO COM ACUPUNTURA

Ponto mais utilizado

IG4 é o ponto mais utilizado.

TRATAMENTO AGUDO

No tratamento do herpes-zóster agudo pode-se utilizar IG4, IG11, BP10, F2 e PC6.

PRESCRIÇÕES DA MEDICINA TRADICIONAL CHINESA

1. Dispersar a umidade e o calor: IG4, IG11, VG14, BP9, B43, sendo VG12, VG26, VG3, B23 e B40 para dor toracolombar.
2. Hiperatividade do fogo de *Gan*: F3, R6, VB34 para acalmar o *Qi* de *Gan* e fortalecer o *Pi*.
3. Estagnação de *Qi* e sangue: B17, F2, VC6, VC12 e BP10 para ativar o *Qi* e circular o *Xue*; B20, VC14 e E36 para tonificar o *Pi* e revigorar o *Qi*.
4. Deficiência de *Yin*, desarmonia de *Xin* e *Shen*: nutrir o *Yin* e reduzir o fogo – B23, B15, R3, PC7, F3, C7.
5. Deficiência de *Qi*. VC4, VC6, E36, R6, BP6, VC12 – tonificar o *Qi* e estimular a absorção de nutrientes, tratar lassidão, nutrir o *Xue* e revigorar o *Wei*.

Aurículo

Usar triplo aquecedor, endócrino, glândula adrenal, ápice da orelha com sangria, *Shenmen* da orelha e occipital.

Evidências clínicas

Foram encontrados três ensaios clínicos controlados em língua inglesa disponíveis na literatura internacional (PubMed) apenas no tratamento do herpes-zóster agudo. Desse modo, pode-se utilizar preferencialmente os seguintes pontos: VC12, VC4, IG11, IG4, E44, BP10, F2, PC6. Esses pontos, em conjunto, aliviam a dor, a inflamação, fortalecem o sistema imune, reduzem o prurido, acalmam a mente, diminuem a irritação da pele, reduzem a distensão abdominal, náusea e vômito, aliviam a insônia e a tensão muscular. Outros investigadores consideram pontos obrigatórios para eletroacupuntura IG4 e IG11 (dor, doença de pele, inquietação, inflamação, afecções na cabeça e imunomodulação) ou F3 e VB34 (dor de cabeça, sintomas psicossomáticos, redução da tensão dos músculos e tendões) ou BP10 e B40 (imunomodulação, doença na pele, queimação local e sintomas de calor). Outros incluem dois pontos no meridiano correspondente à lesão, dois pontos segmentares (*Huatuo* ou pontos do meridiano da bexiga) e quatro pontos locais.

Sugestões

Sugiro sempre tratar a síndrome específica descrita na MTC e delimitar a área de alodinia com agulha, estimulando com eletroacupuntura.

Referências

1. Bouhassira D, Lantéri-Minet M, Attal N et al. Prevalence of chronic pain with neuropathic characteristics in the general population. Pain. 2008; 136(3):380-7.
2. Brown GR. Herpes zoster: correlation of age, sex, distribution and associated disorders. South Med J. 1976; 69:576-578.
3. Dworkin RH, Perkins FM, Nagasako EM. Prospects for the prevention of postherpetic neuralgia in herpes zoster patients. Clin J Pain. 2000; 16:S90-S100.
4. Fleckenstein J, Kramer S, Hoffrogge P et al. Acupuncture in acute herpes zoster pain therapy (ACUZoster) – design and protocol of a randomised controlled trial. BMC Complement Altern Med. 2009; 12:9-31.
5. Guimarães R, Boucinhas J. Auriculoterapia, visão oriental, visão ocidental. Recife: Gráfica UPE; 1997.
6. Helgason S, Petursson G, Gudmundsson S et al. Prevalence of postherpetic neuralgia after a first episode of herpes zoster: prospective study with long term follow up. BMJ. 2000; 321(7264):794.
7. Hui F, Boyle E, Vayda E et al. A randomized controlled trial of a multifaceted integrated complementary-alternative therapy for chronic herpes zoster-related pain. Altern Med Rev. 2012; 17(1):57-68.
8. Jung BF, Johnson RW, Griffin DR et al. Risk factors for postherpetic neuralgia in patients with herpes zoster. Neurology. 2004; 62(9):1545.
9. Kraychete DC, Sakata RK. Painful peripheral neuropathies. Rev Bras Anestesiol. 2011; 61(5):641-58, 351-60.
10. Liu GW. Tratado contemporâneo de acupuntura e moxibustão. São Paulo: Ceimec; 2005.
11. Niv D, Maltsman-Tseikhin A. Postherpetic neuralgia: the never-ending challenge. Pain Pract. 2005; 5(4):327-40.
12. Niv D, Maltsman-Tseikhin A, Lang E. Postherpetic neuralgia: what do we know and where are we heading? Pain Physician. 2004; 7:239-247.
13. Ursini T, Tontodonati M, Manzoli L et al. VZV Pain Study Group. Acupuncture for the treatment of severe acute pain in herpes zoster: results of a nested, open-label, randomized trial in the VZV Pain Study. BMC Complement Altern Med. 2011; 5:11-46.
14. Watson CP, Evans RJ, Watt VR et al. Post-herpetic neuralgia: 208 cases. Pain. 1988; 35(3):289.
15. Weaver BA. Herpes zoster overview: natural history and incidence. J Am Osteopath Assoc. 2009; 109(2):S2-S6.

Obesidade

36

Carlos Eduardo Mendes dos Santos

CID 10

CÓDIGO	DOENÇA
E66	Obesidade

DEFINIÇÃO

Acúmulo inapropriado de gordura corpórea (tecido adiposo), derivado de um aporte calórico excessivo e crônico de substratos combustíveis presentes nos alimentos e bebidas (proteínas, hidratos de carbono, lipídios e álcool) em relação ao gasto energético (metabolismo basal, efeito termogênico e atividade física), de tal magnitude, que leva a um comprometimento da saúde, aumentando assim a morbimortalidade.

INCIDÊNCIA E PREVALÊNCIA

Em todas as regiões do país, em todas as faixas etárias e em todas as faixas de renda, aumentou contínua e substancialmente o percentual de pessoas com excesso de peso e obesas. Houve aumento da prevalência de sobrepeso e obesidade de 53% quando comparamos os anos 1974/75 com o censo de 1989. Esse crescimento tem sido predominante nas classes menos favorecidas e, se continuarmos nesse ritmo, todos os brasileiros serão obesos até a primeira metade do terceiro milênio. Só nos últimos três anos, o Brasil engordou 22% e já se aproxima dos Estados Unidos, que abriga uma população com um terço de pessoas acima do peso.

Atualmente, o sobrepeso atinge mais de 30% das crianças entre cinco e nove anos de idade, cerca de 20% da população entre 10 e 19 anos e nada menos que 48% das mulheres e 50,1% dos homens acima de 20 anos. Entre os 20% mais ricos, o excesso de peso chega a 61,8% na população de mais de 20 anos. Também nesse grupo concentra-se o maior percentual de obesos: 16,9%.

DIAGNÓSTICO

Usam-se o índice de massa corporal (IMC) e a circunferência da cintura. Nos adultos calcula-se o IMC dividindo o peso (kg) pelo quadrado da altura (m²). IMC entre 25 e 29,9 kg/m² indica sobrepeso, IMC ≥ 30 kg/m² indica obesidade. Seu uso é limitado em crianças e idosos. A medida da circunferência da cintura é importante para avaliar o risco de complicações da obesidade, principalmente as cardiovasculares. Em homens, o risco aumenta quando essa circunferência é > 94 cm e se torna muito maior quando ultrapassa 102 cm. Nas mulheres, o risco aumenta quando a circunferência é > 80 cm e se torna muito maior quando ultrapassa 88 cm.

PRINCIPAIS ASPECTOS CLÍNICOS (TIPOS DE OBESIDADE)

A obesidade pode ser classificada em dois tipos: androide e ginoide.

Obesidade do tipo androide

O excesso de gordura está mais concentrado na região abdominal ou no tronco. São sinônimos de adiposidade androide, encontrados na literatura médica, os nomes obesidade superior (de *upper*), central, abdominal ou em maçã (*apple*). Esse tipo de distribuição de tecido adiposo é mais frequente, mas não exclusivo no sexo masculino.

Obesidade do tipo ginoide

O excesso de gordura está mais concentrado na região dos quadris. São sinônimos de adiposidade ginoide, encontrados na literatura médica, os nomes obesidade inferior, periférica ou subcutânea, gluteofemoral ou em pera. Esse tipo de distribuição de tecido adiposo é mais frequente nas mulheres.

A obesidade androide apresenta maior correlação com complicações cardiovasculares e metabólicas que a obesidade ginoide, que apresenta como doenças mais associadas complicações vasculares periféricas e problemas ortopédicos e estéticos.

TRATAMENTO

O tratamento da obesidade consiste basicamente na *dietoterapia*, que é o manejo terapêutico dos alimentos com o objetivo de produzir um balanço negativo de energia para normalizar o peso. No entanto, esse objetivo só é atingido com a máxima eficácia, eficiência e efetividade se conjugarmos à dieta atividade física e mudanças de comportamento. Dietas de 1.200 kcal/dia costumam ser bem toleradas e produzem emagrecimento satisfatório.

Atividade física aeróbica, não exaustiva e prazerosa de forma a estimular a participação regular e desestimular o comportamento sedentário.

Farmacologia

Em outubro de 2011, a Anvisa (Agência Nacional de Vigilância Sanitária) restringiu o uso das medicações até então usadas para o tratamento de obesidade. Atualmente, apenas dois fármacos estão autorizados para esse fim: o orlistate e a sibutramina.

Cirurgia bariátrica

São candidatos ao tratamento cirúrgico:
- Pacientes com IMC ≥ 40.
- Pacientes com IMC entre 35-40 com comorbidades para obesidade.

Capítulo 36 *Obesidade*

A seleção de pacientes para a cirurgia requer um mínimo de cinco anos de evolução da obesidade sem sucesso com o tratamento convencional por profissionais qualificados.

ACUPUNTURA

Principais pontos de acupuntura utilizados

R3 (trabalha a vontade); BP3; F3 e VB34 (facilitam e otimizam a atividade física); E36 e IG4 (*Yang Ming*); E25; VC5; VC10; C7, CS6 e *Yin tang* (para acalmar o *Shen*).

Acupuntura auricular

Shenmen, simpático, rim, sistema endócrino, fome, estômago.

EVIDÊNCIAS CLÍNICAS

Na Turquia, em 2005, Cabýoglu e Ergene fizeram, durante 20 dias, um tratamento de obesidade por acupuntura utilizando a técnica sistêmica e auricular em mulheres que apresentavam índice de massa corporal entre 30 e 40. Um programa de dieta com 1.425 kcal foi preparado para 21 mulheres sob as mesmas circunstâncias e houve também um grupo controle incluindo 12 mulheres. Nesse estudo, além do peso corporal, foram avaliados os níveis de colesterol sérico total, triglicerídeos, colesterol HDL e LDL. Houve redução de 4,8% do peso em mulheres submetidas ao tratamento acupuntural, enquanto nas mulheres com restrição de dieta a redução de peso foi de 2,5%. Houve também reduções significativas nos níveis de colesterol total e triglicérides nos grupos acupuntura e dieta, em comparação com o grupo controle. Verificou-se também diminuição nos níveis de LDL, no grupo acupuntura, em comparação com o grupo controle.

Em 1995, no Egito, Shafshak realizou um estudo com 30 mulheres obesas, dividindo-as em três grupos, cada um com 10 mulheres. Ele aplicou eletroacupuntura no ponto estômago em ambas as orelhas, nas mulheres do primeiro grupo, no ponto fome em ambas as orelhas nas mulheres do segundo grupo, e no ponto placebo em ambas as orelhas das mulheres do terceiro grupo. Essas aplicações foram feitas uma vez por dia, cinco dias por semana, durante três semanas. Todas as mulheres dos três grupos foram orientadas a fazer uma dieta de 1.000 kcal/dia. No primeiro grupo, 80% das pacientes conseguiram aplicar a dieta. A taxa de aplicação da dieta para o segundo grupo foi de 70%, enquanto a do terceiro grupo foi de 20%. A perda de peso corporal observada foi de 1 a 4 kg no primeiro grupo, 1,5 a 3,5 kg no segundo grupo e 1 a 3 kg no terceiro grupo. O resultado demonstra que os pontos de acupuntura auriculares estômago e fome foram eficazes na aplicação da dieta quando comparados aos pontos placebo.

Um trabalho chinês feito por Huang e col., em 1996, divulgou em pesquisa os resultados preliminares da tripla terapia para a obesidade. Selecionou 45 casos de obesidade simples com IMC superior a 30 kg/m^2 e porcentagem de gordura corporal superior a 25% em homens e 30% em mulheres. O grupo era composto de oito homens e 37 mulheres com idade entre 16 e 70 anos de idade. A tripla terapia inclui acupuntura auricular, controle dietético (1.500 calorias) e exercícios aeróbicos durante oito semanas. Os resultados mostram perda de peso corporal de 4,4 kg e redução de gordura corporal em torno de 3% durante o curso do tratamento. A taxa de eficiência do tratamento é de 86,7%. O tratamento com a tripla terapia foi considerado efetivo na redução de peso corporal. O tratamento somente com a orientação alimentar restritiva tem aceitação pelo paciente por um período pequeno porque ele começa a sentir ansiedade. O acréscimo da acupuntura auricular, com o objetivo de reduzir a ansiedade, promover melhor funcionamento do organismo para metabolizar e excretar, associado com o condicionamento físico, que promove a queima de calorias, revelou resultados satisfatórios.

Um estudo chinês feito com acupuntura auricular e corporal em 75 pessoas com diagnóstico de obesidade simples, na falta de evidências de qualquer doença primária, demostrou eficácia de 88%.

Um estudo chinês feito com esferas de pressão em pontos de acupuntura auricular e acupuntura corporal por três meses, em experimento simples cego em 161 pessoas com diagnóstico de obesidade simples, demostrou resultados superiores aos do grupo controle. Além da consistente redução de peso, os pacientes tiveram rebaixadas as taxas de colesterol e triglicérides, assim como também referiram redução do apetite.

Em 2012, um estudo feito na Universidade de Medicina de Pequim, na China, em conjunto com o Centro de Pesquisa da Faculdade de Medicina da Universidade de Mashhad, no Irã, pesquisou os efeitos da acupuntura sistêmica no tratamento da obesidade, avaliando os parâmetros antropométricos, perfil lipídico e os marcadores imunogênicos e inflamatórios. Foi realizado um ensaio clínico controlado randomizado com 196 pacientes obesos. Durante seis semanas, esses pacientes receberam acupuntura real ou *sham* randomicamente e todos receberam dieta de baixa caloria. Nas seis semanas seguintes todos receberam apenas a dieta de baixa caloria. As avaliações foram feitas no início, na sexta semana e na 12ª semana. Os resultados demostraram que as alterações nos parâmetros antropométricos, no perfil lipídico e nos marcadores imunogênicos e inflamatórios foram mais evidentes nos casos tratados com acupuntura real associada a dieta de baixa caloria.

Sugestões

A estrutura genética humana não está tão preparada para enfrentar o excesso de gordura, só que, à medida que se consegue erradicar a miséria entre as camadas mais pobres da população, a obesidade, com suas comorbidades, acaba despontando como um dos mais graves problemas de saúde pública. Agravando essa situação, as atuais propostas de tratamento da obesidade continuam produzindo resultados insatisfatórios, normalmente por estratégias equivocadas e pelo mau uso dos recursos terapêuticos disponíveis.

É dentro desse contexto que apresento a visão que a medicina tradicional chinesa/acupuntura tem sobre a obesidade e como ela pode interferir positivamente sobre esta, gerando uma condição emocional e orgânica apropriada para que haja a otimização do tratamento, levando a maior índice de sucesso. A estratégia nas escolhas dos pontos visa basicamente levar calor para ativar a função do BP (*Pi*) porque, segundo a MTC, o homem adquire a sua forma na Terra e, quando falamos de obesidade, falamos de volume, de forma, ou seja, do movimento Terra que, por sua vez, nos remete à energia da umidade e esta ao BP (*Pi*). Como as atividades fisiológicas do BP (*Pi*) e do estômago (*Wei*) estão intimamente ligadas, ao se tratar o BP (*Pi*) deve-se tratar também o estômago (*Wei*). Além dos pontos utilizados, podemos também moxar os pontos *Shu* dorsais de BP (*Pi*) e estômago (*Wei*) e o ponto *Mo* do estômago.

Capítulo 36 *Obesidade*

Referências

1. AbdiH, ZhaoB, Darbandi M et al. The effects of body acupuncture on obesity: anthropometric parameters, lipid profile, and inflammatory and immunologic markers. The Scientific World Journal. 2012; Article ID 603539, DOI: 10.1100/2012/603539.
2. Anvisa RDC 52/2011. http://www.anvisa.gov.br/hotsite/anorexigenos/pdf/RDC%2052-2011%20 DOU%2010%20de%20outubro%20de%202011.pdf.
3. Cabýoglu MT, Ergene N, Tan U. The treatment of obesity by acupuncture. Intern. J. Neuroscience. 2006; 116:165-175.
4. Farber PL. A medicina do século XXI: união definitiva entre a medicina ocidental e oriental. São Paulo: Roca; 1997.
5. He YH, Ne ZB. Teoria básica da medicina tradicional chinesa. Editora de Ciência e Tecnologia de Xangai.
6. Huang MH. Preliminary results of triple therapy for obesity. International Journal of Obesity. 1996; 20:830-836.
7. Inada T. Técnicas simples que complementam a acupuntura e a moxabustão. São Paulo: Roca; 2003.
8. Instituto Brasileiro de Geografia e Estatística (IBGE). Pesquisa de orçamento familiar (POF). 2008/2009.
9. Lopes AC, Fábio Freire F, Lopes RD. Guias de medicina ambulatorial e hospitalar Unifesp/Escola Paulista de Medicina. Nestor Schor; 2007.
10. Maciocia G. Os fundamentos da medicina chinesa: um texto abrangente para acupunturistas e fitoterapêutas. São Paulo: Roca, 1996.
11. Ross J. Zang Fu: sistemas de órgãos e vísceras da medicina tradicional chinesa. 2. ed. São Paulo: Roca; 1994.
12. Shafshak TS. Electroacupuncture and exercise in body weight reduction and their application in rehabilitating patients with knee osteoarthritis. Department of Physical Medicine and Rehabilitation, Faculty of Medicine, Alexandria University. Am J Chin Med. 1995; 23(1):15-25.
13. Souza MP. Tratado de auriculoterapia. Brasília: Instituto Yang; 1991.
14. Sun QF, Xu YQ. Simple obesity and obesity hyperlipemia treated with otoacupoint pellet pressure and body acupuncture. J Trad Chin Med. 1993; 13(1):22-6.
15. Tang XF. Cases of simple obesity treated with auricular and body acupuncture. J Trad Chin Med. 1993; 13(3):194-5.
16. Wittert G, Bach MB, Ashish Sinha C. The merck manual for health care profissionals. Última revisão completa, out. 2008.
17. Xi W. Tratado de medicina chinesa. São Paulo: Roca; 1993.
18. Yamamura Y. Acupuntura tradicional: a arte de inserir. São Paulo: Roca; 1993.

Olho Seco

37

Gherusa Helena Milbratz
Ari Ojeda Ocampo Moré

CID 10

CÓDIGO	DOENÇA
H04.1	Outros transtornos da glândula lacrimal
H19.3	Ceratite e ceratoconjuntivite em outras doenças classificadas em outras partes
M35.0	Síndrome seca (Sjögren)
E50.0	Deficiência de vitamina A com xerose conjuntival
E50.2	Deficiência de vitamina A com xerose da córnea

DEFINIÇÃO

Doença multifatorial da lágrima e da superfície ocular que resulta em desconforto, alteração visual e instabilidade do filme lacrimal, com potencial para provocar danos à superfície ocular.

INCIDÊNCIA E PREVALÊNCIA

A prevalência de olho seco varia de 5% a 35% em populações geograficamente distintas.

Fatores associados a maior prevalência incluem: idosos, sexo feminino, terapia de reposição de estrógenos pós-menopausa, dieta com deficiência em ácidos graxos do tipo ômega-3, medicação anti-histamínica, doenças do tecido conjuntivo, cirurgia refrativa, radioterapia, transplante medular, deficiência de vitamina A e deficiência hormonal androgênica.

PRINCIPAIS ASPECTOS CLÍNICOS

O filme lacrimal recobre a superfície anterior do olho e é importante para o metabolismo da superfície ocular. Apresenta a função de promover uma superfície óptica adequada, remover impurezas, proteger a superfície ocular e fornecer oxigênio ao epitélio da córnea.

A estrutura do filme lacrimal é composta por uma camada lipídica superficial cuja principal função é retardar a evaporação da lágrima e por uma camada interna, mais espessa, composta por mucina diluída em água que vai se concentrando em direção ao epitélio da córnea.

A classificação etiológica distingue duas principais categorias: olho seco por deficiência aquosa e olho seco evaporativo (Fig. 37.1).

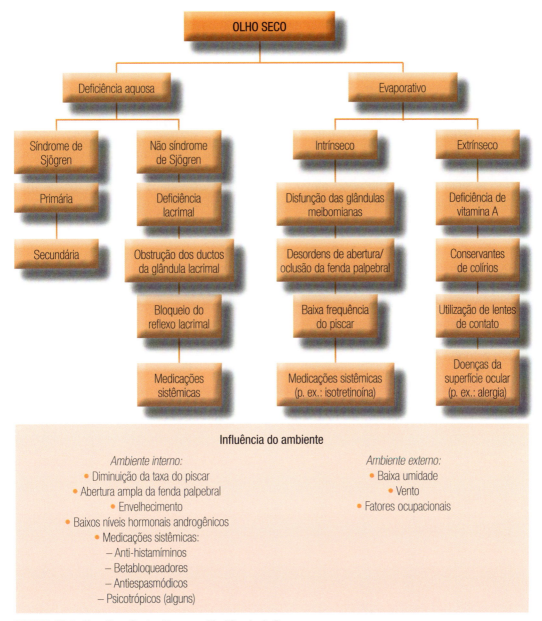

FIGURA 37.1. Classificação de olho seco. Modificada de Dews.

A síndrome do olho seco pode ser desencadeada por qualquer um desses fatores, porém eles não são mutuamente excludentes. Pode haver um fator responsável maior, que coexista ou que leve a outros eventos que causem olho seco por outro mecanismo. Assim se forma um círculo vicioso de alterações que podem amplificar a severidade do olho seco.

Os sintomas podem ser leves e restritos a determinadas situações, como ambiente com ar refrigerado ou o uso do computador; ou podem se apresentar como casos graves nos quais a saúde ocular pode estar gravemente afetada.

As manifestações clínicas incluem a própria sensação de olho seco, irritação ocular, sensação de corpo estranho ("areia nos olhos"), prurido, fotofobia, queimação, embaçamento visual e lacrimejamento excessivo. Os casos severos podem evoluir para ceratite, úlcera corneal, neovascularização, afinamento e até perfuração de córnea.

O diagnóstico do olho seco é realizado com exame oftalmológico. A biomicroscopia permite a avaliação da córnea e conjuntiva, presença de debris no menisco lacrimal, disfunção das glândulas de Meibomius e alterações palpebrais. A produção aquosa da lágrima é avaliada com o teste de Schirmer e suas variantes. A estabilidade do filme lacrimal é determinada pelo tempo de ruptura do filme lacrimal (BUT – do inglês *Break Up Test*). A superfície ocular pode estar alterada devido ao olho seco. A graduação da lesão de superfície é realizada com o auxílio de corantes vitais, como fluoresceína, rosa Bengala e/ou lisamina verde.

Os sintomas do olho seco afetam a qualidade de vida dos portadores de maneiras distintas. Questionários qualitativos (OSDI, IDEEL) auxiliam no diagnóstico e seguimento desses pacientes. A Associação Brasileira de Portadores de Olho Seco (APOS) foi criada em 2004 pela iniciativa de portadores de olho seco, familiares e médicos. Exercendo importante papel social, a APOS apresenta caráter informativo à população e de divulgação da doença (www.apos.org.br).

TRATAMENTO

O tratamento da síndrome do olho seco é predominantemente sintomático, ainda que medidas anti-inflamatórias, secretagogos e outras estratégias estejam em uso ou em estudo.

As medidas propostas variam desde educação do paciente até a utilização de medicações tópicas, sistêmicas e tratamentos cirúrgicos.

As lágrimas artificiais (colírios lubrificantes) constituem as medicações tópicas utilizadas com maior frequência. Dependendo da etiopatogenia e da severidade de cada caso, pode ser instituído tratamento com colírios corticoesteroides, ciclosporina A e soro autólogo. Medicações sistêmicas incluem suplementação com ômega-3, tetraciclinas, secratogogos e anti-inflamatórios.

ACUPUNTURA

Pontos mais utilizados

LI4, BL2.

Prescrições MTC

LI4, LU5, KI7 (olhos secos com prurido e dor, boca seca, garganta seca, dor de garganta, edema das glândulas parótidas, aversão ao vento, edema e dor nas pequenas articulações, língua com revestimento ligeiramente amarelado – MTC: vento-calor).

LI4, LI11, SP9, ST36 (gosto amargo na boca, boca seca e pegajosa, olhos secos e edemaciados, parótidas dolorosas, gengivas dolorosas, sensação de calor no tórax, mau hálito, edema e sensação de peso nas articulações, língua com saburra espessa e amarelada – MTC: calor-umidade).

KI7, BL20, BL23, TE23 (boca seca, garganta seca, olhos secos, tontura, zumbido, hipoacusia, emagrecimento, calor em tórax, pés e mãos, sudorese noturna, desconforto lombar e em joelhos, língua vermelha e seca com pouco ou sem revestimento – MTC: *Shen Yin Xu*).

Aurículo

Pontos do olho, fígado, rim e *Shenmen.*

Evidências clínicas

Uma revisão sistemática selecionou ensaios randomizados controlados que compararam o tratamento com acupuntura e o tratamento convencional com lágrima artificial, em pacientes com diagnóstico de xeroftalmia ou síndrome de Sjögren. A revisão incluiu 14 estudos, e a metanálise demonstrou que o resultado do tratamento com acupuntura é estatisticamente superior ao tratamento convencional nos seguintes parâmetros: tempo de ruptura do filme lacrimal, teste de Schirmer, taxa de resposta ao tratamento e escores de coloração da córnea por fluoresceína. Devido ao pequeno número de estudos e à qualidade metodológica dos mesmos, segundo os autores, as evidências da efetividade da acupuntura no tratamento de pacientes com olho seco são limitadas.

Em um estudo sul-coreano no qual 150 pacientes foram randomizados para os grupos acupuntura ou lágrima artificial, o estímulo com acupuntura manual dos acupontos BL2, GB14, TE23, ST1, GB20, LI4, LI11 e GV23 foi realizado três vezes por semana durante quatro semanas (12 sessões). Não houve diferença nos parâmetros avaliados entre os dois grupos imediatamente após o tratamento. Após oito semanas do término do tratamento, os pacientes do grupo acupuntura apresentaram melhores escores em escalas subjetivas de avaliação de olho seco, além de apresentarem maior tempo de ruptura do filme lacrimal em relação ao grupo lágrima artificial.

Um estudo experimental com coelhos demonstrou que estímulo com acupuntura manual, além de estimular a função de secreção das glândulas lacrimais, provoca alteração quantitativa na expressão de proteínas da lágrima. Os autores desse estudo sugerem que a regulação dessas proteínas da lágrima seria um dos possíveis mecanismos pelo qual a acupuntura pode atuar no tratamento do olho seco.

Sugestões

O agulhamento dos pontos perioculares (ST1 e ST2, BL1) deve ser realizado com cuidado, pois a distância entre a superfície da pele e o globo ocular nessa região é pequena, o que aumenta o risco de lesões oculares por perfuração. Sugerimos que a seleção dos pontos perioculares inclua pontos com menor risco de lesão ocular, como BL2, EX-HN4 (*Yuyao*), TE23 e EX-HN5 (*Tayang*).

É importante o acompanhamento oftalmológico do paciente com síndrome do olho seco para a determinação da gravidade do quadro e a evolução do tratamento com testes objetivos, como teste de Schirmer, tempo de ruptura do filme lacrimal, entre outros.

Referências

1. Dry Eye Workshop (DEWS) Committee. Management and therapy of dry eye disease: report of the Management and Therapy Subcommittee of the International Dry Eye WorkShop (2007). Ocul Surf. 2007; 5(2):163-78.
2. Dry Eye Workshop (DEWS) Committee. The definition and classification of dry eye disease: report of the Definition and Classification Subcommittee of the International Dry Eye WorkShop (2007). Ocul Surf. 2007; 5:75-92.
3. Dry Eye Workshop (DEWS) Committee. The epidemiology of dry eye disease: report of the Epidemiology Subcommittee of the International Dry Eye WorkShop (2007). Ocul Surf. 2007; 5:93-107.
4. Flaws B. The treatment of modern Western diseases with Chinese medicine. 2. ed. Boulder: Blue Poppy Press; 2005.
5. Fonseca EC, Arruda GV, Rocha EM. Olho seco: etiopatognia e tratamento. Arq Bras Oftalmol. 2010; 73(2):197-203.
6. Kim TH, Kang JW, Kim KH et al. Acupuncture for the treatment of dry eye: a multicenter randomised controlled trial with active comparison intervention (artificial teardrops). PLoS One. 2012; 7:e36638.
7. Lee MS, Shin BC, Choi TY, Ernst E. Acupuncture for treating dry eye: a systematic review. Acta Ophthalmol. 2011; 89:101-6.
8. Lin PY, Tsai SY, Cheng CY et al. Prevalence of dry eye among an elderly chinese population in Taiwan: the Shihpai Eye Study. Ophthalmology. 2003; 110:1096-101.
9. Mccarty CA, Bansal AK, Livingston PM et al. The epidemiology of dry eye in Melbourne, Australia. Ophthalmology. 1998; 105:1114-9.
10. Qiu X, Gong L, Sun X, Guo J, Chodara AM. Efficacy of acupuncture and identification of tear protein expression changes using iTRAQ quantitative proteomics in rabbits. Curr Eye Res. 2011; 36:886-94.
11. Rajagopalan K, Abetz L, Mertzanis P, Espindle D, Begley C, Chalmers R, Caffery B, Snyder C, Nelson JD, Simpson T, Edrington T. Comparing the discriminative validity of two generic and one disease-specific health-related quality of life measures in a sample of patients with dry eye. Value Health. 2005; 8(2):168-74.
12. Rocha EM, Rocha FJ, Kara José Júnior N, Aguilar AJ. Olho seco. In: Gomes JAP, Alves MR, organizadores. Superfície ocular. Rio de Janeiro: Cultura Médica, 2006; p. 57-68.
13. Schiffman RM, Christianson MD, Jacobsen G, Hirsh JD, Reis BL. Reliability and validity of the Ocular Surface Disease Index. Arch Ophthalmol. 2000; 118(5):615-21.

Ombro Doloroso

38

Douglas Tetsuo Hiraoka
André Wan Wen Tsai

CID 10

CÓDIGO	DOENÇA
M75	Lesões do ombro
M75.0	Capsulite adesiva
M75.1	Síndrome do manguito rotador
M75.8	Outras lesões do ombro

DEFINIÇÃO

Dor unilateral ou bilateral do ombro. É causada frequentemente por atividades físicas que ocorrem durante a participação no trabalho ou em esporte, mas pode também ser patológica na sua origem (infecções, doenças inflamatórias, tumores, doenças do fígado ou vesícula biliar).

INCIDÊNCIA E PREVALÊNCIA

A prevalência estimada da dor no ombro está em 16% a 26%. É a terceira maior causa de dor musculoesquelética na assistência primária.

PRINCIPAIS ASPECTOS CLÍNICOS

As causas de ombro doloroso podem ser divididas nas seguintes categorias: lesão do manguito rotador, capsulite adesiva, osteoartrite glenoumeral, instabilidade glenoumeral, tendinite calcária e outras causas.

Lesão do manguito rotador

As lesões do manguito rotador podem ser classificadas conforme a duração (crônica × aguda), a extensão (total × parcial) e a etiologia (traumática × degenerativa).

O paciente apresenta dor com piora noturna e irradiação para a face lateral do braço, crepitação, diminuição das forças de abdução e rotação externa nas lesões totais. Ao exame físico, os pacientes podem apresentar testes de impacto positivos (Neer, Hawkins-Kennedy e Yocum), testes específicos positivos (Jobe para supraespinal, Patte para infraespinal, Gerber para subescapular).

O exame de escolha para a avaliação é a ressonância magnética, que apresenta alta especificidade e sensibilidade.

Capsulite adesiva

É uma síndrome caracterizada por dor e rigidez articular fibrosa, de início insidioso, evolução arrastada, associada ou não a outras doenças e que, em muitos casos, pode evoluir espontaneamente para a cura.

A dor é o primeiro sintoma da doença e progride em três fases. Na fase hiperálgica, a dor tem início insidioso, mas, em pouco tempo, aumenta de intensidade, principalmente durante a noite, com diminuição da amplitude de movimentos (elevação, rotação medial e lateral). Já na fase de enrijecimento, a dor diminui de intensidade, e o ombro apresenta-se rígido, com bloqueio parcial ou completo da elevação e rotação. A última fase, caracterizada pela liberação dos movimentos, é chamada de descongelamento.

O paciente, normalmente, é do sexo feminino, apresenta idade superior a 40 anos, histórico de diabetes e/ou disfunção tireoidiana.

Pode ser classificada em primária ou idiopática, quando não se identifica a causa aparente ou associação com outras doenças, ou secundária, quando há associação com outras doenças, sendo subdividida em intrínseca, extrínseca e sistêmica.

Osteoartrite glenoumeral

É definida como degeneração articular, de origem tanto primária (envelhecimento biológico) como secundária.

A osteoartrite apresenta dor insidiosa, perda da amplitude de movimentos em pacientes com mais de 50 anos. Eles podem apresentar histórico de artrite, cirurgias prévias, crepitação e dor.

Instabilidade glenoumeral

É a incapacidade de manter a cabeça umeral centrada na fossa glenoidal. Pode ser classificada conforme a direção (anterior, posterior ou inferior), a frequência (aguda, recidivante ou crônica), a etiologia (traumática ou atraumática), a volição (voluntária ou involuntária) e fatores anatômicos (hiperfrouxidão ligamentar).

Ocorre, geralmente, em pacientes jovens (< 40 anos) com histórico de luxação associado a prática esportiva. Na maioria das vezes, a lesão é recidivante aos pequenos esforços, levando ao tratamento cirúrgico.

De modo geral, as luxações glenoumerais de origem traumática são unilaterais, unidirecionais e agudas. Já as atraumáticas são multidirecionais, recidivantes e acometem ambos os ombros.

Tendinite calcária

Patologia de etiologia desconhecida, na qual depósitos de sais de cálcio ocorrem nos músculos do manguito rotador e, no curso natural da doença, são reabsorvidos ao longo do tempo.

Capítulo 38 *Ombro Doloroso*

Apresenta incidência de 2,7% a 7,5% da população, sendo o tendão do supraespinal o local com maior acometimento. Não há correlação entre trauma e atividades do ombro com o depósito de cálcio.

A fase crônica é correspondente ao período de formação, quando o paciente apresenta dores leves e o depósito de cálcio é o achado radiográfico mais comum. O quadro agudo ocorre no período de reabsorção, com dor de forte intensidade e limitação dos movimentos. Ao exame, o paciente apresenta dor à palpação e à movimentação.

Sinais de alarme

A presença dos sinais de alarme indica a necessidade de investigação complementar. São eles: dor não mecânica, constante e progressiva; histórico de uso de drogas, HIV ou câncer; perda ponderal; trauma violento; sinais e sintomas neurológicos difusos; presença de massa palpável ao exame físico.

TRATAMENTO

O tratamento para as dores de ombro deve ser individualizado, uma vez que as intervenções comuns para as dores de ombro apresentaram pouca evidência segundo a revisão Cochrane de 2009.

Lesão do manguito rotador

Tratamento conservador: indicado nas rupturas parciais e nas rupturas completas em pacientes com baixa demanda funcional ou sem condições clínicas para a cirurgia.

- Alívio da dor: AINEs, analgésicos, uso de gelo e calor, acupuntura, substituição de atividades que utilizem o membro superior acima de 90°, suspensão de atividades repetitivas e eventual repouso com tipoia.
- Estiramento capsular: programa fisioterapêutico.
- Reforço muscular: exercícios isométricos e de contrarresistência de músculos que estão localizados abaixo do centro de rotação da articulação (rotadores internos, externos, serrátil anterior, romboides, levantador da escápula e latíssimo do dorso).

Tratamento cirúrgico: indicado para pacientes nos quais o tratamento conservador não foi efetivo, nas rupturas completas nos indivíduos com alta demanda funcional e nas rupturas traumáticas. Pode ser realizado por via artroscópica ou aberta e consiste nos seguintes procedimentos: desbridamento intra-articular e subacromial, descompressão subacromial e reparação dos tendões rotos.

Capsulite adesiva

Fase hiperálgica: analgésicos potentes via oral; anti-inflamatórios via oral; corticosteroides de ação prolongada via intramuscular (não utilizados em diabéticos); calcitonina (intramuscular ou *spray* nasal), principalmente em diabéticos; amitriptilina; bloqueio do nervo supraescapular; tratamento fisioterápico (crioterapia, TENS, exercícios pendulares e mobilização passiva suave do ombro).

Fase de enrijecimento e descongelamento: analgésicos, anti-inflamatórios e amitriptilina podem ser mantidos; tratamento fisioterápico.

O tratamento cirúrgico é indicado após falha do tratamento conservador. Atualmente, as sinovectomias e as ligamentocapsulotomias por via artroscópica são o tratamento de escolha.

Osteoartrite glenoumeral

Tratamento conservador: meios físicos (calor ou crioterapia); medicações (analgésicos, AINEs, corticoesteroides injetáveis); condroprotetores; viscossuplementação (injeções intra-articulares de ácido hialurônico); fisioterapia.

Tratamento cirúrgico: indicado na falha terapêutica do tratamento conservador (artroplastia).

Instabilidade glenoumeral

Luxação aguda: redução do ombro; imobilização; reabilitação.

Instabilidade anterior recidivante: tratamento cirúrgico.

Instabilidade posterior: fortalecimento do manguito rotador, deltoide e estabilizadores da escápula. Em caso de falha terapêutica, está indicado tratamento cirúrgico.

Instabilidade multidirecional: exercícios de fortalecimento e coordenação para a musculatura do ombro. Se não apresentar resultados satisfatórios em seis meses, está indicado o tratamento cirúrgico.

Tendinite calcária

Tratamento conservador: na fase aguda, podem ser utilizados analgésicos potentes, corticosteroides, repouso, crioterapia ou terapia com calor e fisioterapia; na fase crônica, estão indicados analgésicos comuns, AINEs, corticosteroides, fisioterapia, reforço muscular e terapia por ondas de choque, no entanto não recomendamos a infiltração local com corticoide devido ao efeito rebote.

Tratamento cirúrgico: está indicado se houver aumento progressivo dos sintomas, interferência na vida diária, durante a noite ou no lazer, ou ausência de melhora com o tratamento conservador. O procedimento de escolha é a ressecção artroscópica.

ACUPUNTURA

Pontos mais utilizados

Os pontos TE14, LI15, LI11, GB34 e ST38 são frequentemente utilizados.

Prescrições MTC

TE5, LI11, GB20, EX-T89, pontos *Ah Shi* e técnica punho-tornozelo nas áreas U1, U4, U5, U6 (dor de instalação aguda ou gradual com limitação da amplitude de movimento, associada a dor e rigidez cervical ou dorsal, com sensação de frio no ombro, língua pálida com saburra branca – MTC: vento frio ou umidade).

SI14, SI11, SI9, TE14, LI15, LI11, ST40, EX-T89 e pontos *Ah Shi* (dor mais intensa à noite, com irradiação para o braço, limitação da amplitude do movimento, língua pálida ou levemente púrpura, com saburra oleosa – MTC: umidade e fleuma).

Pontos semelhantes aos citados (história de trauma, problemas de postura ou sobrecarga, edema local, dor importante, incapacidade funcional, língua normal ou púrpura com saburra branca – MTC: estagnação de *Qi* e sangue).

Aurículo

Ombro, articulação do ombro, ponto calor e suprarrenal (vento frio ou umidade).

Shenmen, ombro, articulação do ombro, suprarrenal (umidade e fleuma).

Evidências clínicas

Uma revisão Cochrane de 2009 pouco pôde concluir sobre o uso de acupuntura no tratamento da dor no ombro devido ao pequeno número de trabalhos (nove estudos)

Capítulo 38 *Ombro Doloroso*

e à variedade metodológica dos mesmos. Em alguns estudos houve melhora da dor a curto prazo com o uso da acupuntura em relação ao grupo controle.

Em um estudo multicêntrico, alemão, publicado em 2010, 424 pacientes com dor crônica no ombro foram divididos em três braços: acupuntura verdadeira (pontos *Ah Shi* e pontos selecionados conforme a localização da dor: LU1, LU2 – ventral; LI4, LI11, LI14, LI15 – ventrolateral; TE5, TE13, TE14 – lateral; SI13, SI9 – dorsal), acupuntura *sham* (oito não acupontos) e terapia ortopédica convencional (50 mg de diclofenaco diários e terapias físicas). Após 15 sessões, foram avaliados os resultados, indicando melhora da dor e da mobilidade do ombro em relação ao grupo *sham* e ao grupo convencional ao término e após três meses do tratamento.

Um estudo espanhol de 2004 envolvendo 130 pacientes, divididos em um grupo de acupuntura e um grupo placebo, demonstrou que o estímulo nos pontos LI15, TE14, GB34 e ponto extra *Zhongping* (1-2 cm abaixo de ST36) por 15 minutos, com frequência de 5 Hz a 10 Hz, gerava melhora na intensidade da dor, na funcionalidade e na qualidade de vida, reduzindo o uso de AINEs dos pacientes com dores nos ombros por até seis meses.

Em um estudo de 2008, multicêntrico, espanhol, 425 pacientes foram randomizados em dois grupos: acupuntura + fisioterapia e fisioterapia + TENS inativado. O estímulo do ponto ST38, por 20 minutos, associado a 15 sessões de fisioterapia, reduziu a intensidade da dor e melhorou as funções do ombro por até três meses.

Em um estudo alemão de 1999, 25 atletas com lesão do manguito rotador foram submetidos à acupuntura, enquanto 27 foram tratados com agulhas que não penetram a pele (grupo controle). Foram realizadas oito sessões, de 20 minutos cada, utilizando os seguintes pontos, conforme a localização da dor: TE14, TE15, BL44, SI9, SI11, SI12, SI14, LI14, LI15, *Taijian*, *Jianquan* (pontos locais); LI11, TE3, SI6, GB34, SI3, ST38 (pontos a distância); LU2, HT1, PC2 (pontos de acordo com a medicina tradicional chinesa). Os resultados demonstraram melhora dos escores no grupo da acupuntura em relação ao grupo controle.

Sugestões

Em primeiro lugar, precisamos nos certificar do diagnóstico diferencial ocidental, que na maioria das vezes não requer qualquer exame complementar. No entanto, caso precise, recomendamos a realização de USG ou RNM do ombro acometido.

Em termos de tratamento com acupuntura, sugerimos a abordagem a distância puncionando o ST38. Outros protocolos que utilizamos no nosso serviço são: cercamento do ombro com BL11 + SI11 + LI11 ou pontos locais com TE14 e LI15.

Paralelamente, é preciso reabilitar o ombro doloroso com exercícios de fortalecimento do manguito rotador e de ganho de amplitude de movimento nos casos que necessitem.

Referências

1. Brox JI. Shoulder pain. Best practice & research clinical. Rheumatology. 2003; 17(1):33-56.
2. BurbanK KM, Stevenson JHB, Czarnecki GR, Dorfman J. Chronic shoulder pain: part I. Evaluation and diagnosis. Am Fam Physician. 2008; 77(4):453-60.
3. Ferreira Filho AA, Ferreira Neto AA. Capsulite adesiva. In: Barros Filho TEP, Camargo OP, Camanho GL. Clínica ortopédica. São Paulo: Manole. 2012; 112:761-69.
4. Ferreira Neto AA, Malavolta EA. Artrose glenoumeral. In: Barros Filho TEP, Camargo OP, Camanho GL. Clínica Ortopédica. São Paulo: Manole. 2012; 115:792-801.

5. Green S, Buchbinder R, Forbes A. Interventions for shoulder pain. Cochrane database of systematic reviews. In: The Cochrane Library, Issue 07, art. n. CD001156. DOI: 10.1002/14651858. CD001156.pub3.
6. Green S, Buchbinder R, Hetrick SE. Acupuncture for shoulder pain. Cochrane database of systematic reviews. In: The Cochrane Library, Issue 07, art. n. CD005319. DOI:10.1002/14651858. CD005319.pub2.
7. Hoyos JAG, Martín MCA, Leon EBB, Lopez MV, López TM, Morilla FAV, Moreno MJG. Randomised trial of long term effect of acupuncture for shoulder pain. Pain. 2004; 112:289-98.
8. Kleinhenz J, Streitberger K, Windeler J, Güssbacher A, Mavridis G, Martin E. Randomised clinical trial comparing the effects of acupuncture and a newly designed placebo needle in rotator cuff tendinitis. Pain. 1999; 83(2):235-41.
9. Lech O, Piluski PCF, Severo AL. Ombro e cotovelo. In: Sizinio H. Ortopedia e traumatologia: princípios e prática. 4. ed. Porto Alegre: Artmed. 2009; 7:166-214.
10. Molsberger AF, Schneider T, Gotthardt H, Drabik A. German randomized acupuncture trial for chronic shoulder pain (GRASP) – a pragmatic, controlled, patient-blinded, multi-centre trial in an outpatient care environment. Pain. 2010; 151(1):146-54.
11. Mitchell C, Adebajo A, Hay E, Carr A. Shoulder pain: diagnosis and management in primary care. BMJ. 2005; 331(7525):1124-8.
12. National Library of Medicine. Medical subject headings. Mesh terms. Disponível em: www.nlm.nih.gov/cgi/mesh/2012/MB_cgi?mode=&index=18586.
13. Prada FDS, Silva FBA, Ferreira Neto AA. Instabilidade glenoumeral. In: Barros Filho TEP, Camargo OP, Camanho GL. Clínica ortopédica. São Paulo: Manole. 2012; 110:739-54.
14. Vas J, Ortega C, Olmo V, Perez-Fernandez F, Hernandez L, Medina I et al. Single-point acupuncture and physiotherapy for the treatment of painful shoulder: a multicentre randomized controlled trial. Rheumatology. 2008; 47(6):887-93.
15. Wen TS. Manual terapêutico de acupuntura. São Paulo: Manole. 2008; 7:359-61.

Quadril Doloroso

39

Douglas Tetsuo Hiraoka
André Wan Wen Tsai

CID 10

CÓDIGO	DOENÇA
M16	Coxartrose (artrose do quadril)
M87	Osteonecrose
M70.6	Bursite trocantérica
M70.7	Outras bursites do quadril

DEFINIÇÃO

A dor no quadril pode ser definida como a sensação de desconforto na articulação do quadril ou em sua proximidade.

INCIDÊNCIA E PREVALÊNCIA

No estudo NHANES III, 14,3% dos adultos nos Estados Unidos relataram dor no quadril.

PRINCIPAIS ASPECTOS CLÍNICOS

O quadril é a região compreendida entre a crista ilíaca e o trocanter maior do fêmur. Suas principais funções são o suporte do peso corporal e os movimentos da locomoção, que estão relacionados com o arcabouço osseocartilaginoso, tendões e músculos.

A dor no quadril é uma queixa comum e apresenta diversas etiologias. No adulto, as principais causas são: lesões traumáticas, osteoartrose, osteonecrose da cabeça femoral, bursite (trocanteriana, iliopectínea, do iliopsoas e isquioglútea), tendinite (dos adutores e dos músculos glúteos médio e mínimo), síndrome do piriforme, pubalgia.

Osteoartrose

É uma doença degenerativa crônica caracterizada pela deterioração da cartilagem e pela neoformação óssea nas superfícies e margens articulares.

O quadro clínico é caracterizado por dor e rigidez articular progressiva, com irradiação para a região inguinal, face medial da coxa e joelho ipsilateral. Sintomas clínicos, como restrição da amplitude de movimentos, crepitação e aumento do volume articular, podem estar relacionados à artrose. No exame físico, a marcha pode estar alterada e haver encurtamento do membro.

Os critérios diagnósticos da osteoartrose do quadril, segundo a Academia Americana de Reumatologia, são: dor no quadril; rotação medial menor que 15°; VHS menor que 44 mm/h; rigidez matinal menor que 60 minutos; idade acima de 50 anos com dor à rotação medial do quadril; sinais radiográficos; dor no quadril com pelo menos dois dos critérios: VHS menor que 20 mm/h, presença de osteófitos, diminuição do espaço articular.

Os sinais radiográficos da artrose são: estreitamento do espaço articular, esclerose subcondral, presença de osteófitos marginais e aparecimento de cistos e geodos.

Osteonecrose da cabeça femoral

A osteonecrose é uma condição patológica do sistema esquelético, cuja fisiopatologia não está totalmente elucidada. Ela pode ser classificada em idiopática (quando a etiologia não pode ser esclarecida, ocorrendo em 25% dos casos), traumática (decorrente de traumas regionais, luxações e procedimentos cirúrgicos) e atraumática (alcoolismo, corticoterapia, lúpus eritematoso sistêmico, doença de Gaucher, hiperlipidemias, pancreatite, hiperuricemia, quimioterapia, radioterapia, hemoglobinopatias, fatores imunológicos e gestação).

A principal queixa do paciente é a dor insidiosa, na região inguinal, nádegas, joelhos ou região trocantérica. Pode ter intensidade variável, marcha antálgica e limitação dos movimentos.

Existem diversas classificações, sendo a mais utilizada a de Ficat e Arlet:

- Fase inicial: estágio 0 = pré-clínico; estágio I = pré-radiográfico (sintomas clínicos presentes); estágio IIA = porose difusa, esclerose ou cistos nas radiografias.
- Fase intermediária: estágio IIB = sinal do crescente.
- Fase tardia: estágio III = colapso (perda da esfericidade), sequestro, espaço articular preservado; estágio IV = osteoartrite com acometimento acetabular.

O diagnóstico da osteonecrose é, inicialmente, radiográfico. Nas fases iniciais, a RMN e a cintilografia são essenciais.

Bursite

Na região do quadril, existem diversas bolsas, sendo a trocantérica, a iliopectínea, a iliopsoas e a isquioglútea as mais importantes clinicamente. O paciente apresenta dor contínua, localizada e profunda, que piora com movimentos e à noite. Apresenta dor intensa à palpação da região, associada a fraqueza e limitação dos movimentos. A USG pode auxiliar no diagnóstico.

Tendinite

A tendinite dos adutores ocorre, principalmente, em atletas. Pode ocorrer dor na região inguinal e face interna da coxa, acentuando-se durante a abdução passiva e a adução ativa contra resistência da coxa. A palpação da região pode gerar irradiação para o pube.

Na tendinite dos músculos glúteos médio e mínimo, o paciente apresenta dor na nádega, face lateral do quadril e região inguinal.

Síndrome do piriforme

A síndrome do piriforme resulta da irritação do nervo isquiático pelo músculo piriforme. O paciente apresenta dor na região do quadril, com irradiação para o membro inferior, simulando radiculopatia. Pode apresentar fraqueza, marcha antálgica, dor à rotação interna ou externa e dor à palpação da região.

Pubalgia

As causas mais comuns de pubalgia são: afecções degenerativas, traumáticas, inflamatórias e infecciosas; frouxidão ligamentar sintomática; miosite do músculo reto do abdome; entesopatia; osteíte púbica; osteomielite. Ocorre dor na região pubiana, com irradiação para a face interna das coxas e para o hipogástrio, com piora à marcha, à manobra de Valsalva e à palpação.

TRATAMENTO

Osteoartrose

Tratamento medicamentoso: analgésicos (acetaminofeno), AINEs, condroprotetores (glicosamina, condroitina, diacereína).

Tratamento não medicamentoso: perda ponderal, exercícios de fortalecimento, alongamento, termoterapia, estimulação elétrica, acupuntura.

Tratamento cirúrgico: deve ser considerado na falência das opções anteriores. Podem ser realizadas artroplastia total do quadril, osteotomia femoral, osteotomia acetabular, artrodese e artroplastia de ressecção.

Osteonecrose da cabeça femoral

Tratamento conservador: prevenção, tratamento dos fatores associados (dislipidemia, alcoolismo, coagulopatias), tratamento sintomático (AINEs, perda ponderal) e estimulação elétrica.

Tratamento cirúrgico: descompressão (*core decompression*), enxerto ósseo, osteotomia proximal do fêmur, hemiartroplastia, artroplastia total.

Bursite

Tratamento conservador: AINEs e injeções de corticoides.

Tendinite

Tratamento conservador: repouso, AINEs e crioterapia, na fase aguda; exercícios e alongamento, na fase de reabilitação.

Síndrome do piriforme

Tratamento conservador: alongamento, AINEs e repouso.

Pubalgia

Tratamento conservador: meios físicos, analgésicos, AINEs.

ACUPUNTURA

Pontos mais utilizados

O ponto GB30 é o ponto mais utilizado.

Prescrições MTC

GB30, GB31, GB29, GB39, GB34, BL54, pontos *Ah Shi* (dor difusa, com ocasionais paroxismos, sensibilidade local à palpação – MTC: estagnação de *Qi*, associado a deficiência do *Shen* nos casos de artrose).

Aurículo

Shenmen, quadril, subcórtex.

Evidências clínicas

Uma revisão Cochrane avaliando a acupuntura no tratamento de osteoartrite em articulações periféricas não pôde avaliar a osteoatrose de quadril devido ao pequeno número de trabalhos publicados (três) e à heterogeneidade dos mesmos.

Um estudo alemão multicêntrico e randomizado, de 2006, envolvendo 3.553 pacientes, divididos em três grupos (randomizados de acupuntura, controle e não randomizados de acupuntura), concluiu que há melhora clínica importante nos pacientes com osteoartrose crônica de joelhos ou quadril, por mais de três meses, quando associada a acupuntura ao tratamento convencional.

Um estudo sueco, de 2002, no qual 45 pacientes foram divididos em três grupos (eletroacupuntura, hidroterapia e orientações), concluiu que os grupos tratados com eletroacupuntura ou hidroterapia apresentavam melhora na intensidade da dor, na funcionalidade e na qualidade de vida. O grupo da eletroacupuntura foi tratado com frequência de 2 Hz, em quatro dos pontos BL54, BL36, GB29, GB30, GB31 e ST31, associados com os pontos a distância GB34 e BL60.

Em um estudo alemão, de 2004, o uso de auriculoacupuntura demonstrou melhora da dor pós-operatória da artroplastia do quadril. Os pontos auriculares utilizados foram pulmão, *Shenmen*, tálamo e quadril. O efeito analgésico perdurou por até 36 horas no pós-operatório, diminuindo a quantidade de medicações.

Sugestões

De modo geral, doenças álgicas dessa região apresentam quadro compatível com a estagnação de *Qi* nos meridianos quando se trata de pacientes jovens sem antecedentes mórbidos importantes e que desenvolveram lesões como bursites, tendinites, síndrome do piriforme e pubalgia praticando atividades físicas. Nesses casos, nosso serviço utiliza os seguintes pontos de acupuntura: GB30, GB34, ST36, BL60, *Ah Shi* e técnica escalpeana de Wen, abordando as áreas motoras e sensitivas dos membros inferiores contralaterais ao quadril doloroso.

Pacientes portadores de alterações degenerativas crônicas, como osteoartrose e osteonecrose da cabeça femoral, apresentam quadro compatível com deficiência do *Shen* e/ou *Gan*. Nesses casos, no Centro de Acupuntura do Instituto de Ortopedia e Traumatologia do HC-FMUSP utiliza-se a seleção dos seguintes pontos de acupuntura: BL23, BL24, BL25, BL60, GB30, GB34, ST36, LR3, LR8, SP9, KI10, pontos *Ah Shi*, técnica *Hua Tuo Jia Ji* e escalpeana de Wen.

Referências

1. Haslam R. A comparison of acupuncture with advice and exercises on the symptomatic treatment of osteoarthritis of the hip – a randomised controlled trial. Acupuncture in Medicine. 2001; 19(1): 19-26.
2. Liu GW. Tratado contemporâneo de acupuntura e moxibustão. São Paulo: Ceimec. 2005; VI: 249-332.
3. Manheimer E, Cheng K, Linde K, Lao L, Yoo J, Wieland S, van der Windt DAWM, Berman BM, Bouter LM. Acupuncture for peripheral joint osteoarthritis. Cochrane Database of Systematic Reviews. In: The Cochrane Library, Issue 07, art. n. CD001977. DOI: 10.1002/14651858. CD001977.pub1.
4. Melo EBC, Gurgel HMC. Osteonecrose. In: Barros Filho TEP, Camargo OP, Camanho GL. Clínica ortopédica. São Paulo: Manole. 2012; 131: 926-40.
5. Schwartsmann CR, Boschin LC. Quadril do adulto. In: Sizinio H. Ortopedia e traumatologia: princípios e prática. 4. ed. Porto Alegre: Artmed. 2009; 14:407-442.
6. Stener-Victorin E, Kruse-Smidje C, Jung K. Comparison between electro-acupuncture and hydrotherapy, both in combination with patient education and patient education alone, on the symptomatic treatment of osteoarthritis of the hip. The Clinical Journal of Pain. 2004; 20(3):179.
7. Usichenko TI, Dinse M, Hermsen M, Witstruck T, Pavlovic D, Lehmann C. Auricular acupuncture for pain relief after total hip arthroplasty – a randomized controlled study. Pain. 2005 Apr; 114(3):320-7.
8. Vicente JRN. Osteoartrite do quadril. In: Barros Filho TEP, Camargo OP, Camanho GL. Clínica ortopédica. São Paulo: Manole. 2012; 130: 920-5.
9. Wen TS. Manual terapêutico de acupuntura. Hsing WT (ed). São Paulo: Manole. 2008; 7:315-76.
10. Witt CM, Jena S, Brinkhaus B, Liecker B, Wegscheider K, Willich SN. Acupuncture in patients with osteoarthritis of the knee or hip: A randomized, controlled trial with an additional nonrandomized arm. Arthritis & Rheumatism. 2006 Nov; 54(11):3485-93.
11. Xi W. Tratado de medicina chinesa. São Paulo: Roca. 1993; III(3):347-97; II(2):251-312.
12. Yeng LT, Teixeira MJ, Zakka TRM, Kaziyama HHS, Teixeira MG. Dor pelviperineal. In: Teixeira MJ, Yeng LT, Kaziyama HHS. Dor – síndrome dolorosa miofascial e dor musculoesquelética. São Paulo: Roca. 2008; 29:361-80.
13. Zacher J, Gursche A. Hip'pain. Best Practice & Research Clinical Rheumatology. 2003; 17(1):71-85.

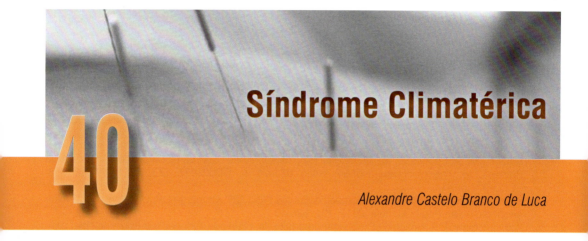

Síndrome Climatérica

Alexandre Castelo Branco de Luca

CID 10

CÓDIGO	DOENÇA
N951	Estado da menopausa e do climatério feminino

DEFINIÇÃO

De acordo com a Organização Mundial da Saúde, climatério é a fase da evolução biológica da mulher compreendida entre o fim da fase reprodutiva até o início da senilidade. Nesse período ocorre a menopausa, que é a última menstruação, considerada após 12 meses consecutivos de amenorreia.

Síndrome do climatério, moléstia menopausal ou síndrome menopausal compreende o conjunto de sintomas e sinais que aparecem no climatério, prejudicando o bem-estar da mulher. Os sintomas da síndrome climatérica têm as seguintes origens: deficiência estrogênica e progestagênica, envelhecimento e dinâmica psicológica, dependente da estrutura da personalidade e do ambiente sociocultural.

INCIDÊNCIA E PREVALÊNCIA

A menopausa das mulheres brasileiras ocorre, em média, aos 48,6 anos de idade e pode ser considerada precoce quando ocorre antes dos 40 anos de idade.

PRINCIPAIS ASPECTOS CLÍNICOS

As principais manifestações clínicas do climatério são: neurogênicas (ondas de calor, sudorese, calafrios, palpitações, cefaleia, tonturas, parestesias, insônia, falta de memória, fadiga), psicogênicas (depressão, ansiedade, irritabilidade, diminuição da libido), metabólicas (metabolismo ósseo – osteoporose, aterosclerose e lipídico), mamárias (mastalgia, mastodinia), urogenitais (secura vaginal, dispareunia, prurido vulvar, corrimento, sangramento uterino disfuncional, síndrome uretral, incontinência urinária de esforço), osteomusculoarticulares (ostealgia, artralgia, mialgia) e do sistema tegumentar – pele e anexos (atrofia epidérmica).

Capítulo 40 *Síndrome Climatérica*

As manifestações neurogênicas compreendem os sintomas mais comuns da síndrome climatérica.

Entre as pacientes que apresentam ondas de calor, cerca de 86% relatam sua persistência por mais de um ano e 25% por mais de cinco anos. As ondas de calor podem aparecer em 15% a 25% das pacientes com ciclo menstrual regular, com níveis séricos endógenos de estrogênio pré-menopausal.

TRATAMENTO

O tratamento de escolha da síndrome climatérica vai depender do perfil de cada paciente e das patologias adquiridas, mas também dos antecedentes pessoais e familiares.

O tratamento deve ser abordado colocando todas as possibilidades necessárias para retorno das atividades diárias com qualidade de vida. Iniciamos a abordagem terapêutica com a realização de atividade física, alimentação balanceada e saudável, suplementação vitamínica e de sais minerais, bons hábitos de vida (evitar álcool e fumo), podendo ser escolhida a terapia de reposição hormonal (estrógeno, progesterona ou ambos), o uso de SERMs (moduladores específicos dos receptores estrogênicos; p. ex., raloxifeno e tamoxifeno), drogas inibidoras da reabsorção óssea (bisfosfonatos; p. ex., alendronato, risendronato, zoledronato e etidronato; calcitonina, PTH e cloretos), terapia de reposição hormonal natural – fitoestrógenos ou isoflavona, tratamento homeopático e acupuntura.

ACUPUNTURA

De acordo com a medicina tradicional chinesa, a síndrome da menopausa possui cinco padrões distintos, apresentando quadro clínico específico, juntamente com sinais e sintomas, que são os seguintes:

- Deficiência do *Yin* do rim.
- Deficiência do *Yang* do rim.
- Deficiência do *Yin* e do *Yang* do rim.
- Deficiência do rim e do fígado com subida do *Yang* do fígado.
- Rins e coração não harmonizados.
- Acúmulo de muco e estagnação do *Qi.*
- Estase do sangue.

Pontos mais utilizados

Os pontos mais utilizados são: P7 (*Lieque*), R6 (*Zhaohai*), R3 (*Taixi*), BP6 (*Sanyinjiao*) e VC4 (*Guanyuan*).

Tratamento agudo

O tratamento agudo da síndrome climatérica vai depender do tipo de padrão distinto apresentado pela paciente.

Prescrições da MTC

1. Deficiência do *Yin* do rim: P7 (*Lieque*) no lado direito e R6 (*Zhaohai*) no lado esquerdo, R3 (*Taixi*), R10 (*Yingu*), VC4 (*Guanyuan*), BP6 (*Sanyinjiao*), C6 (*Yinxi*), R7 (*Fuliu*), IG4 (*Hegu*).

2. Deficiência do *Yang* do rim: B23 (*Shenshu*), B52 (*Zhishi*), R3 (*Taixi*), P7 (*Lieque*) lado direito, R6 (*Zhaohai*) lado esquerdo, VC4 (*Guanyuan*), VC15 (*Jiuwei*), R7 (*Fuliu*).
3. Deficiência do *Yin* e do *Yang* do rim: R3 (*Taixi*), P7 (*Lieque*), R6 (*Zhaohai*), VC7 (*Yinjiao*), C6 (*Yinxi*), VC4 (*Guanyuan*), B23 (*Shenshu*), B52 (*Zhishi*), BP6 (*Sanyinjiao*).
4. Deficiência do rim e do fígado com subida do *Yang* do fígado: R3 (*Taixi*), F8 (*Ququan*), VC4 (*Guanyuan*), P7 (*Lieque*), R6 (*Zhaohai*), F3 (*Taichong*), VG24 (*Shenting*), VB13 (*Benshen*), VB20 (*Fengchi*), MC7 (*Daling*).
5. Rins e coração não harmonizados: P7 (*Lieque*) no lado direito e R6 (*Zhaohai*) no lado esquerdo, R3 (*Taixi*), VC4 (*Guanyuan*), BP6 (*Sanyinjiao*), R13 (*Qixue*), C6 (*Yinxi*), R7 (*Fuliu*), C8 (*Shaofu*), MC7 (*Daling*), VC15 (*Jiuwei*), VG24 (*Shenting*).
6. Acúmulo de muco e estagnação do *Qi*: VC17 (*Shanzhong*), MC6 (*Neiguan*), P7 (*Lieque*), VC6 (*Qihai*), VC10 (*Xiawan*), TA6 (*Zhigou*), E40 (*Fenglong*), BP6 (*Sanyinjiao*), BP9 (*Yinlingquan*), E28 (*Shidao*), VC4 (*Guanyuan*).
7. Estase do sangue: BP4 (*Gongsun*) lado direito e MC6 (*Neiguan*) lado esquerdo, R14 (*Siman*), BP10 (*Xuehai*), B17 (*Geshu*), VC4 (*Guanyuan*), VC6 (*Qihai*), F3 (*Taichong*), MC7 (*Daling*).

Aurículo

Para o tratamento foram escolhidos sete pontos: ponto do olho 4, ponto do pulmão 16, guia do trigêmeo 18, guia do trago ou 21, zero ou diafragmático 29 e guia genital, ponto do hipotálamo.

Evidência clínicas

Foram realizados estudos não controlados, os quais sugeriram o efeito da acupuntura no alívio dos sintomas vasomotores – ondas de calor e distúrbios físicos do climatério. Os efeitos da acupuntura parecem estar mantidos, mesmo após o término do tratamento por três a seis meses, sem modificação na libido ou de níveis hormonais.

Outro estudo comparou a acupuntura com o tratamento de reposição hormonal com estrógeno. Nele, 45 mulheres na pós-menopausa foram incluídas, sendo randomizadas entre os grupos de eletroacupuntura, inserção superficial de agulha (*sham* acupuntura) e tratamento com estrógeno oral por 12 semanas e seis meses de seguimento. O tratamento oral com estrógeno diminuiu a frequência de ondas de calor em 90%; em contrapartida, apenas 50% das pacientes que foram tratadas com acupuntura tiveram melhora dos sintomas em ambas as técnicas.

Nedstrand e col., em 2005, referiram que a eletroacupuntura e o relaxamento são aparentemente equivalentes na redução das ondas de calor em 31 pacientes em tratamento de câncer de mama.

Vicente e col., em 2007, realizaram um estudo prospectivo, randomizado e cego em 103 mulheres com sintomas menopausais divididas em dois grupos: *sham* acupuntura e acupuntura. O tratamento foi realizado por 13 semanas, sendo a primeira semana de coleta de dados, cinco semanas de tratamento (duas vezes por semana) e sete semanas de seguimento após a acupuntura. Ambos os tratamentos diminuíram os fogachos, não havendo diferença estatística significante.

Avis e col., em 2008, realizaram estudo com 56 mulheres na pós-menopausa, divididas em três grupos: cuidados gerais, *sham* acupuntura e acupuntura tradicional (duas vezes por semana). O tratamento foi realizado por oito semanas, nas quais se observou diminuição significativa da frequência dos fogachos entre a primeira e

Capítulo 40 *Síndrome Climatérica*

a oitava semana em todos os grupos, entretanto os grupos de *sham* acupuntura e acupuntura tradicional tiveram diminuição acentuada dos mesmos.

Zaborowska e col., em 2007, realizaram um trabalho científico no qual avaliaram 102 mulheres na pós-menopausa divididas em dois estudos: o primeiro estudo, com o total de 60 mulheres divididas em quatro grupos (relaxamento, acupuntura superficial, eletroacupuntura e estrógeno), e o segundo estudo com o total de 42 mulheres divididas em dois grupos (estrógeno e placebo). As pacientes foram seguidas durante 12 semanas, sendo avaliadas as ondas de calor – fogachos e índice menopausal de Kupperman (IMK). Os fogachos e o IMK decresceram significativamente após a quarta e a 12ª semana, exceto no grupo placebo.

Em estudo realizado por Kronenberg e Fugh-Berman (2002) e Wyon e col., em 1994, 24 mulheres em menopausa natural e apresentando ondas de calor foram divididas em dois grupos: em um grupo foram tratadas com eletroacupuntura e no outro por agulhamento superficial (grupo controle). O tratamento foi realizado por oito semanas, sendo duas vezes por semana nas primeiras duas semanas e, nas restantes, uma vez por semana. As ondas de calor se reduziram mais de 50% em ambos os grupos, mais pronunciado no grupo de eletroacupuntura. O índice menopausal de Kupperman apresentou diminuição dos sintomas em ambos os grupos.

Luca e col., em 2011, apresentaram um trabalho científico dividido em dois grupos, sendo realizada acupuntura no grupo 1, por 12 meses, seguida de *sham* acupuntura, por seis meses; no grupo 2, foi realizada *sham* acupuntura por seis meses seguida de 12 meses de acupuntura. Foram avaliados a intensidade das ondas de calor e o índice menopausal de Kupperman. Observaram-se melhora das ondas de calor e diminuição do IMK no grupo 1, nos seis meses iniciais, igual em ambos os grupos aos 12 meses e diminuído no grupo 2 no final dos 18 meses.

Sugestões

Ponto extra da cabeça e do pescoço (*Yintáng*), ponto extra da cabeça e do pescoço (*Sishencong*), IG4 (*Hégu*), C7 (*Shenmen*), PC6 (*Neiguan*), TA5 (*Wáiguan*), VC12 (*Zhongwan*), VC6 (*Qihai*), CV4 (*Guanyán*), E36 (*Zúsanli*), BP6 (*Sanyinjiao*), BP9 (*Yinlinquan*), VB34 (*Yánglíngquán*), F3 (*Táichong*), F2 (*Xingjian*), F5 (*Ligou*), R3 (*Táixi*), R4 (*Dazhong*), escalpeana – áreas utilizadas: área do controle dos vasos sanguíneos; área de vertigem; área frontal; área das cinco agulhas frontais; área pré-frontal.

Referências

1. Albertazzi P. A review of non-hormonal option for the relief of menopausal symptoms. Treat endocrinol. 2006; 5(2):101-113.
2. Avis NE, Legault C, Coeytaux RR, Pian-Smith M, Shifren JL, Chen W, Valaskatgis P. A randomized, controlled pilot study of acupuncture treatment for menopausal hot flashes. Menopause. 2008 Jun 2; 15(6):1-9.
3. Avis NE, Pian-Smith MCM. Acupuncture for hot flashes. Menopause. 2007; 14(1):10-13.
4. Casper RF, Graves GR, Reid RL. Objective measurement of hot flushes associated with the premenstrual syndrome. Fertil Steril. 1987; 2:341-4.
5. de Luca AC, da Fonseca AM, Lopes CM, Bagnoli VR, Soares JM, Baracat EC.Acupuncture-ameliorated menopausal symptoms: single-blind, placebo-controlled, randomized trial. Climacteric 2011 Feb;14(1):140-5.
6. Dong H, Ludicke F, Comte I et al. An exploratory pilot study of acupuncture on the quality of life and reproductive hormone secretion in menopausal women. J Altern Complement Med. 2001 Dec; 7(6):651-8
7. Halbe HW, Fonseca AM. Sindrome do Climatério. Tratado de Ginecologia. Editora Roca; 2000. p. 1519-57.

8. Kronenberg F, Fugh-Berman A. Complementary and Alternative Medicine for Menopausal symptoms: A review of randomized, controlled trials. Annals of Internal Medicine. 2002; 137(10):805-813.
9. Maciocia G. Síndrome do Climatério. Obstetricia e Ginecologia em Medicina Chinesa. São Paulo: Editora Roca. 2000; p. 671-691.
10. Nedstrand E, Wijma K, Wyon Y et al. Vasomotor symptoms decrease in women with breast cancer randomized to treatment with applied relaxation of eletro-acupuncture: a preliminary study. Climateric. 2005; 8:243-50.
11. Porzio G, Trapasso T, Martelli S et al. Acupuncture in the treatment of menopause-related symptoms in women taking tamoxifen. Tumori. 2002; 88:128-30.
12. Vincent A, Barton DL, Mandrekar JN, Cha SS, Zais T, Wahner-Roedler DL, Keppler MA, Kreitzer MJ, Loprinzi C. Acupuncture for hot flashes: a randomized, sham-controlled clinical study. Menopause. 2007; 14(1):45-52.
13. Who Scientific Group. Research on the menopause in the 1990's. A report of the the WHO scientific group. World Health Organization. Geneva.1996; 866:1-79.
14. Wyon Y, Lindgren R, Hammar M, Lundeberg T. Acupuncture against climateric disorders? Lower number symptoms after menopause. Lakartidningen. 1994; 91(23):2318-2322.
15. Wyon Y, Wijma K, Nedstrand E et al. A comparison of acupuncture and oral estradiol treatment of vasomotor symptoms in postmenopausal women. Climateric. 2004; 7:153-64.
16. Zaborowska E, Brynhildsen J, Damberg S, Fredriksson M, Lindh-Astrand L, Nedstrand E, Wyon Y, Hammar M. Effects of acupuncture, applied relaxation, estrogens and placebo on hot flushes in postmenopausal women: an anlysis of two prospective, parallel, randomized studies. Climateric. 2007;10:38-45.

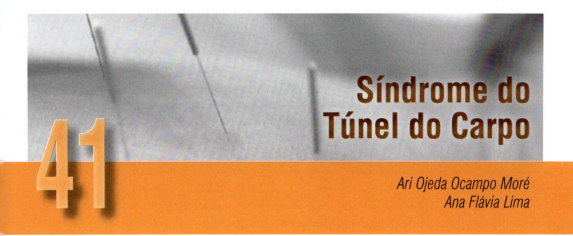

Síndrome do Túnel do Carpo

Ari Ojeda Ocampo Moré
Ana Flávia Lima

CID 10

CÓDIGO	DOENÇA
G560	Síndrome do túnel do carpo

DEFINIÇÃO

Neuropatia compressiva do nervo mediano no punho, resultando em dor e/ou parestesia nos três primeiros dedos.

INCIDÊNCIA E PREVALÊNCIA

Com expectativa de vida de 70 anos, 3,5% dos homens e 11% das mulheres desenvolveram síndrome do túnel do carpo (STC).

Distribuição bimodal por idade com dois picos: o primeiro a partir dos 50 anos e o segundo a partir dos 75 anos.

PRINCIPAIS ASPECTOS CLÍNICOS

Edema na região do túnel do carpo pode ser consequente a anormalidades anatômicas, infecções, condições inflamatórias, condições metabólicas e aumento do volume de fluido no túnel do carpo (gestação, insuficiência cardíaca).

Fatores de risco prováveis: flexão/extensão repetitivos, peso com punho em extensão, vibração e baixas temperaturas.

Dor pode ser difusa e irradiada para o braço.

Sintomas predominam à noite (dor e parestesia que acordam o paciente).

Sintomas surgem com o uso repetitivo e posição fixa.

Sintomas mais pronunciados nos dias seguintes ao uso excessivo.

Avaliar duração dos sintomas, localização da dor/parestesia, fraqueza, incoordenação, fatores precipitantes, diminuição da sensibilidade na distribuição do nervo mediano.

Procurar por atrofia muscular da mão.

Fraqueza de abdução do polegar.

O diagnóstico é realizado pela descrição do paciente de parestesia ou dor na distribuição do nervo mediano, associando a um dos seguintes achados objetivos: sinal de Tinel positivo, manobra de Phalen positiva, diminuição da sensibilidade ao estímulo mecânico do território do nervo mediano, achados de eletroneuromiografia sugestivos de disfunção do nervo mediano.

TRATAMENTO

Investigar e tratar condições que possam estar associadas (p. ex., hipotireoidismo, artrite reumatoide, amiloidose, diabetes, entre outras).

Anti-inflamatórios não esteroidais, exercícios e imobilização com tala demonstram resultados controversos na melhora dos sintomas em estudos randomizados controlados.

Tratamentos que demonstraram benefícios em curto prazo (três meses) em estudos randomizados controlados: injeção local de corticosteroide ou corticosteroide oral por 10 a 14 dias.

O tratamento cirúrgico, a longo prazo, demonstra resultados superiores ao tratamento conservador em pacientes com sintomas refratários ao tratamento clínico.

ACUPUNTURA

Pontos mais utilizados

PC6, PC7, TE4.

Prescrições MTC

EX-UE9 (*Ba Xie*), PC7, BL17, BL18, BL20 (formigamento e/ou dormência nos dedos da mão, acompanhado por palidez dos lábios, tez pálida, cegueira noturna, unhas quebradiças, pele seca, tonturas, palpitações, língua pálida – MTC: deficiência de sangue que não nutre os tendões).

SP10, PC7, EX-UE9 (*Ba Xie*), TE4 (dor no punho em "agulhadas" que é pior à noite; língua arroxeada ou com manchas arroxeadas – MTC: estagnação do *Qi* e estase de sangue).

EX-UE9 (*Ba Xie*), PC7, LI4, SI3, ST36 (dor no punho com irradiação para o braço, parestesia e sensação de peso na mão e dedos, piora da dor com exposição ao frio, umidade ou tempo chuvoso, língua pálida com saburra espessa e esbranquiçada – MTC: padrão de obstrução por vento-umidade).

Aurículo

Pontos do punho e dedos.

Evidências clínicas

Uma revisão sistemática publicada em 2011 concluiu que o tratamento com acupuntura melhora os sintomas dolorosos de pacientes com síndrome do túnel do carpo quando comparado à infiltração local de corticosteroides. Essa conclusão baseia-se em uma metanálise que incluiu dois estudos, com o total de 144 pacientes. Os autores dessa revisão sugerem que o uso da acupuntura na STC é encorajadora, porém os resultados ainda não são convincentes devido à baixa quantidade e qualidade de estudos existentes relacionados ao tema.

Capítulo 41 *Síndrome do Túnel do Carpo*

Em um estudo chinês, 77 pacientes com STC foram randomizados para os grupos acupuntura (PC6 e PC7, acupuntura manual, sessão de 30 minutos, duas vezes por semana por quatro semanas) ou prednisona (comprimido oral por quatro semanas). Ambos os tratamentos melhoraram de forma semelhante os parâmetros do questionário de escore de sintomas globais da STC em duas e quatro semanas de tratamento. A acupuntura foi superior ao uso de corticoide no controle do sintoma de despertar noturno STC.

O mesmo grupo de pacientes do estudo chinês citado foi acompanhado no sétimo e no 13º mês após o tratamento, utilizando questionário de escore de sintomas globais da STC e estudos de condução nervosa. O grupo acupuntura teve melhora que foi significativamente superior ao grupo tratado com corticoide em ambos os parâmetros avaliados, tanto no sétimo quanto no 13º mês de acompanhamento. Esse artigo demonstra que o tratamento de acupuntura pode resultar em melhora a longo prazo da STC idiopática leve a moderada. Os autores do artigo sugerem que o tratamento com acupuntura pode ser considerado uma terapia alternativa a outros tratamentos conservadores ou para aqueles que não optarem pela descompressão cirúrgica precoce.

Em um estudo americano, 13 indivíduos com STC e 12 indivíduos controles (sem STC) foram submetidos a duas avaliações com ressonância funcional magnética (fMRI) em um intervalo de cinco semanas. Os 13 indivíduos com STC foram tratados com acupuntura, com os seguintes parâmetros: eletroacupuntura 2 Hz PC7-TE5, acupuntura manual em três dos seguintes pontos: SI4, LI5, PC3, LI10, HT3, LU5, 10 minutos de sessão, três vezes por semana, por três semanas, e duas vezes por semana por duas semanas. Após cinco semanas de tratamento, os indivíduos tratados com acupuntura tiveram melhora em escores de disestesia e força da mão. No exame de fMRI, os indivíduos com STC que apresentavam modificação nos parâmetros de atividade cortical, tratados com acupuntura, apresentaram parâmetros de atividades corticais semelhantes aos indivíduos controles, assim sugerindo um efeito benéfico da acupuntura por restauração da plasticidade cortical.

Sugestões

É importante pesquisar pontos gatilhos miofasciais no músculo palmar longo que, quando presentes, causam dor caracterizada por ser em agulhada, ter início no centro da palma da mão, ter irradiação para a base do polegar, mas sem atingir os dedos.

A compressão do nervo mediano ao nível do cotovelo por uma banda tendínea ou hipertrofia do músculo pronador redondo pode causar dor leve a moderada, descrita como cansaço ou peso, com início insidioso e provocada por movimentos repetitivos do cotovelo. Além de gerar parestesia em trajeto do nervo mediano, a dor geralmente é difusa no braço e punho, e não é de intensidade severa. Em oposição à STC, os sintomas noturnos não são comuns.

Referências

1. Bland JD, Rudolfer SM. Clinical surveillance of carpal tunnel syndrome in two areas of the United Kingdom, 1991-2001. J Neurol Neurosurg Psychiatry. 2003; 74:1674-9.
2. Chang MH, Chiang HT, Lee SS, Ger LP, Lo YK. Oral drug of choice in carpal tunnel syndrome. Neurology. 1998; 51:390-3.
3. Flaws B. The treatment of modern Western diseases with Chinese medicine. 2. ed. Boulder: Blue poppy press; 2005.
4. Jarvik JG, Comstock BA, Kliot M et al. Surgery versus non-surgical therapy for carpal tunnel syndrome: a randomised parallel-group trial. Lancet. 2009; 374:1074-81.

5. Ly-Pen D, Andreu JL, de Blas G, Sanchez-Olaso A, Millan I. Surgical decompression versus local steroid injection in carpal tunnel syndrome: a one-year, prospective, randomized, open, controlled clinical trial. Arthritis Rheum. 2005; 52:612-9.
6. Napadow V, Kettner N, Ryan A, Kwong KK, Audette J, Hui KK. Somatosensory cortical plasticity in carpal tunnel syndrome – a cross-sectional fMRI evaluation. 2006; 31:520-30.
7. Newport ML. Upper extremity disorders in women. Clin Orthop Relat Res. 2000; 85-94.
8. Occupational disease surveillance: carpal tunnel syndrome. MMWR Morb Mortal Wkly Rep. 1989; 38:485-9.
9. Sim H, Shin BC, Lee MS, Jung A, Lee H, Ernst E. Acupuncture for carpal tunnel syndrome: a systematic review of randomized controlled trials. J Pain. 2011; 12:307-14.
10. Yang CP, Hsieh CL, Wang NH et al. Acupuncture in patients with carpal tunnel syndrome: A randomized controlled trial. Clin J Pain. 2009; 25:327-33.
11. Yang CP, Wang NH, Li TC et al. A randomized clinical trial of acupuncture versus oral steroids for carpal tunnel syndrome: a long-term follow-up. J Pain. 2011; 12:272-9.

Síndrome dos Ovários Policísticos

42

Renata de Souza Reis

CID 10

CÓDIGO	DOENÇA
E28.2	Síndrome do ovário policístico

DEFINIÇÃO

A síndrome dos ovários policísticos (SOP), originalmente descrita por Stein e Leventhal em 1935, é caracterizada pela associação entre irregularidade menstrual e ovários policísticos, além de hirsutismo e obesidade. Atualmente, sabe-se que a SOP é constituída por uma combinação de sinais e sintomas:

- Hiperandrogenismo (hirsutismo, acne, seborreia, alopecia).
- Irregularidade menstrual (oligoamenorreia, sangramento irregular).
- Ovários policísticos.
- Resistência insulínica e obesidade.

Existem várias propostas de critérios diagnósticos para a síndrome, pois a mesma persiste com etiologia desconhecida e fisiopatologia controversa. Todos os critérios atuais incluem a presença de pelo menos dois de três sinais: hiperandrogenismo, irregularidade menstrual e ovários policísticos ao ultrassom. É obrigatória a exclusão de outras causas de hiperandrogenismo. Nota-se que a resistência insulínica e a obesidade não fazem parte dos critérios diagnósticos, embora estejam frequentemente associadas à SOP.

INCIDÊNCIA E PREVALÊNCIA

A SOP afeta cerca de 6% da população feminina em idade reprodutiva.

PRINCIPAIS ASPECTOS CLÍNICOS

Os principais problemas enfrentados pelas pacientes portadoras de SOP são: ciclos menstruais irregulares e infrequentes, hirsutismo, infertilidade anovulatória, obesidade, hiperplasia e neoplasias endometriais. Além disso, a associação entre SOP e resistência à insulina/obesidade é bastante comum, fato que aumenta o risco de desenvolver outras comorbidades cardiovasculares e metabólicas, como diabetes melito tipo 2 e dislipidemia.

TRATAMENTO

O tratamento depende das manifestações clínicas e pode ser assim sintetizado:

- Hiperandrogenismo (hirsutismo e acne): contraceptivo oral combinado (estrógeno e progestágeno, de preferência aqueles com efeito antiandrogênico ou com pouco efeito androgênico). Em caso de resposta insatisfatória, associa-se espironolactona, devido à sua ação antiandrogênica. Além disso, devem ser recomendados tratamentos dermatológicos específicos, mormente na presença de alopecia androgênica.
- Irregularidade menstrual: contraceptivo oral combinado, progestágeno isolado contínuo ou progestágeno isolado na segunda fase do ciclo menstrual. É de suma importância expor as pacientes portadoras de SOP ao efeito protetor que a progesterona exerce sobre o endométrio, atuando, dessa forma, sobre o risco de hiperplasia endometrial e câncer de endométrio. É importante, ainda, em casos de infertilidade, a indução da ovulação com o uso de citrato de clomifeno, metformina, entre outros.
- Resistência insulínica e obesidade: mudança de estilo de vida, incluindo perda de peso e atividade física regular. Tais medidas costumam melhorar significativamente os sinais de hiperandrogenismo, além de restaurar a função ovulatória e, inclusive, levar à gravidez. Pode-se associar metformina ou outros agentes sensibilizadores de insulina.

ACUPUNTURA

Pontos mais utilizados

Os pontos mais utilizados no tratamento da SOP são: SP6, SP9, BL23, BL28, ST29, PC6, LI4 e TE5.

Prescrições MTC

BL18, LR14, LR3 (tonificar o *Gan* – MTC: deficiência de *Gan Qi*).
BL20, LR13, SP3, CV12 e SP9 (fortalecer o *Pi* – MTC: vazio de *Pi Yang*).
ST40, ST37, ST25 (MTC: umidade).
CV4, CV9, GV4, BL23, SP6, ST28, ST40 (MTC: umidade-frio, deficiência de *Shen*).
SP10, BL17 (tonificar o *Xue*).
SP6, BL32, CV3, EX-CA1 [*Zigong*] (tonificar *Bao Guong*).
SP8 (dissolver a forma).
BL22, CV5, CV7 (aquecer o aquecedor inferior).
KI6, LU7, SP4, PC6 (canais curiosos: *Yin Qiao Mai*, *Ren Mai*, *Chong Mai* e *Yin Wei Mai*).

Aurículo

Shenmen, útero, ovário, sistema endócrino, subcórtex, fígado, rim e baço.

Evidências clínicas

Em abrangente revisão de estudos experimentais e clínicos conduzida por Franconi e col., houve evidência de que a acupuntura traz benefício no tratamento de pacientes com infertilidade secundária à SOP.

Outro artigo de revisão, em que foram incluídos quatro estudos (randomizados, não randomizados e observacionais), concluiu que a acupuntura é segura e efetiva no tratamento da SOP, sem os efeitos adversos das intervenções farmacológicas. Os autores ressaltam, entretanto, a necessidade de mais estudos bem desenhados, controlados e randomizados para elucidar o tema.

Contudo, trabalhos que incluam apenas estudos randomizados e revisões sistemáticas em sua análise não têm sido conclusivos. Smith e Carmady afirmam que o tema é pouco estudado e que, muitas vezes, as evidências são baseadas em trabalhos isolados. Uma revisão Cochrane de 2011 também foi inconclusiva devido à ausência de estudos verdadeiramente randomizados que versem sobre o tema na literatura, segundo os autores, embora aqueles não randomizados sugiram que o tratamento da SOP com acupuntura pode ter resultados positivos, além de ter baixa associação com eventos adversos, não aumentar o risco de gestações múltiplas e ser barato.

Apesar de não fazer parte dos critérios diagnósticos da SOP, a resistência insulínica está frequentemente associada a ela. Outra revisão sistemática relata que vários estudos experimentais têm demonstrado que a acupuntura pode corrigir inúmeras desordens metabólicas, como hiperglicemia, sobrepeso, hiperfagia, hiperlipidemia, inflamação, atividade alterada do sistema nervoso simpático e defeitos nas vias de sinalização da insulina, além de ter o potencial de aumentar a sensibilidade à insulina. Todavia, uma vez mais, são necessários estudos bem desenhados, controlados e randomizados para confirmar esses efeitos.

Sugestões

Sabe-se da dificuldade em encontrar o modelo experimental ideal para o estudo dos mecanismos de ação da acupuntura e de seus efeitos no tratamento de diversos agravos à saúde. Tal situação ocorre pelo fato de que a medicina tradicional chinesa é uma técnica milenar, baseada em um paradigma diverso daquele vigente no mundo ocidental. No entanto, percebe-se um esforço contínuo das comunidades acadêmicas e científicas em resolver essa equação.

É importante ressaltar que o tratamento por meio da acupuntura deve ser sempre individualizado, já que cada ser adoece à sua maneira. Por essa razão, vale a pena, em qualquer caso, identificar fatores emocionais que possam estar envolvidos no quadro clínico e atentar para o tratamento dos canais distintos correspondentes, além de utilizar pontos para harmonizar e acalmar a mente de maneira geral.

Referências

1. Barbieri RL, Ehrmann DA, Crowley Jr WF, Martin KA. Treatment of polycystic ovary syndrome in adults, 2012 (Acessado em 7 de novembro de 2012, em http://www.uptodate.com/).
2. Barbieri RL. Polycystic ovary syndrome. ACP Medicine. 2010; 1-15.
3. Franconi G, Manni L, Aloe L, Mazzilli F, Giambalvo Dal Ben G, Lenzi A, Fabbri A. Acupuncture in clinical and experimental reproductive medicine: a review. J Endocrinol Invest. 2011 Apr; 34(4): 307-11. Epub 2011 Feb 4.
4. Guzick DS, Wing R, Smith D et al. Endocrine consequences of weight loss in obese, hyperandrogenic, anovulatory women. Fertil Steril. 1994; 61:598.
5. Liang F, Koya D. Acupuncture: is it effective for treatment of insulin resistance? Diabetes Obes Metab. 2010 Jul; 12(7):555-69.
6. Lim CE, Wong WS. Current evidence of acupuncture on polycystic ovarian syndrome. Gynecol Endocrinol. 2010 Jun; 26(6):473-8.
7. Lim DC, Chen W, Cheng LN, Xue CC, Wong FW, O'Sullivan AJ, Liu JP. Acupuncture for polycystic ovarian syndrome. Cochrane Database Syst Rev. 2011 Aug 10; (8):CD007689.

8. Martin KA, Chang RJ, Ehrmann DA et al. Evaluation and treatment of hirsutism in premenopausal women: an endocrine society clinical practice guideline. J Clin Endocrinol Metab. 2008; 93:1105.
9. Merino PM, Codner E, Cassorla F. A rational approach to the diagnosis of polycystic ovarian syndrome during adolescence. Arq Bras Endocrinol Metab. 2011; 55/8.
10. Pasquali R, Antenucci D, Casimirri F, et al. Clinical and hormonal characteristics of obese amenorrheic hyperandrogenic women before and after weight loss. J Clin Endocrinol Metab. 1989; 68:173.
11. QiWei Z, Chunyi Q. Maravilhas clínicas da acupuntura e moxibustão. São Paulo: Andrei; 2010.
12. Rosenfield RL, Middleman AB, Geffner M, Hoppin AG. Definition, pathogenesis, and etiology of polycystic ovary syndrome in adolescents, 2011 (Acessado em 7 de novembro de 2012, em http://www.uptodate.com/).
13. Siebert TI, Viola MI, Steyn DW, Kruger TF. Is metformin indicated as primary ovulation induction agent in women with PCOS? A systematic review and meta-analysis. Gynecol Obstet Invest. 2012; 73:304-313.
14. Smith CA, Carmady B. Acupuncture to treat common reproductive health complaints: an overview of the evidence. Autonomic Neuroscience: Basic and Clinical. 2010; 157:52-56.
15. Yamamura Y, Yamamura M. Propedêutica energética, inspeção e interrogatório. São Paulo: Center AO; 2010.

Síndrome Pré-menstrual

43

Gabriel Hahn Monteiro Lufchitz
Ari Ojeda Ocampo Moré

CID 10

CÓDIGO	DOENÇA
N94.3	Síndrome de tensão pré-menstrual

DEFINIÇÃO

Sintomas físicos e comportamentais que ocorrem durante a segunda fase do ciclo menstrual (fase lútea) e que aliviam no início do fluxo menstrual ou dois a três dias após o início do fluxo.

INCIDÊNCIA E PREVALÊNCIA

Variam de acordo com os critérios de definição utilizados. Um estudo observacional norte-americano constatou prevalência de 30,4% em uma coorte de 697 mulheres, apesar de apenas pouco mais da metade da coorte completar o estudo.

PRINCIPAIS ASPECTOS CLÍNICOS

Para o diagnóstico da síndrome pré-menstrual, os sintomas devem apresentar-se regularmente, durante a segunda fase do ciclo menstrual. Dessa forma, solicitar à paciente que faça um diário dos sintomas durante dois ou três ciclos consecutivos ajuda na caracterização da síndrome.

Dentre os sintomas comportamentais, irritabilidade, mudanças de humor, ansiedade, mudança na libido, mudanças no apetite, compulsão por certos alimentos e baixa concentração são comuns.

Como sintomas físicos, mastodinia, distensão abdominal, cefaleia, dor lombar, ganho de peso, acne e exacerbação de distúrbios crônicos (como asma, enxaqueca etc.) estão geralmente envolvidos.

TRATAMENTO

Os objetivos do tratamento da síndrome pré-menstrual são melhorar ou eliminar os sintomas, melhorar a qualidade de vida da mulher e minimizar os possíveis efeitos adversos do tratamento. Apesar de muitas opções terapêuticas, poucas delas foram realmente avaliadas por estudos randomizados de qualidade.

É importante a orientação de medidas não farmacológicas, como mudanças de hábitos, incluindo diminuição da ingestão de sódio e cafeína, atividade física regular e técnicas de relaxamento. As opções farmacológicas ficam restritas em caso de falha no tratamento não farmacológico ou para síndromes com sintomas mais severos e incapacitantes.

Os inibidores de recaptação seletivos de serotonina (IRSS) se mostraram efetivos no controle dos sintomas de tensão pré-menstrual comparados com placebo, tanto utilizados somente na fase lútea como de forma contínua (grau de recomendação A).

Para os anticoncepcionais orais, apesar de amplamente prescritos para a síndrome pré-menstrual, ainda faltam evidências mais fortes que suportem o seu uso, ficando como terceira linha de tratamento.

ACUPUNTURA

Ponto mais utilizado

SP6 é o ponto mais utilizado para a síndrome pré-menstrual.

Prescrições MTC

Excesso

SP6, LR3, GB34, GB41, TE6, PC6 (irritabilidade, irascibilidade, raiva, angústia, aperto no peito, suspiros, choro fácil, aumento do volume e da sensibilidade mamária, dor e distensão abdominal) – MTC: estagnação do *Qi* do fígado (*Gan Qi Zhi*).

HT7, ST40, ST8, GV24, LI11, SP9, SP4, PC6, CV12, BL20 (inquietude, insônia, opressão torácica, tontura, vertigem, sensação de calor, face vermelha, língua com saburra espessa e amarelada) – MTC: perturbação da mente por mucosidade-fogo (*Tan Huo Rao Xin*).

Deficiência

SP6, SP10, ST36, BL20, BL23, LR3 (tontura, visão turva, cãimbras, menstruação escassa e descorada) – MTC: deficiência de sangue do fígado (*Gan Xue Xu*).

LR8, CV4, SP6, LR3 (tontura, vertigem, olhos secos e visão turva, sensação de calor, sudorese noturna) – MTC: deficiência de *Yin* do fígado e do rim (*Gan Yin Xu*).

CV12, ST36, SP3, SP6, BL20, BL21 (anorexia, distensão abdominal, dor abdominal com sensação de frio e melhora com calor e palpação, frio nos membros) – MTC: deficiência de *Yang* do baço (*Pi Yang Xu*).

Evidências clínicas

A acupuntura para o tratamento da síndrome pré-menstrual, baseando-se em evidências clínicas de boa qualidade, ainda não é uma realidade, já que os ensaios clínicos realizados até o momento têm tido dificuldades de obter resultados positivos livres de vieses ou falhas metodológicas. Ainda assim, uma revisão sistemática Cochrane, que ainda não foi concluída, poderá trazer novas informações.

Capítulo 43 *Síndrome Pré-menstrual*

Uma revisão sistemática de 2011 analisou dados referentes a 10 ensaios clínicos randomizados, incluindo no total 429 pacientes, cujos desfechos (melhora dos sintomas pré-menstruais) foram avaliados através de diferentes escalas. As modalidades comparadas foram acupuntura e medicação (quatro estudos); acupuntura e acupuntura *sham* (três estudos); acupuntura e nenhum tratamento (um estudo); acupuntura mais medicação e apenas medicação (um estudo); acupuntura mais fitoterapia e apenas fitoterapia (um estudo). Os resultados dessa revisão demonstram que o tratamento com acupuntura apresenta efeitos favoráveis no controle dos sintomas pré-menstruais e que é superior aos diferentes grupos controles utilizados nos estudos, sem evidências de dano aos participantes. Entretanto, os ensaios revisados utilizaram diferentes técnicas de acupuntura, diferentes controles e diferentes desfechos. Tais falhas metodológicas colocam dúvidas sobre as evidências encontradas, sendo necessários novos estudos com maior rigor metodológico.

Outra revisão sistemática de 2010, incluindo nove trabalhos e 545 mulheres, também objetivou avaliar melhora dos sintomas de tensão pré-menstrual. Os estudos incluídos avaliaram acupuntura *versus* grupo controle (nenhum tratamento, placebo, tratamento farmacológico ou não farmacológico). As intervenções variaram significativamente entre os estudos, incluindo tempo de tratamento e modalidades de acupuntura (acupuntura tradicional, eletroacupuntura, acupuntura por *laser*). Apesar de os estudos analisados mostrarem possível benefício das técnicas de acupuntura para a síndrome, os resultados dessa revisão foram limitados pelo pequeno número de estudos e por falhas metodológicas de cada estudo, oferecendo evidências insuficientes para avaliar a eficácia e a segurança da acupuntura para a síndrome pré-menstrual.

Como mencionado, à parte das revisões sistemáticas, outros estudos têm mostrado que a acuputura pode ser benéfica no tratamento. Como exemplo recente, um estudo clínico experimental turco mostrou que, em 11 mulheres, a estimulação dos pontos CV2, CV6, CV12, LI4, LI11, PC6, LR3, SP6, ST36 e DU20, durante três meses, foi suficiente para diminuir ou abolir os sintomas pré-menstruais.

Referências

1. Anil A, Peker T, Göktaş T, Kilic S, Erbaş D. Importance of acupuncture on premenstrual syndrome. Clin Exp Obstet Gynecol. 2012; 39(2):209-13.
2. Brown J, O'Brien PM, Marjoribanks J, Wyatt K. Selective serotonin reuptake inhibitors for premenstrual syndrome. Cochrane Database Syst Rev. 2009 Apr 15; (2):CD001396.
3. Borenstein JE, Dean BB, Yonkers KA, Endicott J. Using the daily record of severity of problems as a screening instrument for premenstrual syndrome. Obstet Gynecol. 2007 May; 109(5):1068-75.
4. Cho SH, Kim J. Efficacy of acupuncture in management of premenstrual syndrome: a systematic review. Complement Ther Med. 2010 Apr; 18(2):104-11. Epub 2010 Mar 17.
5. Kim SY, Park HJ, Lee H, Lee H. Acupuncture for premenstrual syndrome: a systematic review and meta-analysis of randomised controlled trials. BJOG. 2011; 118:899-915.
6. Lopez LM, Kaptein AA, Helmerhorst FM. Oral contraceptives containing drospirenone for premenstrual syndrome. Cochrane Database Syst Rev. 2012 Feb 15; 2:CD006586.
7. Li SM, Darella ML, Pereira OA. Acupuntura e medicina tradicional chinesa. Florianópolis: Instituto de Ensino e Pesquisa em Medicina Tradicional Chinesa; 2004.
8. Vleck JP, Safranek SM. Clinical inquiries. What medications are effective for treating symptoms of premenstrual syndrome (PMS)? J Fam Pract. 2002 Oct; 51(10):894.
9. Yu J, Liu B, Liu Z, Welch V, Wu, TJ, Clarke C, Smith A. Acupuncture for premenstrual syndrome. Cochrane Database Syst Rev; 2005.

Sinusite

Bibiana de Moraes Arns
Ari Ojeda Ocampo Moré

CID 10

CÓDIGO	DOENÇA
J01	Sinusite aguda
J32	Sinusite crônica

DEFINIÇÃO

Sinusite é a inflamação dos seios paranasais, devido a infecções virais, bacterianas ou fúngicas ou reações alérgicas.

INCIDÊNCIA E PREVALÊNCIA

Afeta mais de 30 milhões de adultos nos Estados Unidos, anualmente. A incidência é maior em mulheres e adultos com idade entre 45 e 74 anos.

PRINCIPAIS ASPECTOS CLÍNICOS

A sinusite pode ser classificada em: aguda (sintomas até quatro semanas); subaguda (sintomas de quatro a 12 semanas); recorrente (quatro ou mais episódios por ano, com resolução temporária dos sintomas) e crônica (sintomas persistentes por mais de 12 semanas).

Sinusite aguda e crônica podem ter sinais e sintomas semelhantes, incluindo rinorreia purulenta, pressão e dor na face, congestão e obstrução nasal, hiposmia ou anosmia, febre, fadiga, halitose e tosse produtiva (especialmente à noite). A dor geralmente é mais intensa na sinusite aguda. A área sobre o seio afetado pode estar sensível, inchada e eritematosa.

TRATAMENTO

Uma revisão sistemática de 13 estudos randomizados demonstrou que 70% dos adultos com sinusite aguda têm melhora clínica após sete dias, com ou sem terapia antibiótica.

Analgésicos como paracetamol e AINEs são recomendados para alívo da dor e da febre, quando esta estiver presente.

Irrigação nasal com solução salina ajuda a aliviar os sintomas e a congestão nasal. Corticoides intranasais podem ser usados para pacientes com história de rinite alérgica associada. Descongestionantes tópicos têm pouca evidência de eficácia.

Anti-histamínicos não devem ser utilizados para o alívio sintomático na sinusite aguda, exceto em pacientes com história de alergia.

O antibiótico de escolha, quando necessário, é a amoxicilina. Também podem ser usados amoxicilina-clavulanato, doxiciclina, claritromicina, azitromicina e sulfametoxazol-trimetropim.

ACUPUNTURA

Pontos mais utilizados

EX-HN8 (*Bitong*), IL4, IL11, IL20.

Tratamento agudo

No tratamento da sinusite aguda pode-se usar: BL2 e ST2.

Também podem ser utilizados: LI4 e GB20, para congestão nasal, rinorreia, cefaleia e para eliminar vento-frio; ST3, para dor e edema envolvendo o seio maxilar; LI20, para congestão nasal e anosmia.

Prescrições MTC

LI4, LI11, LI20, LU5 (eliminar calor do meridiano *Yang Ming*). LI4 é o ponto mestre da face, logo trata qualquer dor ou doença envolvendo os orifícios da face. LI20 desobstrui o fluxo nasal e LU5 auxilia a dissipar calor do meridiano do pulmão.

GB40, LI20, GB20 (promovem desobstrução nasal e eliminam calor e umidade).

EX-HN8, LI4, LI11, LI20, ST3, GB15, ST40, ST36, SP6 (promovem desobstrução nasal, e os dois últimos pontos têm atividade imunomoduladora).

Aurículo

Ponto do nariz interno, ponto zero, *Shenmen*, fronte, occipícios, seio frontal, glândula adrenal e ACTH.

Evidências clínicas

Em estudo observacional prospectivo, conduzido na Coreia do Sul, 19 pacientes com diagnóstico de sinusite crônica foram submetidos ao tratamento com acupuntura. No grupo acupuntura, os pacientes foram tratados duas vezes por semana com sessões de 20 minutos (acupuntura manual) por um período de cinco semanas. Os pontos utilizados foram EX-HN1, GV23, LI20, ST2, LU9, SP3, LU10 e HT8. No final das cinco semanas de tratamento, os pacientes apresentaram melhora significativa de escores de congestão nasal e de qualidade de vida em relação aos escores basais.

Um grupo de 65 pacientes com sintomas de sinusite crônica e sinais de sinusite na tomografia computadorizada foi avaliado através de um estudo randomizado que comparou o tratamento com acupuntura tradicional chinesa, acupuntura *sham* (invasiva) e o tratamento convencional. Os pacientes foram submetidos a 10 sessões de acupuntura utilizando os seguintes pontos: LI4, LI11, ST40, ST44, GB34, LR3 e LR2. No grupo submetido ao tratamento convencional (antibiótico, corticoterapia e soro fisiológico nasal), houve redução do edema nos seios da face após quatro semanas e melhora na qualidade de vida em 12 semanas, em comparação com os sintomas iniciais. Nos grupos acupuntura tradicional e *sham*, não houve diferença entre o edema da avaliação inicial e após 12 semanas do tratamento.

Um estudo randomizado, duplo-cego, envolvendo 24 pacientes, avaliou os efeitos da acupuntura na congestão nasal em pacientes com sinusite crônica. Esse estudo demonstrou que houve melhora significativa no grupo tratado com acupuntura em pontos específicos, em comparação à acupuntura em pontos inespecíficos.

Um estudo chinês com 76 pacientes tratados para sinusite com acupuntura demonstrou: remissão completa dos sintomas (melhora dos sintomas após o tratamento, sem recidiva em até meio ano de seguimento) em 54 pacientes; melhora parcial dos sintomas em 20 pacientes; três não respostas ao tratamento em dois pacientes. O tratamento foi realizado diariamente, por 10 dias, utilizando os pontos LI20 bilateral, GB20, SP9 e GB40, sendo que este último foi selecionado pelos autores como o principal ponto para o tratamento da sinusite.

Os efeitos do tratamento com acupuntura em 60 pacientes com sinusite paranasal foram avaliados em um estudo chinês. O tratamento foi administrado uma vez a cada dois dias, e sete tratamentos constituíram um curso. Dos 60 pacientes tratados, 39 apresentaram remissão completa dos sintomas, 16 demonstraram redução parcial dos sintomas e cinco tiveram pouca melhora. Os pontos utilizados foram GV24 "transfixado" para *Yintang* (EX-HN3) e como pontos adjuvantes BL2, LI20 e ST2.

Referências

1. Anthony C. Acupuncture in pratice: beyond points and meridians. Edinburgh: Butterworth Heinemann; 2001.
2. Aring AM, Chan MM. Acute rhinosinusitis in adults. Am Fam Physician. 2011 May 1; 83(9):1057-1063.
3. Bob F, Philippe S. The treatment of modern western medical diseases with chinese medicine. 2. ed. Boulder: Blue Poppy Press; 2005.
4. Hwang PH, Getz A. Acute sinusitis and rhinosinusitis in adults: Clinical manifestations and diagnosis. Disponível em: <http://www.uptodate.com/contents/acute-sinusitis-and-rhinosinusitis-in-adults-clinical-manifestations-and-diagnosis>. [Acessado em 14/7/2012.]
5. Jeffrey DS, Arthur WW, Malcolm BT, Chau N, Marilene BW. Treatment of recalcitrant chronic rhinosinusitis with integrative east-west medicine: a piloty study. Arch Otolaryngol Head Neck Surg. 2012; 138(3):294-300.
6. Kim J, Cho JY, Lee. Acupuncture for improving chronic rhinosinusitis complicated with persistent allergic rhinitis. Forsch Komplementmed. 2010; 17:333-335.
7. Marvin P, Nose and paranasal sinus disorders: sinusitis. Disponível em: <http://www.merckmanuals.com/professional/ear_nose_and_throat_disorders/nose_and_paranasal_sinus_disorders/sinusitis.html>. [Acessado em 12/7/2012.]
8. Rossberg E, Larsson PG, Birkeflet O, Soholt LE, Stavem K. Comparison of traditional Chinese acupuncture, minimal acupuncture at non-acupoints and conventional treatment for chronic sinusitis. Complementary Therapies in Medicine. 2005; 13:4-10.
9. Sertel S, Bergmann Z, Ratzlaff K, Baumann I, Greten HJ, Plinkert PK. Acunpucture for nasal congestion: A prospective, randomized, duble-blind, placebo-controlled clinical pilot study. American Journal of Rhinology and Allergy. 2009; 23:e23- e28.
10. Terry O. Auriculotherapy manual. Chinese and Western systems of ear acupuncture. 3. ed. China: Elsevier; 2003.
11. Tian HY, Zhao FJ. Treatment of 76 cases of sinusitis with acupuncture. J Acupunt Tuina Sci. 2010; 8(2):111.
12. Wang YS. Treatment of 60 cases of paranasal sinusites with point-through-point acupuncture method. J Acupunct Tuina Sci. 2010; 8(2):107-108.
13. Wei L, Chagzhen G. Acupuncture and chinese herbs for sinusites. Disponível em: <http://www.acufinder.com>. [Acessado em 24/7/2012.]

45 Tabagismo

Carlos Eduardo Mendes dos Santos
Luiz Carlos Saladini Junior

CID 10

CÓDIGO	DOENÇA
F17	Transtornos mentais e de comportamento decorrentes do uso do tabaco

DEFINIÇÃO

Situação clínica determinada por uma relação disfuncional entre o indivíduo e o seu modo de consumir o tabaco. Essa relação é marcada por forte desejo ou compulsão para a utilização, dificuldade para controlar o comportamento para o consumo, pelo início ou término do mesmo em todos os seus níveis, pela instalação da síndrome da abstinência na cessação ou redução da utilização e evidência da instalação da tolerância progressiva desde o início da utilização até o momento atual.

INCIDÊNCIA E PREVALÊNCIA

Um terço da população mundial com 15 anos ou mais é fumante (1:5 habitantes de todas as idades), perfazendo hoje um montante estimado de 1,2 bilhão de pessoas. Em consequência desse hábito, 500 milhões morrerão, sendo que, hoje, a metade ainda é composta por crianças ou jovens com menos de 20 anos de idade.

PRINCIPAIS ASPECTOS CLÍNICOS

A queima do cigarro produz monóxido de carbono e uma dezena de outras substâncias que alteram a oxigenação dos tecidos, além de liberar a nicotina, uma amina terciária volátil, responsável pela dependência do tabaco. Essa amina é capaz de estimular, deprimir ou perturbar o sistema nervoso central e todo o organismo, dependendo da dose e da frequência com que é utilizada.

Existem receptores nicotínicos distribuídos por todo o cérebro e coluna vertebral. A maioria deles é iônica. Na periferia estão em gânglios autonômicos, na suprarrenal, nos nervos sensitivos e na musculatura esquelética.

A capacidade de induzir tolerância e dependência da nicotina se deve a sua ação no sistema mesolímbico dopaminérgico. Através de múltiplos sítios de ação, produz efeitos preponderantemente excitatórios, liberando dopamina, diminuindo o metabolismo da glicose no córtex e a atividade talâmica. Estimula também a liberação de noradrenalina em vias nervosas responsáveis pela vigília e comportamento de busca.

Recentemente se descobriu que esses receptores também estão em vias serotoninérgicas que interagem com o sistema dopaminérgico responsável pelos efeitos reforçadores da cocaína. Nessa via, a nicotina promoveria a liberação de serotonina, além de diminuir o seu *turnover*. Já no hipocampo, diminui a concentração de serotonina, que, cronicamente, diminui a resposta de adaptação ao estresse ambiental.

Fatores genético-hereditários relacionados com a modulação do humor no uso da nicotina e fatores ambientais – como o uso pelos pais e colegas mais velhos, na adolescência – podem ser considerados preditores para o consumo.

Estima-se que 60% daqueles que fumam mais do que seis semanas continuarão fumando por mais de 30 anos.

A síndrome da abstinência se instala se o consumo for reduzido em 50% e será tanto mais grave quanto maior for o consumo. Seus sintomas e sua magnitude podem persistir por meses e, dependendo de sua gravidade, são pouco tolerados. A mediação dessa síndrome é feita pela noradrenalina, iniciando-se após oito horas do último cigarro e atingindo o auge no terceiro dia; inclui *craving* ou fissura, ansiedade, irritabilidade, sonolência diurna e insônia, apetite aumentado para doces, alteração da concentração e atenção, diminuição dos batimentos cardíacos e da pressão arterial, tosse.

TRATAMENTO

Aconselhamento: todo tipo de intervenção realizada por qualquer integrante dos serviços de saúde que possa contribuir para o paciente parar de fumar.

Intervenção breve: abordagem e intervenção psicoterápica específica cujo objetivo básico é apoiar o paciente em sua decisão de parar de fumar, conscientizando e dando o suporte necessário.

Terapia de substituição da nicotina: através de gomas de mascar e adesivos que contêm quantidades variadas de nicotina, cuja finalidade é diminuir o desconforto da síndrome de abstinência ou torná-la gerenciável do ponto de vista clínico.

Tratamentos compostos e das comorbidades: preconizam o uso de ansiolíticos específicos e medicação adequada para controlar as comorbidades existentes no paciente portador de patologias crônicas de outra natureza.

ACUPUNTURA

Ponto mais utilizado

Ponto antitabaco. Localizado na concha cimba, próximo ao ponto simpático.

Aurículo

Shenmen, simpático, rim, ponto zero, pulmão, fome, ponto 17 (agressivo), ponto antitabaco.

Prescrição MTC

R3 (trabalha a vontade); F3 e IG4 (*Yang Ming*); P1, P7, P9 (trabalha o *Fei*); C7, CS6, VC17, *Yin tang* (equilíbrio emocional); ponto *Tim mee*. Ponto extra localizado no punho a meia distância entre os pontos IG5 e P7.

Evidências clínicas

Em fevereiro de 2010, Chae e col. realizaram um estudo com 29 fumantes com a finalidade de investigar o efeito da acupuntura sobre a atenção seletiva dos fumantes relacionada aos estímulos visuais indutores do tabagismo. Durante dois dias consecutivos, após terem parado de fumar, os 29 fumantes foram expostos a esses estímulos, sendo que 15 deles receberam acupuntura real e 14 receberam acupuntura *sham* para o ponto C7. O grupo de acupuntura real exibiu diminuição significativa nos sintomas de abstinência em relação ao grupo de acupuntura *sham*. O viés atencional também revelou correlação positiva e significativa com os sintomas de abstinência ao tabaco.

Em setembro de 2008, Rivas e col. realizaram um estudo comparando a resposta vascular de fumantes e não fumantes ao estímulo acupuntural do ponto CS6, que tem sido utilizado para modificar o funcionamento cardiovascular. A avaliação vascular foi feita através dos índices obtidos a partir da SDDVP (*Second Derivative of Digital Volume Pulse*) em forma de onda. Esses índices têm sido propostos para caracterizar o envelhecimento vascular, bem como a rigidez arterial. Os resultados sugerem que o estímulo acupuntural do ponto CS6 pode reverter alguns dos efeitos deletérios que o fumo provoca no sistema vascular.

Os tratamentos de acupuntura para abstinência incluem, principalmente, o tabagismo. Esse estudo mostra que a acupuntura é tão efetiva para o tratamento das abstinências quanto as outras propostas terapêuticas. Além disso, é simples, fácil de executar, com pouca dor e poucos efeitos colaterais, o que a torna bem aceita pelos pacientes. Pode ser associada a outras terapias ou ser usada de forma exclusiva quando estas não estiverem trazendo resposta satisfatória.

Em outubro de 2002, Ian D. Bier, do I. B. Scientific, empresa sediada em Durham, New Hampshire, que realiza pesquisas sobre medicina natural, coordenou um estudo pelo qual foram avaliados 141 fumantes que passaram por aplicações de acupuntura real, acupuntura *sham* e receberam orientação para parar de fumar. Os pesquisadores separaram os participantes em grupos que receberam acupuntura real e orientação, acupuntura *sham* e orientação ou somente instruções para parar de fumar. Os voluntários receberam cinco aplicações de acupuntura real ou *sham* por semana, durante quatro semanas, e cinco semanas de orientação. O programa educativo foi desenhado para desenvolver estratégias individuais que ajudassem as pessoas a lidar com a dependência, a interromper o consumo de cigarros e a continuar sem fumar. Todos os grupos apresentaram reduções significativas do hábito de fumar após o tratamento. As pessoas que receberam acupuntura real e orientação conseguiram os melhores resultados: 40% dos integrantes desse grupo abandonaram o cigarro. O mesmo ocorreu com 22% dos pacientes que receberam acupuntura *sham* e com 10% daqueles que receberam apenas orientação.

Em 1985, na França, Françoise Clavel e col. divulgaram o resultado de um estudo randomizado comparando, a um grupo controle, a eficácia da associação da acupuntura com o uso de gomas de marcar contendo nicotina, no tratamento da abstinência ao cigarro. Foram inscritos 651 participantes que receberam, por randomização equilibrada, acupuntura mais goma de nicotina ou apenas tratamento controle. A acupuntura foi realizada nos pontos VB8 (*Shuaigu*) e M-CP8 (*Qiuhou*), bilateralmente, por 30 minutos, e esse grupo recebeu também 105 unidades da goma com 2 mg de nicotina cada. Ambos os grupos receberam três sessões de uma hora de terapia de grupo durante o primeiro mês. Os critérios de sucesso foram a proporção de pessoas que tinham parado completamente de fumar após um e 13 meses. A proporção de ex-fumantes em um e 13 meses foi significativamente mais baixa no grupo controle do que no grupo acupuntura e goma com nicotina, ou seja, houve resposta melhor deste último grupo do que o grupo controle. Acupuntura e goma de mascar com nicotina foram eficazes em ajudar os fumantes a parar de fumar durante o primeiro mês, no entanto não reduziram a tendência de recidivas após esse tempo.

Sugestões

O tratamento visando ajudar as pessoas a parar de fumar consiste, principalmente, em ajudá-las a vencer a síndrome de abstinência provocada pela ausência da nicotina e também a mantê-las emocionalmente equilibradas e focadas em sua decisão. É importante entender que nenhum tratamento terá resultados satisfatórios se o fumante não estiver absolutamente disposto a parar de fumar. A estratégia utilizada por nós para a escolha dos pontos a serem utilizados passa por regularizar e harmonizar o *Qi* do pulmão, acalmar o *Shen*, facilitar a circulação de *Qi* e sangue e amenizar os principais sintomas decorrentes da síndrome de abstinência. No entanto, acreditamos ser fundamental o apoio constante ao fumante, principalmente por parte da família e daqueles com os quais ele convive, além de atividade física, alimentação equilibrada e lazer. Temos a convicção de que, apesar das dificuldades, os benefícios são inestimáveis. Por isso, todos os esforços devem ser dispensados para que o sucesso desse tratamento seja alcançado.

Referências

1. Achutti A. Guia nacional de prevenção e tratamento do tabagismo. Rio de Janeiro: Vitrô Comunicações e Editora; 2001.
2. Bier ID, Wilson J, Shakleton M. Auricular acupuncture, education, and smoking cessation. Am J Public Health. 2002; 92:1642-1647.
3. Balfour DJ. The effects of nicotine on brain neurotransmitter systems. Pharmacol Ther. 1982; 16: 269-282.
4. Brodie MS. Low concentration of nicotine increase the firing rate of neurons of the rat ventral tegmental area in vitro. In: Adlkofer F, Thurau K (eds). Effects of nicotine on biological systems. Basel: Birkhäuser. 1991; p. 373.
5. Carneiro NM. Acupuntura baseada em evidências. Florianópolis; 2000.
6. Chiu C. Giving up smoking and tradicional Chinese medicine. www.instituteofchinesemedicine. org/Giving. Up Smoking And Tradicional Chinese Medicine.doc.
7. Clark PBS, Pert A. Autoradiographic evidence for nicotine receptors on nigrostriatal and mesolimbic dopaminergic neurons. Brian Research. 1985; 348:355-358.
8. Clavel F et al. Helping people to stop smoking: randomized comparison of groups being treated with acupuncture and nicotine gum with control group. Unité de Recherches en Epidémiologie des Cancers. Institut National de la Santé et de la Recherche Médicale, Département de Statistique Médicale, Institut Gustave Roussy. Br Med J (Clin Res Ed). 1985; 291(6508):1538-9.
9. Faber PL. Aula 4: Obesidade, tabagismo, lesão modular e desintoxicação de drogas na prática auricular. PEC 4. Acupuntura auricular. Anais Eletrônicos – livro eletrônico. Editora TV Med Comércio Ltda.
10. Laranjeira R (coord.) et al. Usuários de substâncias psicoativas: abordagem, diagnóstico e tratamento. 2. ed. São Paulo: Conselho Regional de Medicina do Estado de São Paulo/Associação Médica Brasileira; 2003.
11. London ED. Effects of nicotine on cerebral metabolism. In: Boch G, Marsh J (eds). The biology of nicitine dependence. New York: Woley. 1990; p. 131.
12. Medline PMID: 20034441. Effect of acupuncture on seletive attention for smoking-related visual cues in smokers. Neurol Res. 2010 Fev; 32(Suppl 1):27-30.
13. Medline PMID: 20633457. Vascular responses to manual PC6 acupuncture in nonsmokers and smokers assessed by the second derivative of the finger photoplethysmogam waveform. J Acupunct Meridian Stud. 2008 Sep; 1(1):58-62.

14. Mitchell SN. Role of the locus coeruleus in the noradrenergic response to a systemic administration of nicotine. Neuropharmacology. 1993; 32:937-949. Nicotine delivery kinetics and abuse liability. Journal of Consulting Clinical Psycology. 1993; 61:743-750.
15. Nogier P. Pontos da escola francesa. www.meihuanet.com/auriculo/francesapontos.htm.
16. Souza P. Tratado de auriculoterapia. Brasília: Instituto Yang; 1991.
17. US Department of Health and Human Services. The health consequences of smoking: nictine addiction. A report of the surgeon general. Public Health Service, Office on Smoking and Health; 1988.
18. Wise RA, HoffmanDC. Localization of drug rewardmechanisms by intracranial injections. Synapse. 1992; 10:247-263.
19. Yach D, Onzivu W. Bulletin of the WHO. The International Journal of Public Health. Bulletin. Special Theme: Tobacco. 2000; 78(7):866-948.
20. Yamamura Y. Acupuntura tradicional: a arte de inserir. São Paulo: Roca; 1993.

Trabalho de Parto – Dor

46

Roxana Knobel

CID 10

CÓDIGO	DOENÇA
080	Parto único e espontâneo
081	Parto único por fórceps ou vácuo extrator
082	Parto único por cesariana
075.9	Complicações do trabalho de parto e do parto, não especificadas
075.0	Sofrimento materno durante o trabalho de parto e parto

DEFINIÇÃO

Dor associada com trabalho de parto e parto. É causada, inicialmente, por contrações uterinas, bem como pressão no colo, bexiga e trato gastrointestinal. A dor do parto ocorre, na maioria das vezes, no abdome, virilha e costas.

INCIDÊNCIA E PREVALÊNCIA

Algum grau de dor ou desconforto durante o processo de parturição parece ser universal para todas as parturientes, mas a intensidade e a vivência da dor nesse processo é amplamente variável entre as mulheres.

Classicamente é descrita como uma das dores mais intensas sentidas pelo ser humano, sendo considerada severa ou excruciante por 50% a 70% das primigestas.

PRINCIPAIS ASPECTOS CLÍNICOS

A hospitalização do parto e a percepção cultural de que toda dor é um sintoma de doença e deve ser suprimida resultaram na crença de que a dor no parto é dispensável e sem valor, e deve ser curada com equipamentos e tecnologia apropriados. Contudo, nem toda dor no trabalho de parto deve ser suprimida. Muitas mulheres demonstram o

Capítulo 46 *Trabalho de Parto – Dor*

desejo de lidar com a dor no trabalho de parto e parto sem intervenções pela possibilidade de efeitos colaterais, pelo receio de que o alívio da dor possa ser o início de uma cascata de intervenções e pelo desejo de pouca interferência no processo fisiológico do nascimento, de "estar no controle", de ter escolhas, de ser encorajada a confiar no corpo para superar a barreira da dor por seu próprio ritmo natural.

Métodos para o alívio da dor do trabalho de parto devem estar disponíveis. A resposta ao estresse desencadeia uma série de efeitos fisiológicos na parturiente e no feto (respiratórios, circulatórios, hormonais, gastrointestinais, metabólicos, fetoplacentários e na contratilidade uterina), que são totalmente inócuos em uma gestação não complicada, mas potencialmente nocivos na presença de complicações clínicas e obstétricas ou quando a vitalidade fetal se encontra comprometida.

TRATAMENTO

Nos casos em que é necessária uma intervenção, esta pode ser para ajudar a mulher a lidar com a dor ou para diminuir a intensidade da dor. Existem métodos farmacológicos e não farmacológicos disponíveis. Deve-se levar em conta a efetividade de cada método, os riscos de efeitos colaterais (para a mulher, o concepto e para a evolução do trabalho de parto e o parto) e as expectativa da mulher.

A grande vantagem dos métodos não farmacológicos é a ausência de efeitos colaterais para a mulher ou o concepto. A presença de uma pessoa oferecendo suporte contínuo durante o trabalho de parto diminui a necessidade de uso de remédios para alívio da dor. Os métodos que podem ter alguma eficácia, mas não comprovada de forma consistente, são: imersão em água, técnicas de relaxamento, acupuntura e massagens. Não há evidências suficientes para considerar o uso de hipnose, *biofeedback*, injeções de água destilada, aromaterapia, eletrodos de superfície eficazes para o controle desse tipo de dor. No entanto, a revisão sistemática sobre eletrodos de superfície coloca em sua conclusão que as mulheres deveriam poder ter a possibilidade de utilizá-los.

Entre os métodos farmacológicos, os mais utilizados são os bloqueios regionais (analgesia peridural e bloqueio combinado), que são eficazes no alívio da dor, mas podem ter efeitos colaterais. O mesmo ocorre com a anestesia inalatória. O uso de bloqueios locais com anestésicos e o uso de drogas não opioides (anti-inflamatórios, sedativos e anti-histamínicos) pode ter algum papel no manejo da dor e devem ser usados com cautela, pelos potenciais graves efeitos colaterais. Não há evidências suficientes para demonstrar que opioides intramusculares ou endovenosos possam ter algum papel, mas têm contraindicações, podendo causar depressão respiratória no neonato, além de outras complicações.

ACUPUNTURA

Pontos mais utilizados

BL32 é o ponto mais utilizado para a dor no trabalho de parto.

Prescrições MTC

Prescrições para a dor do trabalho de parto normal não existem na medicina tradicional chinesa, pois se considera que o parto fisiológico não cursa com dor intensa ou era esperado que as mulheres experimentassem essa dor.

LI4, SP6, LR3, BL67 (dor severa nas costas e no abdome, sensação de distensão e opressão no epigástrio, náuseas e vômitos, nervosismo – MTC: estagnação do *Qi* e do sangue).

ST36, SP6, KI7, BL67, BL60, BL20, BL21 (parturiente cansada e apática – MTC: deficiência do *Qi* e do sangue).

Aurículo

Útero, sistema endócrino, *Shenmen.*

Evidências clínicas

Uma revisão Cochrane de 2012, que incluiu 13 ensaios clínicos randomizados e o total de 1.986 mulheres, concluiu que acupuntura e acupressura podem ter um papel em diminuir a dor no trabalho de parto, aumentar a satisfação com o manejo da dor e reduzir o uso de métodos farmacológicos.

Desses artigos, nove se referiam ao uso da acupuntura. Em um dos ensaios clínicos randomizados, envolvendo 163 mulheres, dor menos intensa foi encontrada no grupo que utilizou acupuntura comparado com um grupo sem intervenção. Em um estudo com 150 mulheres, também foi encontrada maior satisfação com o alívio da dor comparado com um grupo que recebeu tratamento placebo. Comparando acupuntura com placebo ou com tratamento convencional foi encontrada diminuição da necessidade de analgesia farmacológica em três ensaios clínicos, envolvendo 704 mulheres. No entanto, há que considerar a grande heterogeneidade dos dados. Nos estudos incluídos, há várias prescrições de tratamentos diferentes: os pontos mais citados foram SP6, LI4, BL23, BL32, HT7, GB34, LR3, ST36.

Outra revisão sistemática, publicada em 2010, selecionou 10 ensaios clínicos randomizados, envolvendo 2.038 mulheres, e concluiu que as evidências não apoiam o uso de acupuntura para alívio da dor no trabalho de parto. A metanálise mostrou que a acupuntura real não aliviou a dor em maior proporção que a acupuntura mínima, uma ou duas horas após o início da aplicação. Comparando eletroacupuntura com eletroacupuntura placebo, foi encontrada redução significativa da dor de 4% aos 15 minutos e de 6% aos 30 minutos, sem efeitos após esse tempo. Comparando acupuntura com nenhuma intervenção, a redução da dor foi de 11% nos primeiros 30 minutos. Mulheres recebendo acupuntura necessitaram menos de meperidina e outros métodos analgésicos. Os autores ressaltam que a maioria dos estudos não cegou os participantes, cuidadores ou as pessoas que mensuravam os desfechos.

Nenhum efeito colateral ou dano foi relatado com o uso de acupuntura em parturientes para esse fim, em nenhuma das revisões sistemáticas.

Sugestões

Como a parturiente precisa se movimentar, pontos distantes impedem ou limitam a movimentação e acabam incomodando.

Para dor localizada na região lombar, BL31 e BL32 bilateral, com o estímulo elétrico (corrente alternada, ondas espiculadas, alternando pulsos de forma denso-dispersa de 2/15 Hz). Deixar as agulhas quanto tempo a mulher desejar.

Prescrição de pontos distantes (é bastante citado o uso de LI4, SP6, LR3 bilateralmente, com estímulo manual ou elétrico) pode ser realizada, por tempo limitado, para não impedir a movimentação.

A acupuntura pode ser utilizada para ajudar a mulher a lidar com a dor, e sabe-se que o medo e a ansiedade pioram a dor, que piora o medo e a ansiedade, gerando um ciclo vicioso. Nesses casos, GV20, GV26, KI3, KI4, LI2, LI10 e EX-HN3.

Capítulo 46 *Trabalho de Parto – Dor*

Referências

1. Auteroche B, Navailh P, Maronnaud P, Mullens E. Acupuntura em ginecologia e obstetrícia. São Paulo: Andrei. 1987; p. 375.
2. Brasil, Ministério da Saúde. Parto, aborto e puerpério. Assistência humanizada à mulher. Brasília: Ministério da Saúde. 2001; p. 1-202. Disponível em: http://portal.saude.gov.br/portal/arquivos/pdf/parto_aborto_puerperio.pdf. [Acessado em 8/10/2012.]
3. Budd S, Yelland S, Maciocia G. Acupuntura e tratamento com ervas no trabalho de parto. In: Maciocia G, Kaptchuk TJ. Obstetrícia e ginecologia em medicina chinesa. São Paulo: Roca. 2000; p. 505-520.
4. Cho SH, Lee H, Ernst E. Acupuncture for pain relief in labour: a systematic review and meta-analysis. BJOG: an international journal of obstetrics and gynaecology. 2010; 117(8):907-20.
5. Dowswell T, Bedwell C, Lavender T, Neilson JP. Transcutaneous electrical nerve stimulation (TENS) for pain relief in labour. Cochrane Database of Systematic Reviews (on-line). 2009; (2):CD007214. Disponível em: http://www.ncbi.nlm.nih.gov/pubmed/19370680. [Acessado em 8/10/2012.]
6. Hodnett ED, Gates S, Hofmeyr GJ, Sakala C. Continuous support for women during childbirth. Cochrane Database of Systematic Reviews (on-line). 2012; (3):CD003766. Disponível em: http://www.ncbi.nlm.nih.gov/pubmed/17636733. [Acessado em 8/10/2012.]
7. Jones L, Othman M, Dowswell T et al. Pain management for women in labour: an overview of systematic reviews. Cochrane database of systematic reviews (on-line). 2012; 3:CD009234. Disponível em: http://www.ncbi.nlm.nih.gov/pubmed/22419342. [Acessado em 8/10/2012.]
8. Knobel R. Técnicas de acupuntura para alívio da dor no trabalho de parto – ensaio clínico. Campinas: Unicamp. 2002; p.1-155.
9. Nilsen E, Sabatino H, Lopes M. Dor e comportamento de mulheres durante o trabalho de parto e parto em diferentes posições. Revista da Escola de Enfermagem da USP. 2011; 45(3):557-565.
10. Robertson A. The pain of labour – a feminist issue. Birth International. 2012. Disponível em: https://www.birthinternational.com/articles/midwifery/48-the-pain-of-labour-a-feminist-issue. [Acessado em 8/10/2012.]
11. Sheena D, Sebastian S, Andrew MR, Heather H, L CS. Intracutaneous or subcutaneous sterile water injection compared whith blinded controls for labour pain. Cochrane Database of Systematic Reviews (on-line). 2012; 1-14.
12. Smith CA, Collins CT, Crowther CA, Levett KM. Acupuncture or acupressure for pain management in labour. Cochrane Database of Systematic Reviews (on-line). 2011;(7):CD009232. Disponível em: http://www.ncbi.nlm.nih.gov/pubmed/21735441. [Acessado em 8/10/2012.]

Trabalho de Parto – Indução

Roxana Knobel

CID 10

CÓDIGO	DOENÇA
062.0	Contrações iniciais inadequadas
062.2	Outras formas de inércia uterina
062.8	Outras anormalidades da contração uterina
062.9	Anormalidades da contração uterina, não especificadas

DEFINIÇÃO

Contração uterina induzida artificialmente. Geralmente, o trabalho de parto é induzido com a intenção de provocar a expulsão do feto e o término da gravidez.

INCIDÊNCIA E PREVALÊNCIA

A indução do parto vem aumentando nos últimos anos, sendo encontrada prevalência de 11,4% na América Latina (12,1% no Brasil) e de 20% nos Estados Unidos.

PRINCIPAIS ASPECTOS CLÍNICOS

O objetivo da indução de parto é promover o parto vaginal quando a continuação da gravidez significa risco materno-fetal maior do que a sua interrupção. Pode representar estratégia importante para a redução das taxas de cesariana.

As principais indicações para indução do parto são: síndromes hipertensivas, gravidez prolongada, ruptura prematura de membranas, corioamnionite, diabetes, isoimunização fetal, restrição do crescimento fetal, morte fetal e outras complicações maternas. Em algumas circunstâncias, o procedimento é feito por requisição materna (indução eletiva).

Capítulo 47 *Trabalho de Parto – Indução*

O parto vaginal tem menos riscos maternos e fetais que a cesariana, e a indução deve ser tentada quando houver indicação de interrupção da gestação, mas o procedimento não é isento de riscos. Os partos induzidos têm maior chance de hiperestimulação uterina, utilização de drogas uterotônicas no pós-parto, lacerações perineais, histerectomias, admissão materna em UTI, necessidade de analgesia, maior tempo de internação, índices de Apgar baixos e padrões de frequência cardíaca fetal anormais quando comparados com partos espontâneos. Por esse motivo, não se recomenda a indução de parto sem justificativa clínica. Qualquer que seja o método de indução escolhido, o parto deve ser cuidadosamente monitorado em todos os períodos.

TRATAMENTO

Há diversos métodos descritos para indução do trabalho de parto.

- *Métodos naturais:* Relações sexuais, estimulação mamária, descolamento de membranas.
- *Métodos mecânicos:* O mais utilizado é a sonda com balão (Foley) colocada no colo, que tem boa eficácia, cursa com menos possibilidade de hiperestimulação uterina, mas maior chance de infecção materna e neonatal.
- *Métodos farmacológicos:* Os mais utilizados são a ocitocina endovenosa e as prostaglandinas (no Brasil, a mais utilizada é o misoprostol). São eficazes em promover contrações uterinas e o parto vaginal. A ocitocina tem menor taxa de infecção associada relatada, mas é menos eficaz quando o colo não é favorável no início da indução. O misoprostol tem maior chance de provocar hipercontratilidade uterina e eliminação de mecônio pelo concepto, não devendo ser utilizado quando a mulher tiver cicatriz uterina anterior.

ACUPUNTURA

Pontos mais utilizados

SP6, LR4, LI4, BL31 e BL32 são os pontos mais utilizados para indução de parto.

Prescrições MTC

ST36, SP6, KI7, BL67, BL60, BL20, BL21 (contrações fracas ou ausentes, parturiente cansada e apática, pode haver brevidade na respiração – MTC: deficiência do *Qi* e do sangue).

LI4, SP6, LR3, BL67 (trabalho de parto prolongado, sensação de distensão/opressão no epigástrio, náuseas e vômitos, nervosismo – MTC: estagnação do *Qi* e do sangue).

SP12, LI4, ST30, LR4, SP6, GB21 (trabalho de parto difícil).

Aurículo

Útero, sistema endócrino.

Evidências clínicas

Uma revisão Cochrane de 2012 incluiu três estudos e 212 mulheres, e demonstrou que, entre as que utilizaram acupuntura para indução de parto, menor número de mulheres necessitou utilizar outro método de indução quando comparadas ao grupo que recebeu tratamento habitual. A conclusão da revisão é que são necessários mais estudos para poder sugerir a acupuntura para indução de parto.

Outra revisão sistemática, publicada em 2009, incluiu 10 estudos, e todos mostraram a indução do parto com acupuntura. Como dois ensaios clínicos randomizados não demonstraram efeito estatisticamente significativo, os resultados são mais sugestivos que definitivos. A revisão conclui que a acupuntura pode ser benéfica na indução de parto.

Sugestões

Como todos os métodos de indução, a acupuntura será mais eficaz quanto melhor for o índice de Bishop da gestante. Apesar de ser um método não farmacológico de indução, as gestações com indicação de interrupção têm algum risco, e o processo de indução e condução do parto deve ser cuidadosamente monitorado.

Os pontos SP6, LR4, LI4 com estímulo em sedação ou com estímulo elétrico geralmente são eficazes em iniciar as contrações.

Os pontos BL31 e BL32 ajudam tanto a iniciar as contrações quanto a regular as contrações não ritmadas ou ineficazes.

O ponto SP6 é útil também para correção de inversão de tríplice gradiente (contrações fortes, mas que não dilatam o colo).

Estímulo com moxabustão no ponto BL67 aumenta a atividade fetal e uterina.

Referências

1. Budd S, Yelland S, Maciocia G. Acupuntura e tratamento com ervas no trabalho de parto. In: Obstetrícia e ginecologia em medicina chinesa. 2000; p. 505-520.
2. Guerra GV, Cecatti JG, Souza JP et al. Elective induction versus spontaneous labour in Latin America. Bulletin of the World Health Organization. 2011; 89(9):657-65.
3. Guerra GV, Cecatti JG, Souza JP et al. Factors and outcomes associated with the induction of labour in Latin America. BJOG: an international journal of obstetrics and gynaecology. 2009; 116(13):1762-72.
4. Lim CED, Wilkinson JM, Wong WSF, Cheng NCL. Effect of acupuncture on induction of labor. New York: Journal of Alternative and Complementary Medicine. 2009; 15(11):1209-14.
5. Moraes Filho OB, Cecatti JG, Feitosa FEL. Métodos para indução do parto. RBGO. 2005; 27(8): 493-500.
6. Mozurkewich EL, Chilimigras JL, Berman DR et al. Methods of induction of labour: a systematic review. BMC Pregnancy and Childbirth. 2011; 11:84.
7. O'Connor J, Bensky D. Acupuncture, a comprehensive text Shanghai College of Traditional Medicine. Seatle: Eastland Press. 1996; p. 741.
8. Smith CA, Crowther CA. Acupuncture for induction of labour. Cochrane Database of Systematic Reviews (on-line). 2012; (1):CD002962.

Zumbido

48

Ana Cláudia Lopes Calças

CID 10

CÓDIGO	DOENÇA
H93.1	Tinnitus

DEFINIÇÃO

Zumbido é uma percepção consciente de um som que se origina nos ouvidos ou na cabeça do paciente, sem a presença de fonte sonora externa.

INCIDÊNCIA E PREVALÊNCIA

Acomete aproximadamente 15% da população geral, de forma leve e intermitente em 80% dos casos, porém com repercussão importante na qualidade de vida em 20% deles. É considerado o terceiro pior problema que pode afetar o ser humano, segundo pesquisa realizada pela Public Health Agency of America em 1984/85, sendo precedido apenas por dor e tontura intensas e intratáveis.

PRINCIPAIS ASPECTOS CLÍNICOS

O zumbido pode ser gerado por estruturas relacionadas ao sistema auditivo (neurossensorial, vascular ou muscular – mioclonias) ou ser devido a afecções sistêmicas que afetam a fisiologia da orelha interna (doenças metabólicas, neurológicas, cardiovasculares, odontológicas, cervicais ou psicológicas, uso de medicações). Há grande correlação com perda auditiva. Muitas vezes, a causa do zumbido pode não ser estabelecida por meio dos exames disponíveis atualmente.

É considerado uma atividade neuronal anormal do córtex auditivo, que ocorre quando o estímulo aferente está alterado ou diminuído, desencadeando a perda de supressão da atividade cortical e a criação de novas conexões neurais, levando à geração e manutenção do zumbido, comparável ao desenvolvimento da dor fantasma após amputação de membro.

TRATAMENTO

O tratamento é direcionado para as doenças de base em cada indivíduo. A correção da perda auditiva melhora a queixa de zumbido em até 50% dos pacientes.

A terapia cognitivocomportamental melhora os sintomas depressivos e os índices de qualidade de vida. As medicações sintomáticas utilizadas são vasodilatadores, bloqueadores de canais de cálcio, ansiolíticos, antiagregantes plaquetários, anticonvulsivantes e vitaminas.

ACUPUNTURA

Pontos mais utilizados/tratamento agudo

LR3, GB20.

Prescrições MTC

LR2, LR3, GB20, GB43 (cefaleia em distensão, tontura, zumbido, olhos vermelhos inchados e dolorosos, irritabilidade, face vermelha e boca amarga – *Gan Huo Shang Yan* –, subida do fogo do *Gan* e *Dan*).

TE5, LI4 (sensação de calor, transpiração, aversão ao vento, zumbido, cefaleia, dor de garganta, dores articulares migratórias, obstrução nasal, cervicalgia – *Feng* –, invasão de vento exógeno).

GV4, BL23, KI3, KI7, ST36, SP6, CV4 (vertigem, zumbido, dor e frio lombar e de joelhos, fôlego curto, suor aos pequenos esforços, astenia e fraqueza – *Shen Qi Xu* –, deficiência do *Qi* do rim).

Aurículo

Orelha interna, fígado, rim, *Shenmen*.

Evidências clínicas

Em revisão sistemática para avaliar a eficácia da acupuntura no tratamento de zumbido, em 2012, dos 382 artigos encontrados apenas nove eram ensaios clínicos randomizados que se adequavam aos critérios de inclusão. Cinco estudos utilizaram o agulhamento manual, um utilizou eletroacupuntura, um utilizou acupuntura manual e eletroacupuntura, e dois utilizaram técnica escalpeana. O número de sessões variou de uma a 30, com duração de 15 segundos a 30 minutos cada uma. Os resultados não mostraram melhora significativa do grupo acupuntura em relação às avaliações iniciais; apenas dois dos sete ensaios clínicos randomizados placebo-controlados mostraram efeitos positivos.

Foi realizado um estudo randomizado controlado com acupuntura manual e eletroacupuntura na Dinamarca, em 2010, com 50 participantes, usando oito a 10 pontos, uma vez por semana por seis semanas. Houve melhora na queixa de zumbido e na avaliação de qualidade de vida em ambos os grupos de intervenção, em relação ao placebo (p < 0,001).

Um estudo randomizado controlado foi realizado no Brasil, em 2007, com a técnica escalpeana (aplicação de agulhas em áreas específicas do couro cabeludo) e a acupuntura *sham* (agulhamento fora do ponto específico). Trinta e oito pacientes foram avaliados antes e 10 minutos após a intervenção pela escala visual analógica (EVA) e pela amplitude das emissões otoacústicas, mostrando diferenças significativas no grupo submetido à técnica escalpeana.

Sugestões

O zumbido é um sintoma crônico, associado a várias comorbidades, de difícil avaliação e tratamento pela medicina ocidental. Deve ser considerado o tratamento em associação a outras queixas e patologias que o paciente apresenta, não apenas como sintoma isolado, mas principalmente considerar as alterações na qualidade de vida e psíquicas que acompanham quadros crônicos de difícil tratamento.

Em pessoas idosas, associar a técnica de moxabustão e orientações alimentares.

Referências

1. Ada SL, Sanchez TG, Moraes MFB, Alves SCB, Bento RF. The effect of timpanoplasty on tinnitus in patients with conductive hearing loss: a six month follow-up. Braz J Otorhinolaryngol. 2007 May-Jun; 73(3):384-9.
2. Azevedo RF, Chiari BM, Okada DM, Onishi ET. Impact of acupuncutre on otoacustic emissions in pacients with tinnitus. Braz J Otorhinolaryngol. 2007 Sep-Oct; 73(5):599-607.
3. Coelho CCB, Sanchez TZ, Bento RF. Tinnitus Characteristics of patients attended in a tinnitus clinic. International Archives of Otorhinolaryngology. 2004 Jul/Sep; 8(3):284.
4. Costa SS et al. Otorrinolaringologia: princípios e práticas. Artmed. 2006; p. 113.
5. Hoare DJ, Kowalkowski VL, Kang S, Hall DA. Systematic review and meta-analyses of randomized controlled trials examining tinnitus management. Laryngoscope. 2011 Jul; 121(7):1555-64. DOI: 10.1002/lary.21825. Epub 2011 Jun 10.
6. Jastreboff PJ. Phantom auditory perception (tinnitus): Mechanisms of generation and perception. Neuroscience Research. 1990 Aug; 8(4):221-54.
7. Kim JI, Choi JY, Lee DH, Choi TY, Lee MS, Ernst E. Acupuncture for the treatment of tinnitus: a systematic review of randomized clinical trials. BMC Complement Altern Med. 2012 Jul 17; 12:97. DOI: 10.1186/1472-6882-12-97.
8. Li SM. Curso básico de acupuntura e medicina tradicional chinesa. Florianópolis: Instituto de Pesquisa e Ensino de Medicina Tradicional Chinesa. IPE/MTC.
9. Macciocia G. A prática da medicina chinesa. São Paulo: Roca.
10. Liu GW. Tratado contemporâneo de acupuntura e moxibustão. São Paulo: Ceimec; 2005.
11. Nong CX. Acupuntura e moxabustão. São Paulo: Roca.
12. Sanchez TG, Miotto Netto B, Sasaki F, Santoro PP, Bento RF. Zumbidos gerados por alterações vasculares e musculares. Arq Fund Otorrinolaringol. 2000; 4(4):136-42.
13. Sanchez TG, Zonato AI, Bittar RSM, Bento RF. Controvérsias sobre a fisiologia do zumbido. International Archives of Otorhinolaryngology. 2007 Jan/Mar; 1(1):2.
14. Wang K, Bugge J, Bugge S. A randomised, placebo-controlled trial of manual and electrical acupuncture for the treatment of tinnitus. Complement Ther Med. 2010 Dec; 18(6):249-55.
15. Wen TS. Acupuntura clássica chinesa. São Paulo: Cultrix; 1995.

Acupuntura na Gestação

49

João Bosco Guerreiro da Silva

A área da obstetrícia também se beneficia do tratamento pela acupuntura. Aliás, boa parte de sua aceitação nos meios científicos, anos atrás, deveu-se aos primeiros estudos, bem desenhados metodologicamente, que demonstraram que a acupuntura poderia ser bastante eficaz nos quadros eméticos da gravidez.

Uma das principais vantagens da acupuntura para o tratamento na gravidez é a ausência de medicação, um risco sempre considerável nessa delicada fase da vida feminina. Nunca nos devemos esquecer de que a talidomida foi produzida como uma droga antiemética justamente para as náuseas e os vômitos gravídicos.

A acupuntura pode ser usada no pré-natal, no momento do parto e no pós-natal. No parto, como técnica opcional e complementar para a analgesia, porém não será tema deste capítulo. Outra aplicação, também não abordada aqui, é o uso antes da concepção, tanto para aumentar a chance de gravidez normal como para melhorar as taxas de inseminação artificial ou fertilização *in vitro*.

O uso da acupuntura nas patologias obstétricas da gravidez, como ameaça de aborto e doença hipertensiva específica da gravidez (DHEG), é pouco estudado, embora Betts e col. tenham alertado para a possibilidade de uso no primeiro caso, com alguns autores recomendando o ponto SP4. O relativo sucesso do tratamento da hipertensão essencial pode ser um estímulo para o seu uso no segundo caso, mas creio que ainda não se acumulou experiência clínica. Vamos nos dedicar, portanto, principalmente àquelas patologias não obstétricas que permeiam a gestação.

Além da êmese gravídica, a acupuntura parece se mostrar efetiva – como o é na ausência de gravidez – nas dores lombares e pélvicas, na cefaleia tensional e na migrânia, na insônia, na depressão e na dispepsia, quadros clínicos que prejudicam consideravelmente o desenvolvimento da gestação e a qualidade de vida das grávidas.

A literatura tradicional – aqui entendida como livros-texto que se baseiam exclusivamente na medicina tradicional chinesa – deixa dúvidas quanto à segurança de determinados pontos de acupuntura se usados na gravidez, chegando a levantar suspeitas sobre a capacidade abortiva de tais pontos. Embora essas evidências possam ser consideradas como as mais fracas – opinião de especialistas – e possam antagonizar-se ao pensamento lógico que permeia o atual estado de conhecimento da acupuntura, vemos um receio desmedido por parcela considerável dos praticantes.

Capítulo 49 *Acupuntura na Gestação*

Mesmo revisores de revistas adotam esse discurso de que determinados pontos podem ser prejudiciais à gravidez. Manber e col., em recente artigo, relatam terem evitado pontos que podem fazer mal às gestantes.

Temos trabalhado nos últimos anos para demonstrar que esse receio é infundado. Uma rápida olhada pela literatura não nos dá nenhum motivo de preocupação. Alguns autores *en passant* abordam o tema da segurança, mas sempre de maneira secundária. Autores chineses e russos realizaram pesquisas com os dois pontos citados, mas com objetivos outros do que verificar se esses pontos seriam abortivos e com a dificuldade adicional de terem sido escritos em chinês e russo.

Na verdade, quando efeitos na contratilidade uterina foram pesquisados, os resultados mostraram que, mais do que prejudicar, esses chamados "pontos proibidos" tiveram papel protetor, seja em partos prematuros espontâneos seja em partos provocados pelo uso da ocitocina. Esses chamados pontos proibidos provocaram aumento da contratilidade uterina, mas somente em mulheres gestantes pós-datadas, isto é, naquelas nas quais a data do parto estava atrasada.

Se a acupuntura pode normalizar parâmetros fisiológicos dos mais variados no organismo, por que poderia ter efeito nocivo em uma gravidez normal? Ao menos dois trabalhos experimentais demonstraram que acupuntura ou eletrodos, mesmo em pontos considerados proibidos, não produzem efeitos deletérios ao desenvolvimento da gravidez, portanto o tratamento das patologias citadas não difere sobremaneira do tratamento de não grávidas.

Os vômitos na gravidez, ou êmese gravídica, têm boa resposta pelo tratamento com acupuntura, principalmente com o ponto pericárdio 6. Além dele, ST36, CV12 e SP4 podem ser usados. Devemos lembrar que a êmese gravídica, por definição, acontece no primeiro trimestre da gravidez e é causada, principalmente, por uma alteração das taxas de progesterona. Na nossa experiência, os vômitos que ocorrem após esse período não têm resposta tão boa com a acupuntura. Quadros inespecíficos de dispepsia acontecem com o passar das semanas, decorrentes do aumento do volume abdominal. Na nossa experiência, os pontos K3, P6, SP4, ST21, 36 e 44, CV12 e LR13 são os melhores a serem usados.

Dores lombares e/ou pélvicas acontecem com frequência e são causadas, principalmente, por uma conjunção de fatores mecânicos, hormonais e circulatórios, com os primeiros exercendo importante papel, principalmente pelas modificações do equilíbrio entre a bacia e o segmento lombar da coluna, produzindo hiperlordose, e pelo aumento de volume do útero. A frouxidão ligamentar na sínfise púbica e nas articulações sacroilíacas, provocadas pelo hormônio relaxina, e o peso direto do feto sobre as raízes nervosas lombossacrais são outros fatores que propiciam o aparecimento da dor lombar e pélvica posterior.

Localmente devem ser utilizados os pontos *Huatojiajis*, que se situam a 1 cm da linha média, ou os pontos BL23, 24 e 25, embora os primeiros sejam mais seguros. Quando a dor atinge a região das nádegas, o ponto BL35 – situado no músculo glúteo máximo – pode ser usado ou, ainda, o GB30, na síndrome do piriforme.

Os principais pontos a distância usados são LI4, TH5 e SI3 nas mãos, B62, GB41 e K3 nos pés, além dos pontos ST36, na face fibular da perna, BL40 na fossa poplítea e BL57 na interseção entre os músculos gastrocnêmios.

Esses pontos a distância também podem ser usados em outras queixas musculoesqueléticas, como cervicalgias e ombralgias, que também são frequentes pelas mudanças posturais inerentes à gravidez. Nesses casos adicionam-se pontos dos músculos das regiões atingidas, como os trapézios (GB21), aqueles da base do crânio (GB20, BL10), o supraespinhoso (LI16), o infraespinhoso (SI10 e 11) e o redondo menor (SI9), além do *Jianeling*, que se situa sobre a cabeça longa do bíceps.

A síndrome do túnel do carpo é outra patologia musculoesquelética que acomete as grávidas com certa assiduidade, causada por um somatório de embebimento gravídico e movimento repetitivo. Os melhores pontos são P6 e 7, H1 e, dependendo do caso, o ponto gatilho do músculo pronador redondo, situado a aproximadamente quatro dedos da prega do cotovelo, e aqueles dos músculos flexores do carpo, como o palmar longo e o flexor radial do carpo.

As cefaleias costumam ocorrer na gravidez, principalmente as tensionais, e em menor frequência a migrânea, pois esta costuma melhorar com as mudanças hormonais. Ambos os tipos se beneficiam dos pontos distais LR3, GB41, LI4, LU7 e TH5. O ponto local *Yuyao*, no forame supraorbitário, é o meu ponto de escolha para ambas as cefaleias. Naquelas tensionais, o músculo atingido deve ser agulhado. Os mais comuns são o trapézio (GB21), aqueles da base do crânio (GB20, BL10), os masseteres (ST6, 7) e os temporais (ST8, GB5, 6, 7 e 8).

A insônia é outra acompanhante das gestantes, principalmente pelos pensamentos preocupantes e pela dificuldade de se encontrar uma posição para deitar nas últimas semanas. É mitigada pelo uso dos pontos K3, H7, P6, CV17, GB21, GV20 e *Anmian* (localizado ligeiramente abaixo e posteriormente ao SJ17).

Transtornos emocionais leves e moderados, como ansiedade, depressão e a labilidade emocional típica da gravidez, também podem ser tratados com a acupuntura. Os nossos pontos escolhidos são muito semelhantes àqueles usados na insônia: K3, H7, P6, LU9, CV17 e *Yintan* (no meio das sobrancelhas).

Outro aspecto interessante a ser abordado com a acupuntura é a hipogalactia, sendo o ponto ST18 o mais indicado.

Por fim, não devemos nos esquecer da mudança de versão fetal, de pélvica para cefálica, que pode ser conseguida apenas com a moxabustão no ponto BL67. Embora a literatura coloque a 33ª semana como data limite, já vimos resultados positivos até com 35 semanas.

Referências

1. Auteroche B, Navailh et al. Acupuncture en gynècologie et obstetrique. Paris: Maloine; 1985.
2. Betts D, Smith CA, Hannah DG. Acupuncture as a therapeutic treatment option for threatened miscarriage. BMC Complement Altern Med. 2012; 12:20.
3. Bosco Guerreiro da Silva J et al. Acupuncture for mild to moderate emotional complaints in pregnancy – a prospective, quasi-randomised, controlled study. Acupunct Med. 2007; 25(3):65-71.
4. Coyle ME, Smith CA, Peat B. Cephalic version by moxibustion for breech presentation. Cochrane Database Syst Rev. 2012 May; 16-5:CD003928.
5. Cummings M. 'Forbidden points' in pregnancy: no plausible mechanism for risk. Acupunct Med. 2011; 29(2):140-2.
6. Dunn PA, Rogers D, Halford K. Transcutaneous electrical nerve stimulation at acupuncture points in the induction of uterine contractions. Obstet Gynecol. 1989; 73(2):286-90.
7. Fava A, Bongiovanni A, Frassoldati P. Acupuncture therapy of hypogalactia. Minerva Med. 1980; 71(51): 3747-52.
8. Guerreiro da Silva AV, Nakamura MU, Cordeiro JA et al. The effects of so-called 'forbidden acupuncture points' on pregnancy outcome in wistar rats. Forsch Komplementmed. 2011; 18(1):10-4.
9. Guerreiro da Silva JB, Nakamura MU, Cordeiro JA, Kulay Jr L. Acupuncture for low back pain in pregnancy – a prospective, quasi-randomised, controlled study. Acupunct Med. 2004; 22(2):60-7.
10. Guerreiro da Silva JB, Nakamura MU, Cordeiro JA, Kulay Jr L. Acupuncture for tension-type headache in pregnancy: a prospective, randomized, controlled study. Eur J Integr Med. 2012 May 18. Epub.

Capítulo 49 *Acupuntura na Gestação*

11. Gutke A, Ostgaard HC, Oberg B. Pelvice girdle pain and lumbar pain in pregnancy: a cohort study of the consequences in terms of health and functioning. Spine (Phila Pa 1976). 2006; 31(5): E149-55.
12. Knobel R, Silva JCG, Faundees A. Uso da acupuntura no controle da dor no trabalho de parto: revisão de literatura. Rev. Paul. Acupuntura. 1997; 3(1):42-6.
13. Kvorning N, Holmberg C, Grennert L et al. Acupuncture relieves pelvic and low-back pain in late pregnancy. Acta Obstet Gynecol Scand. 2004; 83(3):246-50.
14. Liu XY, Huang GY, Zhang MM. Effects of acupuncture promoting embryo implantation and development in the rat with dysfunctional embryo implantation. Zhongguo Zhen Jiu. 2007; 27(6):439-42.
15. Maciocia G. Obstetrics and gynecology in Chinese medicine. Edinburgh: Churchill Livingstone; 1998.
16. Madaschi C, Braga DP, Figueira R de C, Iaconelli Jr A, Borges Jr E. Effect of acupuncture on assisted reproduction treatment outcomes. Acupunct Med. 28(4):180-4.
17. Manber R, Schnyer RN, Lyell D et al. Acupuncture for depression during pregnancy: a randomized controlled trial. Obstet Gynecol. 2010; 115(3):511-20.
18. Pak SC, Na CS, Kim JS et al. The effect of acupuncture on uterine contraction induced by oxytocin. Am J Chin Med. 2000; 28(1):35-40.
19. Silva AV, Nakamura MU, Silva JB. 'Forbidden points' in pregnancy: do they exist? Acupunct Med. 2011; 29(2):135-6.
20. Silva JB, Nakamura MU, Cordeiro JA, Kulay LJ. Acupuncture for insomnia in pregnancy – a prospective, quasi-randomised, controlled study. Acupunct Med. 2005; 23(2):47-51.
21. Smith CA, Cochrane S. Does acupuncture have a place as an adjunct treatment during pregnancy? A review of randomized controlled trials and systematic reviews. Birth. 2009; 36(3):246-53.
22. Streitberger K, Ezzo J, Schneider A. Acupuncture for nausea and vomiting: an update of clinical and experimental studies. Auton Neurosci. 2006; 129(1-2):107-17.
23. Tsuei JJ, Lai YF, Sharma SD. The influence of acupuncture stimulation during pregnancy: the induction and inhibition of labor. Obstet Gynecol. 1977; 50(4):479-8.
24. Wang Y, Hassouna MM. Electrical stimulation has no adverse effect on pregnant rats and fetuses. J Urol. 1999; 162(5):1785-7.
25. Zhou W, Longhurst JC. Neuroendocrine mechanisms of acupuncture in the treatment of hypertension. Evid Based Complement Alternat Med. 2012; 878673.

Analgesia Cirúrgica Acupuntural

Rassen Saidah
Ana Patrícia Moreira de Lima

DEFINIÇÃO

A analgesia cirúrgica acupuntural é realizada através da associação de pontos de acupuntura, escolhidos através da acupuntura tradicional chinesa e da estimulação elétrica periférica.

HISTÓRICO

A analgesia cirúrgica por eletroacupuntura surgiu sobre a base da MTC, realizando-se a primeira cirurgia na China em 1958.

A eletroterapia ressurgiu nos tempos modernos depois que os Drs. Ronald Melzack e Patrick Wall propuseram a teoria da comporta, em 1965. Essa teoria afirma que os impulsos dos sinais dolorosos provenientes das fibras nervosas finas (como as fibras C e A delta) são controladas e modificadas na medula espinal (ME) pelos sinais provenientes das fibras nervosas grandes (como as fibras A beta) antes que os sinais dolorosos cheguem ao cérebro. A ME funciona como um portão porque pode estar aberta ou fechada aos sinais de dor que estão chegando.

ELETROFISIOLOGIA DO ACUPONTO

A estimulação dos receptores pela agulha de acupuntura gera sinais elétricos que viajam dos receptores ao longo dos dendritos até o corpo celular e depois para o axônio. Através da sinapse, os sinais gerados pelos receptores são transmitidos de um neurônio para outro neurônio e, finalmente, alcançam o cérebro. Dentro do cérebro, os sinais são processados, suprimidos ou fortalecidos e podem continuar a viajar para diferentes neurônios.

Onde quer que coloquemos as agulhas no corpo, elas vão estimular as terminações nervosas sensoriais que o cobrem: os nervos simpáticos, que controlam os vasos sanguíneos e as glândulas.

Os sinais elétricos viajam mais rapidamente ao longo das fibras nervosas mais mielinizadas, isto é, mais grossas.

Capítulo 50 *Analgesia Cirúrgica Acupuntural*

A pele é inervada por três tipos de fibras sensoriais:

- Fibras A beta: mais grossas; sensíveis à pressão e à vibração suave.
- Fibras A delta: mais finas; sensíveis à pressão forte e à temperatura.
- Fibras C: finíssimas, não mielinizadas; sensíveis à pressão, às substâncias químicas e à temperatura.

A agulha inserida ativa reações em cadeia, tanto nos tecidos locais quanto no SNC (medula espinal e cérebro). Quando as agulhas são inseridas na pele ou no tecido muscular, estimulam as duas fibras mais finas A delta e C. A inserção de agulha reduz o estresse físico, estimulando a secreção de endorfinas, relaxando os sistemas cardiovasculares e musculares, e restaurando os equilíbrios físicos e autônomos (homeostase).

ELETROACUPUNTURA (EA)

Para simplificar e facilitar o entendimento, usamos a estimulação elétrica para transformar um processo fisiológico em farmacológico.

O estímulo doloroso ocorre através de fibras nervosas finas, e o estímulo da eletroacupuntura ocorre através de fibras grossas. A estimulação da EA é transmitida pelas fibras A beta e A delta, que enviam impulsos fortes para a medula espinal e para o cérebro. Com frequências diferentes de estimulação, a EA pode induzir diferentes endorfinas em diversos níveis do sistema nervoso central.

As endorfinas na ME exercem forte efeito inibitório sobre os sinais de dor que ali chegam. Além de neutralizar a dor, as endorfinas também têm outras funções fisiológicas, como reequilíbrio do sistema cardiovascular (normalização da pressão sanguínea), secreção de hormônios, atividades imunes, entre outras.

Assim, ocorre um bloqueio do processo doloroso pela competição dos estímulos e a liberação de substâncias opioides endógenas (que são nossos analgésicos naturais) liberadas pelo sistema nervoso central e periférico.

As substâncias liberadas são as endorfinas, dinorfinas, serotonina, monoaminas e norepinefrina. Encefalina e endorfina são liberadas, principalmente, na frequência igual a 2 Hz. Para a dinorfina, a liberação é deflagrada com índice de 2 Hz, que gradualmente diminui em seguida, conforme a frequência é aumentada. Se a estimulação se alternar entre 2 e 100 Hz, é possível obter a liberação total das quatro endorfinas, induzindo os efeitos analgésicos sinérgicos.

PARÂMETROS TÉCNICOS

O objetivo dessa terapia é produzir impulsos nervosos ao cérebro por meio da medula espinal, provocando despolarização elétrica nas terminações nervosas.

Na definição dos parâmetros, sempre levar em consideração o conforto e o limiar de dor de cada paciente.

Aparelhos modernos geram uma onda bifásica ou quadrada, sem risco de ionização e, consequentemente, de eletrólise. A corrente unipolar não deve ser usada.

A voltagem deve ser suficiente para superar a resistência elétrica dos tecidos. Até 20 V considera-se voltagem segura, que produz uma corrente tolerável. A corrente precisa ser suficiente para gerar impulsos. O limite eficaz e aceitável de corrente elétrica fica entre 10 e 50 mA. O número de impulsos elétricos por unidade de tempo é chamado de frequência e é medido em hertz. Com frequências altas, 60 ou mais Hz, obtém-se a sensação de parestesia sobre a zona estimulada. Frequências baixas, menos de 10 Hz, provocam contração muscular mais ou menos rítmica. A intensidade é graduada entre 0 e 90 miliampères e deve ser ajustada de acordo com a tolerância do paciente. Quanto ao tipo de onda, podemos utilizar a contínua, denso-dispersa e intermitente.

A analgesia induzida por eletroacupuntura inicia-se 20 a 30 minutos antes da incisão cirúrgica.

SELEÇÃO DE PONTOS PARA ACUPUNTURA ANESTÉSICA

Os pontos de acupuntura para analgesia cirúrgica possuem ampla autonomia e podem estar situados em qualquer lugar fora do trajeto do meridiano, próximo do campo operatório, isto é, no trajeto dos meridianos, nas concentrações de troncos nervosos (plexos nervosos), nos músculos, próximos ou na altura do campo operatório (paraincisionais), abaixo do cotovelo ou dos joelhos (produzem forte sensação de *Qi*), escolhidos segundo a teoria *Zang Fu* (órgãos e vísceras na zona cirúrgica) e também pontos de microssistemas.

VANTAGENS

Proporciona ampla margem de segurança, produz poucas alterações fisiológicas, o pós-operatório é mais satisfatório para o paciente, a analgesia é prolongada, há baixo risco de infecção, o paciente se mantém como parte da equipe, a técnica é de baixo custo e há humanização do procedimento.

DESVANTAGENS

A analgesia pode ser incompleta. Reação indesejável à tração, relaxamento abdominal insuficiente, incômodo da posição, tempo de preparo, cirurgias de curta duração. Nem todos os casos são efetivos.

SUGESTÕES

Utilizar em cirurgias de curta duração, cuja tração de vísceras não seja intensa e não necessite de relaxamento muscular total. A habilidade do cirurgião é fator de grande importância; selecionar os pacientes com boa estabilidade emocional.

NOSSA EXPERIÊNCIA NO HOSPITAL DE BASE

Em nossa experiência no Hospital de Base, realizamos 29 cirurgias (herniorrafia inguinal: 22; hemitireoidectomia: 2; mamoplastia redutora: 1; túnel do carpo: 1; hemorroidectomia: 2; nódulo de mama: 1.

Referências

1. Chaitow L. O tratamento da dor pela acupuntura. São Paulo: Manole. 1984; VII.
2. Costa R. Eletroacupuntura e outros recursos eletrônicos aplicáveis à medicina chinesa. Plêiade. 2002; 2,3,9.
3. Farber PL. A medicina do século XXI. Roca. 1997; 6:29-36, 12:126-137.
4. Ma YT, Ma M, Cho ZH. Acupuntura para controle da dor. Roca. 2006; I-IV, XV.

Racionalidades Médicas

51

Charles Dalcanale Tesser

DEFINIÇÃO

Racionalidade médica é uma categoria analítica proposta por Madel Luz para estudo e comparação de sistemas médicos complexos presentes no mundo contemporâneo. A categoria é inspirada nos tipos ideais de Max Weber (1864-1920), importante pensador das ciências sociais, e tem a característica de ser ao mesmo tempo uma descrição tendencial de fenômenos e/ou realidades e um instrumento de análise e comparação dessas realidades. A partir de elementos empíricos perceptíveis, é postulado um "tipo ideal" (um construto teórico, portanto) que traduz características centrais ou consideradas importantes desses fenômenos. A partir da descrição ou caracterização desse tipo ideal, pode-se estudar realidades empíricas comparando-as com o "modelo" e entre si, o que enriquece o conhecimento e a compreensão sobre as mesmas e, em um movimento de *feedback*, aperfeiçoa a própria caracterização do tipo ideal, potencializando-o como instrumento de compreensão das realidades. No caso em questão, tratou-se de reconhecer e estudar sistemas médicos complexos de cuidado e cura que persistem nas sociedades contemporâneas.

Uma racionalidade médica, segundo Luz, foi definida como um conjunto articulado e coerente de componentes de um sistema de cuidado e cura, composto por doutrina médica (explicações sobre causas e naturezas dos adoecimentos e do processo de cura), morfologia (descrição das partes e componentes do ser humano, equivalente à anatomia), dinâmica vital humana (descrição do funcionamento do ser humano, equivalente à fisiologia), sistema de diagnose (métodos de interpretação dos problemas de saúde), sistema terapêutico (métodos de cuidado, prevenção e tratamento dos adoecimentos e de promoção da saúde) e, por fim, uma sexta dimensão mais geral: cosmologia, uma cosmovisão sobre a natureza do universo e do ser humano e suas relações, subjacente a todos os elementos anteriores, dando-lhes um transfundo cultural e de valores tácitos, amalgamando-os (Fig. 51.1).

Através dessa categoria, alguns sistemas de cura foram e continuam sendo estudados, teórica e empiricamente. Foram caracterizados até o momento como racionalidades médicas, por exemplo, a medicina ocidental contemporânea ou biomedicina, a medicina tradicional chinesa (MTC), de onde provém a acupuntura e seu saber tradicional subjacente, a homeopatia, a medicina aiurvédica e a medicina antroposófica.

DESDOBRAMENTOS, POTENCIALIDADES E UTILIDADES DAS RACIONALIDADES MÉDICAS

Um primeiro desdobramento dessa categoria é que ela permite a distinção entre as terapias complementares, que têm sido cada vez mais procuradas pelas populações – sobretudo em países ricos – e valorizadas institucionalmente, diferenciando sistemas médicos complexos, candidatos a serem reconhecidos como racionalidades médicas, de outras práticas de saúde ou cuidados pontuais, diagnósticos ou terapêuticos, que não possuem estruturação ampla com todos os elementos mencionados.

Outro aspecto fundamental dessa proposição é que ela se insere em uma perspectiva epistemológica contemporânea que supera uma visão clássica da ciência, ainda em vigor na maior parte dos ambientes de formação acadêmica e prática profissional em saúde, a qual considera a ciência como único repositório social de verdades de boa qualidade sobre saúde e doença. Segundo Santos, a ciência se formou e se estabeleceu como maior produtora social de verdades a partir de uma diferenciação por ela mesma promovida entre ciência e senso comum. Nessa visão, a ciência concentra em si a racionalidade humana e, assim, merece monopolizar a verdade. O senso comum, embora forneça indícios para descobertas científicas, é fundamentalmente ilusório, superficial e falso. Com isso, todos os saberes não científicos ficam artificialmente igualados ao senso comum e não se reconhece razão e verdade em outros

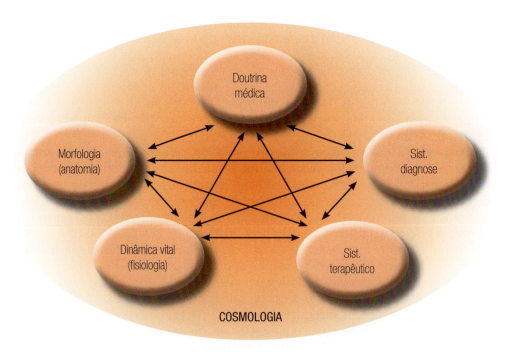

FIGURA 51.1. Elementos componentes de uma racionalidade médica, segundo Luz.

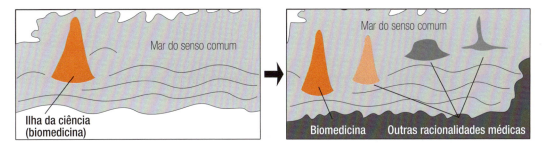

FIGURA 51.2. Da visão clássica a uma visão contemporânea da biomedicina e de outras racionalidades médicas.

sistemas médicos que não a biomedicina. Suas verdades, proposições e técnicas só são consideradas a partir de seu escrutínio à luz das teorias e metodologias consagradas pela biomedicina. Essa tem sido a tendência social e científica hegemônica.

Levando em conta várias discussões epistemológicas, que se movem ao final do século XX para o reconhecimento de paradigmas específicos a orientar as ciências, tornando visível e aceitável que as verdades e tecnologias científicas (biomédicas) são conectadas a redes sociotécnicas, valores e interesses específicos, a ideia de racionalidade médica permite inverter esse preconceito desqualificador e projetar um crédito epistemológico ou de veracidade em outros sistemas de cura, que podem portar "razão" e método ao seu modo, constituindo algo como "paradigmas não científicos", a serem elucidados e analisados. Assim, a categoria racionalidade médica permite compreendê-los e analisá-los sem tomar como critério de verdade a biomedicina, que passa a ser mais um dentre outros sistemas complexos de cura a serem compreendidos em suas teorias, métodos, eficácias e limites (Fig. 51.2).

Do ponto de vista em que havia uma única ilha de excelência epistemológica despontando no mar do senso comum (lado esquerdo da Fig. 51.2), a nova perspectiva permite reconhecer outras ilhas diferentes, que, como as pesquisas vêm mostrando, são sofisticadas e especializadas técnica e epistemologicamente (lado direito da Fig. 51.2). Assim, outras racionalidades médicas podem ser cogitadas para valorização e uso, conforme seus próprios critérios, na medida em que sejam reconhecidas, compreendidas e aceitas socialmente. Os estudos com base na categoria racionalidade médica contribuem tanto para a compreensão, comparação e avaliação desses sistemas como para a sua potencial aceitação, de forma relativamente independente da biomedicina, embora provavelmente sejam com ela balizados de alguma forma, possivelmente quanto à segurança, na medida em que esta última é o saber oficial nas sociedades ocidentais.

RACIONALIDADES MÉDICAS E ACUPUNTURA

A ideia de racionalidade médica aplicada à acupuntura permite reconhecê-la como uma técnica derivada da MTC, que pode ser estudada, compreendida e praticada a partir de sua racionalidade própria. Apesar do substancial e crescente volume de conhecimentos biomédicos (de abordagem neurofuncional e neuroimunoendocronológica) sobre a acupuntura, ela ainda tem sido reconhecida e praticada dentro do contexto de sua racionalidade de origem, em que pese esta também estar em transformação, mais acentuada após a Revolução Chinesa. Isso é o que acontece em grande medida na China e mesmo entre muitos dos acupunturistas ocidentais, provavelmente a maioria deles, dentro do que conseguem captar e praticar daquela racionalidade.

Todavia, os saberes ("teorias") da MTC, bem como as suas outras técnicas de cuidado (fitoterapia ou farmacoterapia chinesas, meditações, práticas corporais/energéticas – *Tai ji quan, Qi Gong* –, massagem), não têm sido tão estudados ou valorizados como a inserção das agulhas, talvez devido à mais fácil adaptação dos procedimentos acupunturais à subcultura biomédica, ao rol de seus procedimentos e aos modelos explicativos biomédicos, dentro da visão cientificista das instituições acadêmicas. Mesmo com alguns avanços no reconhecimento de elementos "teóricos" da MTC (por exemplo, sobre o sistema dos meridianos, Shang, há movimentos de rejeição do conjunto da racionalidade da MTC doutrina, cosmologia, morfologia, dinâmica vital, diagnose, outras técnicas terapêuticas), em favor do nascente e crescente acúmulo de saber biomédico sobre a acupuntura, considerada apenas enquanto estímulo acupuntural de neuromodulação periférica.

O reconhecimento e o estudo da racionalidade da MTC pode facilitar a compreensão da acupuntura e de suas potências, ainda relativamente pouco explicadas pela biomedicina, sobretudo nas ações não analgésicas. Pode também melhorar o desenho dos ensaios clínicos e das pesquisas biomédicas, sofisticando as metodologias de modo a respeitarem os critérios da MTC e avaliarem a acupuntura dentro de sua própria racionalidade – permitindo, por exemplo, individualização da diagnose e da terapêutica, em que a MTC difere sobremaneira da biomedicina, cuja individualização restringe-se à adaptação da terapêutica padronizada para a "doença" diagnosticada à condição do paciente.

A discussão das racionalidades médicas nos contextos acadêmicos em geral e da biomedicina em particular, bem como nas instituições de saúde e nos sistemas de saúde, é ainda incipiente. Ela pode favorecer uma abordagem mais cuidadosa e menos preconceituosa da MTC e de outras racionalidades médicas, indicando um caminho de valorização, estudo e potencial reconhecimento social e acadêmico de outros sistemas médicos, os quais podem e talvez devam ser conservados e desenvolvidos nos seus próprios termos, em uma perspectiva de complementaridade e parceria com o cuidado biomédico. Sinal disso é a crescente valorização das medicinas alternativas e complementares (MAC) nas últimas décadas, não só por motivos negativos (iatrogenias biomédicas, frustrações relacionais e insatisfações com a abordagem impessoal e mecanicista da biomedicina), mas também por virtudes atribuídas às MAC, como estímulo ao potencial de autocura e à participação ativa do paciente no cuidado, melhor relação profissional-usuário e abordagem mais holística. A tais características a racionalidade da MTC, os seus saberes e as suas diversas práticas (dentre as quais a acupuntura) parecem responder afirmativamente, conforme estudos do grupo de Luz e outros.

Para finalizar, a acupuntura pode ser abordada tanto como procedimento acupuntural de neuromodulação periférica (abordagem biomédica) quanto como técnica terapêutica de uma racionalidade médica tradicional com vários séculos de construção e teste pelos curadores chineses. Não há por que cobrar ou exigir uma redução ou tradução científica aos moldes biomédicos contemporâneos dessa racionalidade, seus saberes e suas técnicas (como a acupuntura), embora os estudos nesse sentido, ainda poucos, tenham progressivamente corroborado a sapiência chinesa em alguns aspectos e facilitem a consideração dos saberes e práticas, a uma primeira vista estranhos e exóticos, dessa racionalidade médica. Sua exploração empírica (como o exercício da acupuntura referenciada na MTC) e teórica parece levar para além dos modelos biomecânicos, neuroquímicos e neurofuncionais atuais, desafiando-os e estimulando a busca permanente de maior efetividade no cuidado, bem como maior complexidade na compreensão geral dos adoecimentos e do cuidado com a acupuntura (e sem ela).

Referências

1. Carneiro NM. Fundamentos da acupuntura médica. Florianópolis: Sistema; 2000.
2. Cintra MER, Figueiredo R. Acupuntura e promoção de saúde: possibilidades no serviço público de saúde. Interface. Comunic., Saúde, Educ. 2010; 14(32):139-54.
3. Eisenberg DM, Kessler RC, Foster C, Norlock FE, Calkins DR, Delbanco TL. Related articles, links unconventional medicine in the United States. Prevalence, costs, and patterns of use. N Engl J Med. 1993 Jan 28; 328(4):246-52.
4. Freire Jr, Barros M. Conhece-te a ti mesmo: uma proposta de educação popular para a saúde. Saúde em Debate.1993; 41(4-8).
5. Kuhn TS. A estrutura das revoluções científicas. São Paulo: Perspectiva; 1987.
6. Lacey H. Valores e atividade científica. São Paulo: Discurso Editorial; 1998.
7. Latour B. Jamais fomos modernos: ensaios de antropologia simétrica. São Paulo: Ed. 34; 2000.
8. Levin JS, Jonas WB (eds.). Tratado de medicina complementar e alternativa. São Paulo: Manole; 2001.
9. Luz MT, Barros NF (org.). Racionalidades médicas e práticas integrativas em saúde: estudos teóricos e empíricos. Rio de Janeiro: UERJ/IMS/LAPPIS; 2012.
10. Luz MT. Medicina e racionalidades médicas: estudo comparativo da medicina ocidental contemporânea, homeopática, chinesa e ayurvédica. In: Canesqui AM (org.). Ciências sociais e saúde para o ensino médico. São Paulo: Hucitec/Fapesp; 2000. p. 181-200.
11. Nascimento MC (org.). A duas faces da montanha: estudos sobre medicina chinesa e acupuntura. São Paulo: Hucitec; 2006.
12. OMS. Estratégia de la OMS sobre medicina tradicional 2002-2005. Genebra; 2002.
13. Palmeira G. A acupuntura no Ocidente. Cadernos de Saúde Pública. 1990; 6(2):117-128.
14. Santos BS. A crítica da razão indolente: contra o desperdício da experiência. 2. ed. São Paulo: Cortez; 2000.
15. Santos BS. Um discurso sobre as ciências. 4. ed. São Paulo: Cortez; 2006.
16. Shang C. Passado, presente e futuro da pesquisa sobre o sistema de meridianos. In: Stux G, Hammerschlag R (eds.). Acupuntura clínica: bases científicas. Barueri: Manole; 2005. p. 77-92.
17. WHO. The world medicines situation 2011 – traditional medicines: global situation, issues and challenges. 3. ed. Geneva: World Health Organization; 2011.

Noção Inicial da Craniopuntura de Yamamoto (YNSA)

52

Alexandre Massao Yoshizumi
Ana Paula Marques Fernandes Yoshizumi

O QUE É YNSA?

A cranioacupuntura de Yamamoto (YNSA), criada pelo Dr. Toshikatsu Yamamoto, é uma acupuntura somatotópica com distribuição de pontos de acupuntura localizada na cabeça que representa todas as partes do corpo humano. É constituída de oito microssistemas, sendo cinco com finalidade terapêutica e três com finalidade diagnóstica.

Pontos terapêuticos:
1. Pontos básicos (11): correspondem ao aparelho locomotor. Iniciam-se na letra A até a letra K.
2. Pontos sensoriais (4): órgãos do sentido: olho, nariz, boca e ouvido.
3. Pontos cerebrais (3): cérebro, cerebelo e gânglios basais.
4. Pontos ípsilon – Yamamoto (12): representam o *Zang Fu* ou órgãos internos.
5. Pontos dos 12 pares cranianos.

Áreas de investigação diagnóstica:
1. Palpação abdominal.
2. Palpação cervical.
3. Palpação no braço.

INDICAÇÕES DA YNSA

- Para todas as doenças que possuem condições reversíveis.
- Dores no sistema locomotor, como problemas musculoesqueléticos.
- Desequilíbrio ou alterações de órgãos internos (*Zang Fu*).
- Doenças neurológicas: sequelas neurológicas, como distúrbios motores e sensitivos, hemiplegia, paraplegia, paralisia facial, afasia.
- Casos agudos, com efeito imediato e excelentes resultados.

PONTOS BÁSICOS

Os pontos básicos *Yin* estão localizados ao nível da linha anterior de implantação do cabelo, e os pontos básicos *Yang* possuem a representação espelhada situada acima da sutura lambdóidea.

INDICAÇÕES

- Qualquer disfunção e dores envolvendo o sistema locomotor.
- Alterações patológicas, ferimentos ou pós-operatórios.
- Paralisias.
- Hemiplegias.
- Paraplegias.
- Parestesias
- Disfunções de órgãos internos.
- Asma, bronquite e dispneia.
- Palpitações.
- Hiperventilações.
- Anginas.

PONTOS SENSORIAIS OU ÓRGÃOS DOS SENTIDOS

Os pontos sensoriais relacionam-se com os órgãos dos sentidos. Cada ponto representa determinado órgão ou estrutura anatômica. Existem quatro pontos sensoriais, os pontos *Yin*, que se encontram na região da fronte, e os pontos *Yang*, na região do occipício. Todos os pontos sensoriais apresentam-se bilateralmente.

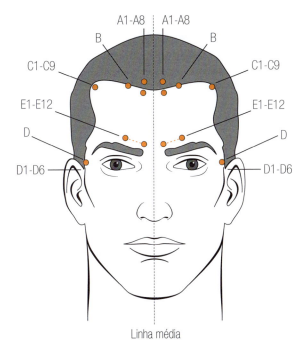

FIGURA 52.1. Pontos básicos: vista frontal (*Yin*).

TABELA 52.1. Descrição dos pontos básicos localizados na região frontal (*Yin*)

NOME	LOCALIZAÇÃO	CARACTERÍSTICA	NOMENCLATURA	CORRESPONDÊNCIA	INDICAÇÕES
A	0,5 a 1,0 cm lateralmente da linha média na altura da linha de implantação do cabelo	Comprimento vertical de 2,0 cm	A1 a A7	Cabeça e coluna cervical	Cefaleia tensional, cervicalgia, traumatismos cervicais "em chicote", enxaqueca, vertigem, tonturas e labirintites, paralisia facial, problema de ATM, odontalgia e analgesia pós-cirúrgica ou pós-trauma
B	0,5 a 1,0 cm lateralmente do ponto A	Ponto único localizado na linha de implantação do cabelo	B	Cintura escapular e ombro	Cervicobraquialgia, cervicalgia inferior, hemiplegia, dor no ombro (pós-trauma ou pós-cirúrgica), bursite e tendinites
C	2,5 cm lateralmente ao ponto B, no ângulo entre a implantação frontal e temporal dos cabelos	Comprimento vertical de 2,0 cm com angulação de 45°	C1 a C9	Extremidades superiores (ombro, braço, cotovelo, antebraço, punho, mão e dedos)	Dor no ombro, bursite, artrite reumatoide, epicondilites, tenossinovite, síndrome do túnel do carpo, distensões musculares, luxações, síndrome de Raynaud, hemiplegia, paraplegia, dores pós-trauma e pós-cirúrgica de membros superiores
D	Na região temporal, 3,0 a 4,0 cm na frente da hélice da orelha e a 1,0 cm acima do arco zigomático	Ponto único localizado na linha de implantação do cabelo na região da costeleta	D	Extremidades inferiores e coluna lombar	Artrite, câimbras, lombalgia, ciatalgia, coxartrose, hérnia de disco, parestesia e paralisia dos membros inferiores, síndrome de Parkinson e lesões desportivas
Grupo D ou pontos lombares	Na região temporal próximo da implantação da orelha	Comprimento vertical de 1,0 cm	D1 a D6	Coluna lombar (L1 a S1)	Artrite, câimbras, lombalgia, ciatalgia, coxartrose, hérnia de disco, parestesia e paralisia dos membros inferiores, síndrome de Parkinson e lesões desportivas

TABELA 52.1. Descrição dos pontos básicos localizados na região frontal (*Yin*) (cont.)

NOME	LOCALIZAÇÃO	CARACTERÍSTICA	NOMENCLATURA	CORRESPONDÊNCIA	INDICAÇÕES
E	Na mesma linha vertical do ponto A, 1,0 a 1,5 cm acima das sobrancelhas	Comprimento vertical de 2,0 cm com angulação de 15°	E1 a E12	Região torácica (T1 a T12) E1 = parte superior E12 = parte inferior	Patologias torácicas, dores pós-trauma e pós-cirúrgica da região torácica, neuralgia intercostal, herpes-zóster, angina, palpitações, asma, bronquite e dispneia
F	Na região retroauricular. Na parte mais proeminente do processo mastoide	Ponto único. Associar com o ponto D	F	Nervo ciático (ou isquiático)	Dor ciática e lombalgia
G	Na região retroauricular, ao longo da borda inferior do processo mastoide	São 3 pontos que contornam a ponta do processo mastoide formando uma curva	G1 a G3	Joelho G1: parte medial G2: parte anterior G3: parte lateral	Bursite, reumatismo, torção, luxações, artrites e analgesia nas fraturas da patela
H	0,5 cm acima do ponto B	Ponto único. Associar com o ponto D ou F	H	Ponto lombar extra	Lombalgia, hérnia de disco, parestesia e paralisia dos membros inferiores
I	4,0 a 5,0 cm posteriores ao ponto C	Ponto único. Associar com ponto D ou F	I	Ponto lombar ou ciático extra	Lombalgia, hérnia de disco, parestesia e paralisia dos membros inferiores
J	1,0 cm acima do ponto A, ao lado do ponto cérebro na região frontal (*Yin*)	Ponto único	J	Região dorsal do pé	Parestesia, má circulação, dores na região dorsal do pé
K	1,0 cm acima do ponto A, ao lado do ponto cérebro na região occipital (*Yang*)	Ponto único	K	Região plantar do pé	Parestesia, má circulação, dores na região plantar do pé

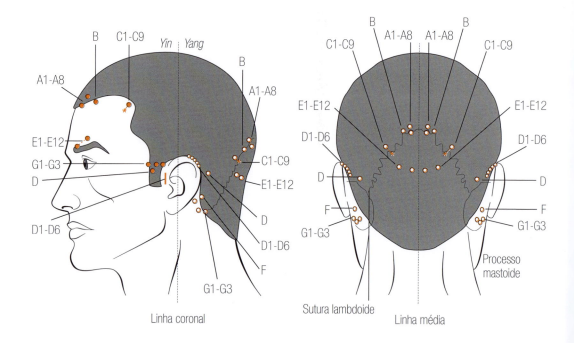

FIGURA 52.2. Pontos básicos: vista lateral e posterior (*Yang*).

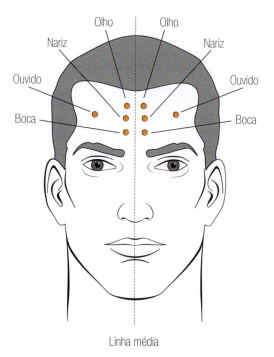

FIGURA 52.3. Pontos sensoriais.

TABELA 52.2. Descrição dos pontos sensoriais (olho, nariz, boca e ouvido)

NOME	LOCALIZAÇÃO	CARACTERÍSTICA	NOMENCLATURA	CORRESPONDÊNCIA	INDICAÇÕES
Olho	1,0 cm abaixo do ponto A7, na mesma linha vertical do ponto A	Ponto único	Olho	Olho	Distúrbios oftalmológicos, dor ocular, diminuição da acuidade visual, visão turva, glaucoma, conjuntivite alérgica, estrabismo, epífora, vista cansada, hordéolo, lacrimejamento e olho seco
Nariz	1,0 cm abaixo do ponto olho, na mesma linha vertical do ponto A	Ponto único	Nariz	Nariz	Alergia, anosmia, epistaxe, obstrução nasal, rinite, sinusite, dor pós-operatória ou pós-trauma
Boca	1,0 cm abaixo do ponto nariz, na mesma linha vertical do ponto A	Ponto único	Boca	Boca	Queixa e dores relacionados à cavidade oral e perioral, estomatites, herpes simples, afasia, gengivites, aftas, distúrbio do paladar, dor de garganta, parodontoses. Dor pós-operatória ou pós-trauma
Ouvido	A meia distância entre o ponto E1 e o ponto C, na altura entre o ponto olho e o ponto nariz	Ponto único	Ouvido	Ouvido	Distúrbios auditivos, otite externa, zumbido, otite média, labirintites e surdez. Dor pós-operatória ou pós-trauma

PONTOS CEREBRAIS

Os pontos cerebrais são três: cérebro, cerebelo e gânglios basais. Englobam uma área com diâmetro oscilando de 4 a 5 cm, iniciando-se 1 cm acima do ponto A1 e terminando na altura da depressão remanescente da fontanela anterior ou bregmática. Possuem pontos na região anterior (*Yin*) e posterior (*Yang*).

PONTOS Y (YAMAMOTO)

Localizam-se no lobo parietal e são divididos em quatro partes: *Yin* fraco, *Yin* forte (região anterior), *Yang* fraco e *Yang* forte (região posterior) – Figura 52.5. Em 90% dos casos é utilizada a parte do *Yin* forte para o tratamento. Cada parte possui 12 pontos (Tabela 52.4) que representam os órgãos internos e suas alterações (*Zang Fu*). São pontos que apresentam alta concentração de energia do meridiano correspondente.

O sucesso terapêutico no emprego dos pontos Y depende do diagnóstico realizado com a palpação abdominal e/ou cervical ou pelo método tradicional clássico (anamnese energética, tomada chinesa dos pulsos ou exame da língua). Quando a escolha e a aplicação da agulha forem corretas, instantaneamente o dolorimento ou a alteração da consistência do ponto palpado na cervical ou no abdome desaparece.

Distúrbios internos profundamente enraizados, desequilíbrios psíquicos ou somáticos, dores relacionadas a estresse ou a distribuições anatômicas e neurológicas imprecisas podem ser tratados utilizando os pontos Y.

As indicações dos pontos Y englobam disfunções relacionadas a todos os órgãos internos, distúrbios de ordem psíquica, motora ou funcional.

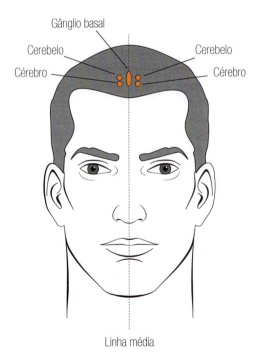 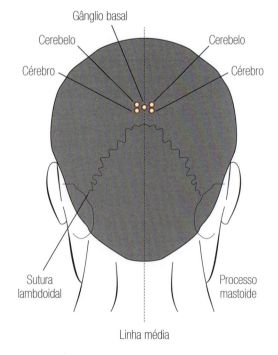

FIGURA 52.4. Pontos cerebrais (*Yin* e *Yang*).

TABELA 52.3. Descrição dos pontos cerebrais (cérebro, cerebelo e gânglio da base)

NOME	LOCALIZAÇÃO	CARACTERÍSTICA	NOMENCLATURA	CORRESPONDÊNCIA	INDICAÇÕES
Cérebro	1,0 cm acima do ponto A1, na mesma linha vertical do ponto A	Ponto único	Cérebro	Cérebro	Tratamento de todas as patologias neurológicas, tanto motoras como sensitivas
Cerebelo	1,0 cm acima do ponto cérebro, na mesma linha vertical do ponto A	Ponto único	Cerebelo	Cerebelo	Hemiplegia, paraplegia, enxaqueca migranosa, nevralgia do trigêmeo, síndrome de Parkinson, esclerose múltipla, distúrbio endócrino e visual, vertigem, zumbido, afasia, demência, doença de Alzheimer, epilepsia, insônia, depressão, distúrbios psicológicos, dores crônicas de longa duração
Gânglio da base	Na linha média entre os pontos cérebro e oerebelo	Ponto único	Gânglio da base	Gânglio da base	

TABELA 52.4. Descrição dos pontos Y (Yamamoto)

NOME	LOCALIZAÇÃO	CARACTERÍSTICA	NOMENCLATURA	CORRESPONDÊNCIA
Vesícula biliar	Logo à frente da implantação anterossuperior da orelha	Ponto único, localizado na mesma horizontal do TA e BP	VB	Vesícula biliar
Fígado	Na vertical e a 1,0 cm acima do ponto VB	Ponto único	F	Fígado
Coração	Situado 1 cm acima do ponto fígado na mesma vertical	Ponto único	C	Coração
Bexiga	O mais caudal posterior, diretamente sobre o malar, na metade da distância entre a orelha e os limites temporais de implantação dos cabelos	Ponto único	B	Bexiga
Rim	0,5 a 1,0 cm acima do ponto da bexiga	Ponto único	R	Rim
Baço-pâncreas	0,5 a 1,0 cm acima do ponto do rim	Ponto único, localizado na mesma horizontal do TA e VB	BP	Baço-pâncreas
Estômago	0,5 a 1,0 cm acima do ponto do BP e na frente do F	Ponto único, localizado na mesma horizontal do F e ID	E	Estômago
Pericárdio ou circulação sexo	0,5 a 1,0 cm acima do ponto do E	Ponto único, localizado na mesma horizontal do C e P	P ou CS	Pericárdio
Intestino grosso	Na mesma horizontal da bexiga, mas na linha de implantação dos cabelos	Ponto único	IG	Intestino grosso
Triplo aquecedor	0,5 a 1,0 cm acima do ponto do IG e na frente do BP. No ângulo formado pela linha de implantação do cabelo na sua lateral	Ponto único	TA	Triplo aquecedor

TABELA 52.4. Descrição dos pontos Y (Yamamoto) (cont.)

NOME	LOCALIZAÇÃO	CARACTERÍSTICA	NOMENCLATURA	CORRESPONDÊNCIA
Intestino delgado	0,5 a 1,0 cm acima do ponto do TA	Ponto único, localizado na mesma vertical do TA e IG	ID	Intestino delgado
Pulmão	0,5 a 1,0 cm acima do ponto do TA	Ponto único, localizado na mesma vertical do TA e IG	P	Pulmão
Afasia motora (Broca)	Entre os pontos do E e do BP na área *Yin* (anterior)	Ponto único	AM	Afasia motora
Afasia sensitiva (Wernike)	Entre os pontos do E e do BP na área *Yang* (posterior)	Ponto único	AS	Afasia sensitiva

Afasia de Broca: afasia motora ou de expressão.
Afasia de Wernike: afasia sensitiva ou de compreensão.

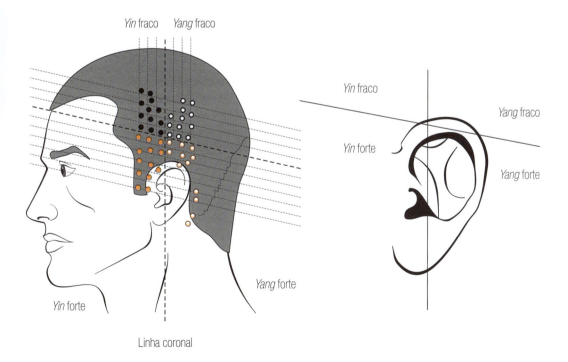

FIGURA 52.5. Distribuição dos pontos Y (*Yin* forte e fraco, *Yang* forte e fraco).

Indicações dos pontos Y (Yamamoto)

- Disfunções relacionadas a todos os órgãos internos.
- Distúrbios de ordem psíquica, motora ou funcional.
- Distúrbios do trânsito intestinal: diarreia ou obstipação.
- Hérnia de hiato, diverticulite.
- Dores no peito, dispneia, hiperventilação, asma, angina, arritmias, taquicardia.
- Disfunções renais, cálculos renais, poliúria, hipertrofia da próstata.
- Hepatite, pancreatite, diabetes, colecistite e colelitíase.
- Cefaleias, enxaquecas migranosas, neuralgias do trigêmeo e paralisias faciais.
- Hemiplegias, paralisias, paralisias cerebrais e esclerose múltipla.
- Distúrbios cinéticos, dores cervicais, lombalgias.

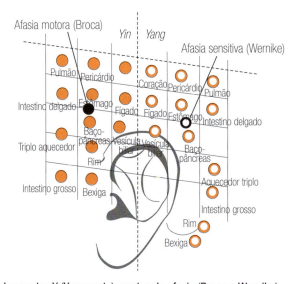

FIGURA 52.6. Esquema dos pontos Y (Yamamoto), pontos de afasia (Broca e Wernike).

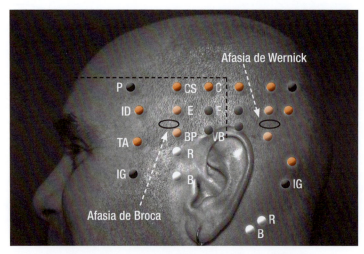

FIGURA 52.7. Esquema dos pontos Y (Yamamoto), pontos de afasia (Broca e Wernike).

COMO LOCALIZAR OS PONTOS?

A melhor maneira de localizar os pontos na YNSA é através do aumento da sensibilidade à pressão com o aparecimento de dor. A pesquisa pode ser feita por meio da pressão ungueal ou pela ponta romba da agulha ou palpador de ponto, ao mesmo tempo em que se indaga o paciente sobre a sensibilidade do local. Pode-se sentir um pequeno nó, um ponto endurecido como cordão, uma vala ou depressão, ou sinais da presença de edema local. Uma vez localizado, o ponto é fixado via polegar, introduzindo-se a agulha de modo oblíquo à frente do dedo até que se atinja o espaço abaixo dele. Quando a agulha penetra na pele pode-se sentir a primeira resistência, e o ponto estará correto após atingir o local alterado (Fig. 52.8), ultrapassado pela segunda resistência. Os pontos precisam ser atingidos com a máxima precisão; caso contrário, não se obterá o efeito desejado.

O ponto é extremamente pequeno, com diâmetro de 1,0 mm, e se localiza um pouco acima do periósteo. O importante é que a ponta da agulha atinja o ponto independentemente do direcionamento da agulha.

Quando um tratamento usando pontos da YNSA não se mostrar eficaz, checar o posicionamento da agulha. Basta uma pequena manipulação da agulha para corrigir a posição, sem retirada completa.

Um dos dedos se mantém sobre o ponto localizado da YNSA, o outro introduz a agulha um pouco à frente desse local, em ângulo de 15º até alcançar o ponto. Muitas vezes, o paciente relata sensação de choque elétrico ou dor.

Ao atingir o ponto correto, a sensação é que se atingiu um espaço vazio, um buraco ou uma resistência como "cápsula" – é necessário vencer essa resistência.

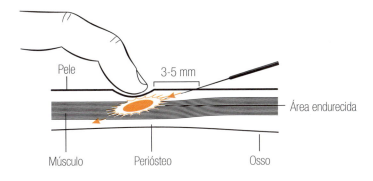

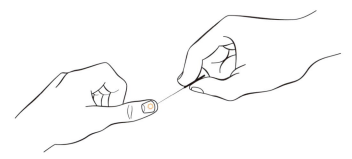

FIGURA 52.8. Esquema de aplicação das agulhas.

As agulhas utilizadas são esterilizadas, descartáveis e de aço inoxidável, com medidas que variam entre 0,25 × 40, 0,25 × 15 ou 0,20 × 15 mm. Após a inserção da agulha, mantém-se por 20 a 30 minutos nos casos agudos, e, nos casos mais graves ou crônicos, deixa-se mais de uma hora ou com estímulo elétrico em baixa frequência (10 Hz). A terapia responde melhor quando realizada com as agulhas *in situ.*

Existem diferentes formas de estímulos dos pontos, como massagem, pressão cutânea (sementes ou microesferas), agulhas, eletroacupuntura, sangria, moxa, eletricidade transcutânea (TENS), *laser,* cor, *Qi Gong,* eletromagnetismo, injeções e agulhas semipermanentes.

O tratamento é homolateral aos sintomas, exceto nos casos de hemiplegia. Para a escolha do lado (direito ou esquerdo) no tratamento, pesquisa-se primeiro a sensibilidade do IG4 (*Hegu*) nas duas mãos: o lado que estiver mais sensível determinará o lado que será pesquisado com a palpação dos pontos na região cervical e/ou abdominal. Após a palpação são identificados os pontos com alterações da sensibilidade, o que determinará a escolha correta dos pontos Y a serem tratados. Após o agulhamento, se for realizado corretamente, estará normalizada a sensibilidade do ponto palpado que estava mais sensível.

Quanto mais cedo se iniciar o tratamento, melhor. Quanto mais crônica for a doença, mais demorado será o resultado.

A craniopuntura de Yamamoto não apresenta contraindicação absoluta e pode ser combinada com qualquer outro tipo de tratamento.

A frequência de tratamento é, normalmente, de duas a três vezes por semana. Nos casos graves recomenda-se aplicação diária.

DIAGNÓSTICO CERVICAL

A palpação da região cervical é realizada palpando-se os pontos mais sensíveis (enrijecimento ou intumescimento) na área dos músculos esternocleidomastóideo e trapézio, que são inervados pelo nervo acessório.

A pesquisa cervical é melhor, pois demanda menos tempo e é mais cômoda, já que o paciente não precisa se despir para o exame. Por outro lado, as zonas diagnósticas cervicais são menores que as abdominais, dificultando a palpação.

PARES CRANIANOS (NERVOS CRANIANOS DA YNSA)

São compostos de 12 pontos e representam todos os pares cranianos. Estão alinhados na vertical a partir do ponto A, próximo à linha de implantação do cabelo (A3), dispostos em sequência semelhante a contas de pérolas, até a região do ponto VG21. A distância entre o primeiro par e o último compreende mais ou menos 6 a 8 cm.

Os pontos são dispostos um atrás do outro, em sequência linear, e separados entre si por uma distância mínima. Cada par craniano corresponde a um órgão ou uma víscera (*Zang Fu*) e pode ser utilizado para equilibrar a função do *Zang Fu* alterado, diagnosticado pela palpação, ou como ponto relacionado à função do próprio nervo correspondente.

ÁREA DE DIAGNÓSTICO NO BRAÇO

Uma nova área de palpação diagnóstica no braço foi descrita pelo professor Yamamoto para facilitar a investigação diagnóstica de áreas como região cerebral, cervical, torácica e lombar.

Capítulo 52 *Noção Inicial da Craniopuntura de Yamamoto (YNSA)*

TABELA 52.5. Descrição dos pontos da palpação cervical

NOME	LOCALIZAÇÃO	NOMENCLATURA	CORRESPONDÊNCIA
Bexiga	Na borda posterior do m. ECM, fica discretamente "escondido" atrás da clavícula	B	Bexiga
Rim	Na borda posterior do m. ECM, na inserção acima do ponto da bexiga (acima da clavícula)	R	Rim
Fígado	No meio do m. ECM, podendo ser localizado por meio de um simples movimento de vaivém com o polegar	F	Fígado
Vesícula biliar	Na borda anterior do m. ECM, abaixo do fígado (inferior)	VB	Vesícula biliar
Pericárdio ou circulação sexo	Na borda anterior do m. ECM, acima do fígado (médio). Na mesma linha oblíqua da área da VB	P ou CS	Pericárdio
Coração	Na borda anterior do m. ECM, pouco acima do pericárdio (superior). Na mesma linha obliqua da área da VB e do CS	C	Coração
Intestino grosso	Está situada mais ou menos no meio do m. trapézio, próximo da origem	IG	Intestino grosso
Triplo aquecedor	Na borda interna do m. trapézio, na origem do músculo na clavícula, situado anteriormente ao ponto do IG	TA	Triplo aquecedor
Estômago	No meio do m. trapézio (vista lateral), acima do ponto IG	E	Estômago
Baço-pâncreas	Na borda anterior do m. trapézio próximo à metade do pescoço, anteriormente ao E e acima do TA	BP	Baço-pâncreas
Intestino delgado	Na borda anterior do m. trapézio, 1/3 superior. No mesmo plano oblíquo das áreas do BP e TA	ID	Intestino delgado
Pulmão	Está bilateralmente à cartilagem tireoidiana, à frente do m. ECM, na altura da proeminência maior do pomo de Adão (palpar simultaneamente os dois pontos)	P	Pulmão

A região cerebral está localizada na face anterior do braço, acima da prega do cotovelo, na borda radial do músculo bíceps braquial. A região cervical está na região lateral da prega do cotovelo, próximo ao epicôndilo radial, ao redor do ponto IG11.

A região torácica está no meio da prega do cotovelo, correspondendo ao ponto P5, e a região lombar está na região medial da prega do cotovelo, próximo ao epicôndilo medial, ao redor do ponto C3.

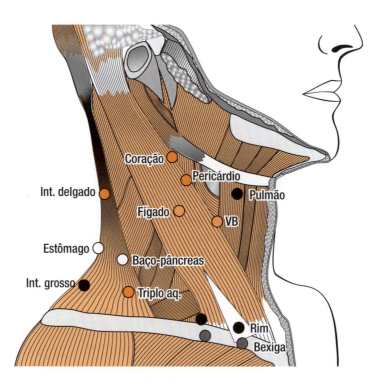

FIGURA 52.9. Esquema dos pontos da palpação cervical.

Capítulo 52 *Noção Inicial da Craniopuntura de Yamamoto (YNSA)*

TABELA 52.6. Pares cranianos: função e relação com os órgãos internos e *Zang Fu*

NERVO CRANIANO		FUNÇÃO	ÓRGÃO INTERNO (*ZANG FU*)
I. Olfatório	Sensitiva	Percepção do olfato	Rim
II. Óptico	Sensitiva	Percepção visual	Bexiga
III. Oculomotor	Motora	Controle da movimentação do globo ocular, da pupila e do cristalino	Pericárdio ou CS
IV. Troclear	Motora	Controle da movimentação do globo ocular	Coração
V. Trigêmeo	Mista	Controle dos movimentos da mastigação (ramo motor). Percepções sensoriais da face, seios da face e dentes (ramo sensorial)	Estômago
VI. Abducente	Motora	Controle da movimentação do globo ocular	Triplo aquecedor
VII. Facial	Mista	Controle dos músculos faciais – mímica facial (ramo motor). Percepção gustativa no terço anterior da língua (ramo sensorial)	Intestino delgado
VIII. Vestibulococlear	Sensitiva	Percepção postural originária do labirinto (ramo vestibular). Percepção auditiva (ramo coclear)	Baço-pâncreas
IX. Glossofaríngeo	Mista	Percepção gustativa no terço posterior da língua, percepções sensoriais da faringe, laringe e palato	Pulmão
X. Vago	Mista	Percepções sensoriais da orelha, faringe, laringe, tórax e vísceras. Inervação das vísceras torácicas e abdominais	Fígado
XI. Acessório	Motora	Controle motor da faringe, laringe, palato, dos músculos esternocleidomastóideo e trapézio	Vesícula biliar
XII. Hipoglosso	Motora	Controle dos músculos da faringe, da laringe e da língua	Intestino grosso

Capítulo 52 *Noção Inicial da Craniopuntura de Yamamoto (YNSA)*

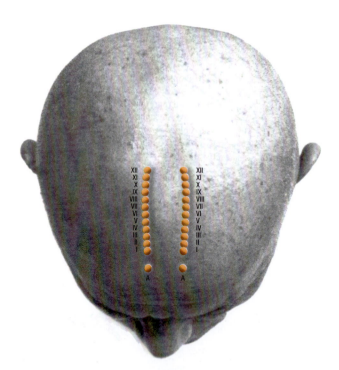

XII. Hipoglosso – Intestino grosso
XI. N. acessório – Vesícula biliar
X. N. vago – Fígado
IX. N. Glossofaríngeo – Pulmão
VIII. N. vestibulocolear – Baço-pâncreas
VII. N. facial – Intestino delgado
VI. N. abducente – Triplo aquecedor
V. N. trigêmio – Estômago
IV. N. troclear – Coração
III. N. oculomotor – Pericárdio
II. N. óptico – Bexiga
I. N. olfatório – Rim

FIGURA 52.10. Pontos pares cranianos e a correspondência com os órgãos internos.

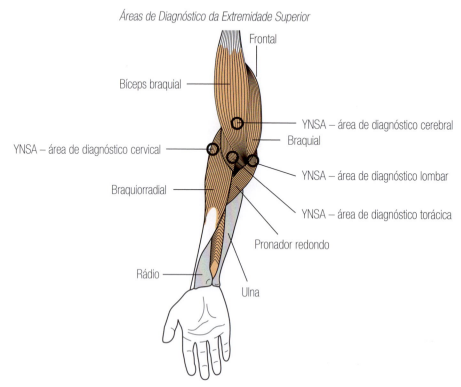

FIGURA 52.11. Nova palpação diagnóstica no braço, representando áreas cerebral, cervical, torácica e lombar.

Referências

1. Boucinhas JC. YNSA – a nova acupuntura craniana de Yamamoto. Natal: SMBEAV; 2000.
2. Feely RA. Yamamoto new scalp acupuncture – principles and practice. New York: Thieme; 2006.
3. Yamamoto T, Yamamoto H, Yamamoto MM. Nova craniopuntura de yamamoto – NCY. São Paulo: Roca; 2007.
4. Yamamoto T, Yamamoto H. Yamamoto new scalp acupuncture – YNSA. Tokyo: Axel Springer Japan; 1998.
5. Yamamoto T, Yamamoto H, Yamamoto MM. Yamamoto new scalp acupuncture – YNSA. Miyazaki; 2010.

Acupuntura Neurofuncional

53

Cláudio L. M. Couto
Janete Shatkoski Bandeira

INTRODUÇÃO

A acupuntura neurofuncional é uma técnica médica de modulação do sistema nervoso periférico que utiliza racionalidade neurocientífica para a seleção dos locais de inserção de agulhas e para a escolha do método de estimulação (manual ou elétrica), tendo como finalidade a modulação da atividade anormal do sistema nervoso e seus sistemas associados. As áreas do corpo escolhidas para o estímulo com agulhas são aquelas que apresentam condução nervosa viável, conhecidas como zonas neurorreativas. Os sistemas exócrino, endócrino e imune também respondem em medida diversa e variável à estimulação da acupuntura neurofuncional, dependendo do estado de atividade sináptica basal e da frequência e intensidade do estímulo.

Nas abordagens neurofuncionais, quando a dor é o motivo da busca por tratamento, não se busca uma única fonte hipotética de dor, como um diagnóstico baseado em exames de imagem, por exemplo. É preciso investigar clinicamente os níveis mais comuns de disfunção associados com problemas de dor, como fatores neurológicos, biomecânicos, musculares, metabólicos e psicoemocionais. O objetivo é melhorar a disfunção e promover a atividade de autorregulação do sistema nervoso, o que leva secundariamente à melhora da dor. Dessa forma, a resposta fisiológica da inserção de agulhas de acupuntura em zonas neurorreativas apropriadas do corpo humano e sua subsequente estimulação (que, dependendo do alvo funcional, poderá ser realizada com ou sem eletricidade) induz e desencadeia respostas reflexas em diversos níveis do sistema nervoso, como respostas reflexas locais, espinais e supraespinais, em direção à homeostase.

O desenvolvimento de protocolos de atendimento, pesquisa e padronização dos currículos para o ensino e prática da acupuntura médica com abordagens neurofuncionais vem sendo estabelecido internacionalmente por educadores na área de modulação periférica percutânea com orientação neurofisiológica, o que no Brasil tem sido feito pelo Grupo de Estudos de Acupuntura Neurofuncional de Porto Alegre (GEANF). A organização didática dos temas abordados neste texto foi parcialmente baseada em artigos disponíveis na literatura.

Capítulo 53 *Acupuntura Neurofuncional*

BASES NEUROFISIOLÓGICAS

Os mecanismos neurofisiológicos envolvidos na resposta terapêutica à estimulação produzida através de agulhas de acupuntura pertencem a categorias neurológicas funcionais que envolvem reflexos locais, segmentares e suprassegmentares. A modulação necessária para o tratamento de qualquer disfunção ou doença sempre envolve o processamento neural nesses três níveis, de forma proporcional ao grau de disfunção, seja ela predominantemente periférica, seja central.

A especificidade neuromodulatória depende dos mecanismos fisiopatogênicos que geram e que mantêm a evolução natural das doenças, e de sua responsividade às intervenções neuromodulatórias periféricas. A busca de melhores resultados clínicos pode ser embasada, muitas vezes, na evidência disponível nos diversos campos de pesquisa com técnicas de neuromodulação invasiva e não invasiva, como, por exemplo, implante de eletrodos, estimulação de corrente contínua e alternada, estimulação magnética e outros, pois acrescentam maior compreensão aos possíveis mecanismos de ação e à capacidade de dispersão desses tipos de correntes elétricas pelos tecidos humanos.

As agulhas de acupuntura são inseridas em qualquer área inervada do corpo capaz de gerar *input* aferente com valor terapêutico potencial. A rica variedade de fibras aferentes somáticas musculoesqueléticas, cutâneas e das fáscias carrega informação exteroceptiva (dor, toque, temperatura) e proprioceptiva (situação espacial, movimento articular, comprimento do músculo, distensão muscular, tensão do tendão, tensão ligamentar). Essa complexidade de aferências explica por que, apesar da abundância de sítios de inserção potenciais disponíveis para estimulação de nervos periféricos, as zonas neurorreativas mais eficazes usadas na acupuntura neurofuncional são invariavelmente aquelas associadas a áreas do sistema musculoesquelético onde a inervação motora e sensitiva somática é particularmente rica: ventre muscular, fáscia, junção musculotendínea, inserção tenoperióstica, periósteo, cápsula articular, ligamentos, feixe neurovascular, junção neuromuscular ou ponto motor.

O estímulo físico com agulhas de acupuntura produz ativação de receptores sensoriais através de *inputs* ou entradas neurais. Dividimos os *inputs* possíveis em quatro categorias:

1. *Input* segmentar periférico (ou local): consiste na estimulação de troncos nervosos periféricos e nas estruturas por eles inervadas (músculo, articulação etc.) para o propósito terapêutico de produzir resposta neuromodulatória predominantemente local e regional. Nervos sensitivos e áreas de inervação sensitiva objetivam modulação de nocicepção, propriocepção, atividade motora, tônus vasomotor, tônus muscular e função articular integrada. Nervos motores e pontos motores objetivam modular atividade motora e tônus vasomotor; nervos mistos, modular atividade sensitiva, motora e vasomotora. Já o agulhamento de tecido saudável local circundando uma lesão estrutural estimula a regeneração de áreas contíguas. Pontos gatilhos miofasciais são agulhados para modular atividade sensitiva e motora anormal.

2. *Input* segmentar espinal (ou axial): consiste na estimulação indireta de nervos espinais – através da musculatura paraespinhosa e/ou articulações facetárias – em dermátomos, miótomos, esclerótomos ou áreas reflexas autonômicas relevantes associadas ao problema, para o fim terapêutico de produzir resposta neuromodulatória predominantemente segmentar nos tecidos ou territórios associados com os segmentos estimulados. Em geral, essa estratégia

consiste em um *input* multissegmentar de eletroestimulação de baixa frequência (1 a 2 Hz) para maximizar o efeito modulatório sobre o corno dorsal da medula, notadamente no processo de redução da memória sináptica facilitada (*long-term potentiation* – LTP) nas vias de dor, para uma depressão sináptica (*long-term depression* – LTD).

3. *Input* extrassegmentar (ou regulatório sistêmico): consiste na estimulação de nervos periféricos ou espinais para o fim terapêutico de produzir resposta predominantemente supraespinal neuro-humoral, autonômica, endócrina ou imune. Nessa estratégia, as agulhas são inseridas em: a) territórios dos ramos anterior e posterior do tronco para efeito predominantemente segmentar somatovisceral primário; b) agulhas distalmente aos joelhos e cotovelos, em áreas reflexas de grandes nervos, para efeito predominantemente suprassegmentar e autonômico central; c) agulhas distalmente em extremidades: para efeito suprassegmentar e autonômico periférico. Qualquer uma dessas estratégias associada à estimulação de baixa frequência pode ser utilizada para combinar os efeitos segmentar e suprassegmentar.

4. *Input* de regiões específicas (auricular e escalpeana): consiste na estimulação de regiões específicas da orelha ou do escalpo para o fim terapêutico de produzir modulação límbica e autonômica central, principalmente através dos nervos vago, trigêmeo e raízes cervicais altas.

Para modular o sistema motor e as desordens do movimento, a seleção dos *inputs* é feita após a identificação de quais músculos estão fracos (ou inibidos) e quais estão hipertônicos (ou facilitados) – agonistas, antagonistas ou estabilizadores –, usando testes motores. Também são pesquisadas as articulações afetadas e os níveis segmentares espinais relacionados à disfunção, identificando o dermátomo, o miótomo e o esclerótomo envolvidos, usando a história clínica e a avaliação motora, além do diagnóstico dos fatores centrais envolvidos na manifestação clínica.

Embora os parâmetros para eletroestimulação intramuscular ainda sejam controversos, na grande maioria dos casos se utiliza eletroestimulação rápida ou de demora, com baixa ou média frequência, respeitando os parâmetros de estimulação geralmente aceitos para os músculos esqueléticos humanos. Sabe-se que a estimulação de muito baixa frequência (0,5 a 1 Hz) estimula a regeneração de tecidos locais e da junção neuromuscular; a baixa frequência (1 a 4 Hz), capaz de produzir ritmo de contração e relaxamento considerado confortável, modula a nocicepção ao nível do sistema nervoso central e melhora o fluxo sanguíneo localmente. Já a estimulação de média a alta frequência (15 a 50 Hz) produz neuromodulação predominantemente segmentar sensitiva e motora. A eletroestimulação dos pontos motores, que produz a melhor resposta contrátil do músculo-alvo com a menor intensidade possível, tem valor diagnóstico e terapêutico, sendo um procedimento potencialmente eficaz na normalização da função contrátil, recuperação funcional global, propriocepção e consciência cinestésica. A evidente contração muscular produzida pelo estímulo elétrico pode ser um dos melhores indicadores para maior efeito na redução da dor.

A profundidade do agulhamento é determinada por uma combinação de estrutura-alvo anatômica, sensação experimentada pelo paciente e sensação experimentada pelo profissional (relacionada aos tecidos nos quais a agulha é inserida). Quando o estímulo visa às respostas motoras, sua profundidade depende da proximidade de troncos nervosos (Fig. 53.1) ou da localização de pontos motores, sendo que a confirmação do melhor posicionamento da agulha é fornecida pela apropriada contração das estruturas-alvo. Sem exceção, a inserção e a estimulação elétrica devem ser indolores, como o melhor caminho para evitar dano acidental em qualquer tecido, assim como prevenir nocicepção adicional que não é terapêutica.

INDICAÇÕES CLÍNICAS DA ACUPUNTURA NEUROFUNCIONAL

Em geral, a acupuntura neurofuncional é integrada a outras intervenções terapêuticas e usada tanto como primeira linha de tratamento como apenas como tratamento adjunto, dependendo da natureza do problema e dos mecanismos fisiológicos disponíveis em cada caso. As principais indicações da acupuntura neurofuncional são:
- Problemas musculoesqueléticos agudos ou crônicos com dor e disfunção, incluindo os distúrbios cinéticos de adaptação à dor.
- Dor aguda ou crônica de origem visceral.
- Distúrbios funcionais reversíveis das vísceras (sensorial, motor, glandular) e da atividade anormal do sistema nervoso autonômico, como alguns dos sintomas e distúrbios fisiológicos comumente associados com problemas cardiovasculares, gastrointestinais, respiratórios, ginecológicos etc.
- Problemas funcionais e/ou estruturais irreversíveis, com sintomas ou distúrbios fisiológicos do sistema nervoso autonômico, da víscera, do sistema endócrino e do sistema imune, como no câncer, patologia cardiovascular crônica, estados de imunodeficiência etc., onde o estímulo não específico pode otimizar a resposta alostásica fisiológica a serviço da homeostasia.

Devido à sua capacidade de estimular receptores sensitivos e motores relevantes, restaurando a atividade sensoriomotora normal do segmento tratado, a acupuntura com orientação neurofisiológica poderá desempenhar papel fundamental, em futuro próximo, na área de tratamento da dor musculoesquelética associada a desordens cinéticas adaptativas, superando as dificuldades inerentes aos métodos de diagnóstico não baseados em mecanismos de ação e de seleção de áreas de estímulo utilizadas até a presente data na pesquisa clínica, que ainda foca, predominantemente, a ativação de mecanismos opioidérgicos no tratamento da dor.

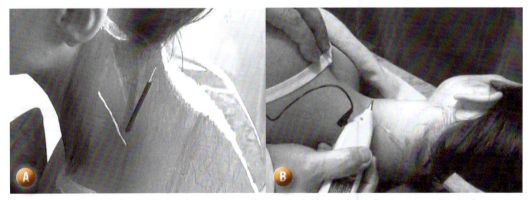

FIGURA 53.1. Localização anatômica do nervo acessório espinal (**A**) e a utilização de eletroestimulação subcutânea rápida (um minuto) em *burst* de 10 Hz, para modulação sensoriomotora do músculo trapézio e modulação autonômica central (**B**).

DELINEANDO O TRATAMENTO COM ACUPUNTURA NEUROFUNCIONAL

Em primeiro lugar, procuram-se definir os problemas clínicos utilizando a racionalidade médica que se embasa no conhecimento mais atual disponível em fisiopatogenia e nas diversas áreas da neurociência. Segundo, selecionam-se objetivos terapêuticos gerais e específicos baseados no pleno conhecimento da anatomia neuromusculoesquelética e na caracterização fisiopatológica da função anormal e problemas estruturais encontrados durante a coleta da história e exame físico detalhados do paciente.

- Objetivos terapêuticos gerais: sempre de natureza funcional, como correção de atividade anormal no sistema nervoso somático ou autonômico, evidenciados por sintomas como dor, taquicardia, disfunções viscerais e insônia, por exemplo.
- Objetivos terapêuticos específicos: são delineados em termos de estrutura ou território onde a atividade anormal (dor ou disfunção) se mostre presente: articulação específica, músculo, tendão, raiz espinal, nervo periférico, região anatômica ou segmentos espinais (como as alterações funcionais vinculadas a uma cervicobraquialgia e/ou a regulação da atividade autonômica em determinados segmentos, por exemplo).

Adicionalmente, a utilização de técnicas terapêuticas comportamentais cognitivas e de exercícios terapêuticos, como o relaxamento pós-isométrico e as técnicas de inibição recíproca, é incentivada durante o atendimento ambulatorial dos portadores de dor crônica, pois favorece melhor prognóstico naqueles pacientes que exibem *status* cognitivo-avaliativo caracterizado por comportamento mal-adaptativo, pensamento catastrófico ou sensibilidade à ansiedade, demonstrada através do medo de se movimentar. Medidas de desfechos funcionais devem ser usadas individualmente para ajudar a determinar a efetividade de cada uma e de todas as intervenções usadas, e também a necessidade de mudança ou melhoria no tratamento proposto, quando apropriado.

O prognóstico depende basicamente dos objetivos propostos. Prognóstico para a dor e prognóstico para a função podem ser bem diferentes. Pacientes com traços de personalidade rígida, menos adaptáveis, menos tolerantes a mudanças comportamentais, com dificuldade para compreender os mecanismos mantenedores ou geradores de suas disfunções, que buscam terapias passivas (sem necessidade de esforço pessoal) são, em geral, os que ficam menos tempo em acompanhamento. Deve-se ter em mente que o tratamento deve incluir correção de hábitos determinantes da patologia e prescrição de exercícios modulatórios, podendo incluir também intervenções terapêuticas farmacológicas, comportamentais, cirúrgicas, manipulação de tecidos moles e articulações, reabilitação funcional etc. Os objetivos terapêuticos específicos do paciente devem ser analisados para determinar quais são mais bem abordados com acupuntura neurofuncional e com outras intervenções, para determinar a necessidade de mudança ou melhoria no tratamento proposto, quando apropriado.

Existem diversas maneiras de registro de dados com a finalidade de criar uma visão global sobre o padrão de responsividade ao tratamento de cada paciente a uma técnica neuromodulatória como a acupuntura. Uma das propostas, que consiste na elaboração de uma pirâmide de fatores, classificados conforme o presumível grau de sensibilização central ou periférica, onde se incluem os diagnósticos patológicos e/ou de disfunções sensoriais, perfis cognitivos e afetivos, consta do prontuário desenvolvido e utilizado pelo GEANF.

DOR MUSCULOESQUELÉTICA E ACUPUNTURA NEUROFUNCIONAL

Quando a queixa principal de um paciente é dor musculoesquelética, devemos lembrar, antes de tudo, que dentro do rol de possíveis fatores etiológicos o músculo pode ser: órgão primário, secundário, área de referência de dor com foco primário desconhecido ou órgão de expressão psicossomática do sofrimento (refletindo o *status* motivacional-afetivo e sensorial-discriminativo do indivíduo), além de evidenciar como ocorre a influência gravitacional sobre as estruturas físicas. Essa complexidade justifica, como escreveu o Dr. David G. Simons, em 2008, ser o músculo um órgão órfão dentro da medicina, que ainda está em busca de uma especialidade adotiva.

Entre as razões mais frequentes para o surgimento de dor musculoesquelética estão: estresse postural, ergonomia deficiente no trabalho, mecânica corporal errada, sobrecarga de contração sustentada, lesão do esporte, trauma e esforços repetitivos. Fatores psicossociais, como demanda excessiva e insatisfação no trabalho, medo de movimentação, sofrimento psicológico e pensamento catastrófico, são os grandes perpetuadores da condição de dor crônica, gerando incapacidade e sofrimento.

A pesquisa tem mostrado o elevado grau de prejuízo proprioceptivo que acompanha a disfunção musculoesquelética crônica e o seu papel na desintegração sensoriomotora em nível central. A dor persistente geralmente inibe o movimento, e o medo da dor leva o indivíduo a limitar os movimentos para proteger a área afetada. Essa inibição pode atuar como uma espécie de "descerebração", de forma a permitir que o sistema motor espinal desenvolva livremente respostas protetoras para a estimulação nóxica.

Tem-se tornado evidente o rápido efeito que a dor provoca na plasticidade cortical motora, o que a transforma em predador silencioso do sistema nervoso. Há uma crescente evidência da utilidade clínica da modulação do sistema motor no tratamento da dor crônica, notadamente por técnicas de estimulação magnética transcraniana e através do implante de eletrodos em córtex motor, sendo ainda escassos os estudos clínicos que buscam avaliar os efeitos da modulação sensoriomotora com o uso intramuscular de agulhas.

Diferentemente do que se acredita sobre as abordagens tradicionais, os pontos de acupuntura como tais não existem na acupuntura neurofuncional. Cada sítio de inserção é uma combinação de diferentes fibras nervosas e receptores, e os efeitos dependem, principalmente, do tipo de fibra nervosa que responde ao estímulo gerado pelo estímulo da agulha. Seguindo essa base lógica, em muitas situações clínicas também se fará o uso das descrições anatômicas usuais para o agulhamento de pontos classicamente descritos pelos livros-texto da acupuntura milenar, pois estão localizados próximos de feixes neurovasculares rotineiramente utilizados para neuromodulação periférica. Consequentemente, a localização do sítio de inserção, sua neuroanatomia profunda e a qualidade da execução da inserção são fatores determinantes na produção da resposta segmentar e regional pretendida.

Em contraste com os mecanismos que causam e sustentam a disfunção motora, seja inibição seja hiperatividade, a modulação do controle motor obtida com as abordagens neurofuncionais promove restauração da força muscular e liberação de movimentos restritos por hipertonicidade muscular. A propriocepção gerada da modulação de músculo e tendão, ativando reflexos espinais fisiológicos, resulta em relaxamento do tônus muscular segmentar e mudanças nos mecanismos reflexos, que aumentam o tônus dos músculos inibidos. Para conseguir esses efeitos, o estímulo precisa ser baseado em orientação neurofisiológica que discriminadamente elegerá, em nível segmentar periférico, músculos, transições tendinomusculares, ênteses, ligamentos e cápsulas articulares afetadas ou nervos periféricos e, em nível segmentar espinal relacionado à disfunção, a musculatura paraespinhosa profunda e o segmento autonômico correspondente. A normalização da atividade segmentar autonômica (simpático e parassimpático) gera respostas dos componentes autonômicos regionais da dor, restaurando a normalidade da função regional, especialmente no segmento circulatório e na redução de um dos principais fatores que perpetuam a dor crônica regional: a hiperatividade simpática.

As respostas fisiológicas da intervenção da acupuntura neurofuncional incluem analgesia segmentar e sistêmica, neuromodulação das funções sensitiva, motora, autonômica e visceral, modulação das funções endócrina e imune, e modulação central associadas com as atividades do sistema límbico. O sistema nervoso integra as informações de todos esses níveis para o controle do movimento e da resposta fisiológica. Quando os tecidos afetados são estimulados nas zonas neurorreativas adequadas, a resposta do sistema é de normalização da integração sensoriomotora no segmento afetado e nos adjacentes, com normalização do tônus vasomotor e melhora da perfusão dos tecidos locais afetados.

CONCLUSÃO

A acupuntura neurofuncional é uma técnica médica de neuroestimulação periférica através de agulhas de acupuntura, fundamentada nos conhecimentos científicos atuais, que integram anatomia, neurofisiologia, fisiatria, ortopedia, biomecânica, cinesiologia, entre outros.

Para integrar esses conhecimentos e utilizar a agulha de acupuntura como instrumento de modulação, é fundamental dominar as técnicas de exame clinicofuncional, bem como desenvolver a habilidade na palpação de nervos periféricos, o exame físico para verificação da condução nervosa, testes neurodinâmicos e o reconhecimento clínico dos sinais de sensibilização segmentar espinal e de sensibilização central. Para obter melhores resultados, é necessário compreender o quadro clínico do paciente dentro de um modelo neurobiopsicossocial, em que os dados coletados servirão para o processo de tomada de decisão, o que pode ser novo e desafiador para muitos médicos. Haverá casos clínicos cujos mecanismos da dor ficam claros, como em situações de artrite reumatoide, processos inflamatórios locais ou radiculopatias. Na maior parte dos casos, contudo, os pacientes apresentam quadros complexos com mecanismos múltiplos de dor crônica, com fatores contribuintes de tecidos periféricos e sinais de sensibilização central. Em qualquer situação, a acupuntura neurofuncional procura descobrir o estado funcional do sistema nervoso, em vez de basear o tratamento em classificações estatísticas de doenças e lesões.

A aquisição do conhecimento necessário para o desenvolvimento da habilidade clínica na utilização da acupuntura neurofuncional passa, obrigatoriamente, pelo reconhecimento da necessidade de atualização constante em tópicos fundamentais da prática médica contemporânea, como a anatomia palpatória, a passagem por laboratórios de anatomia humana e a atualização permanente nas áreas de neurofisiologia e fisiopatogenia. O médico instrumentalizado com essa bússola neurofuncional desenvolve, com o tempo, "a liberdade dos mares", podendo navegar em qualquer situação clínica, em cumprimento aos fundamentos éticos da prática médica, alicerçados na habilidade técnica e no conhecimento científico.

Capítulo 53 *Acupuntura Neurofuncional*

GLOSSÁRIO

Atividade sináptica basal – *status* de normalidade, excitação ou inibição da conexão entre neurônios, dependente da liberação excessiva de neurotransmissores, modificação no número de receptores ou forma de resposta da célula aos referidos neurotransmissores, entre outros.

Cinestesia – qualidade proprioceptiva constituída pela percepção manifestada pelo próprio indivíduo do seu equilíbrio e posição das várias partes do corpo.

Dermátomo – territórios cutâneos de inervação radicular inervados por fibras de uma única raiz dorsal.

Esclerótomo – territórios do metâmero relacionados aos ossos, periósteo, ligamentos, cápsulas e tendões inervados por fibras de uma única raiz dorsal.

Estímulo nóxico – estímulo sensitivo que produz a percepção de dor.

Impedância elétrica tecidual – representa a resistência elétrica dos tecidos biológicos, que inibe o fluxo da corrente elétrica nos tecidos de maior impedância. Do mais condutivo ao menos condutivo: nervo, vasos, músculo, pele, gordura e osso.

Integração sensoriomotora – mecanismos neuroaxiais inerentes e que se desenvolvem por aprendizagem e memória das células neurais que controlam, regulam e desencadeiam o movimento.

Long-term depression (LTD) – indução de uma redução na transmissão sináptica normal ou despotencialização de uma sinapse previamente facilitada por longo período de tempo.

Long-term potentiation (LTP) – aumento da transmissão sináptica normal por longo período de tempo nas sinapses excitatórias, principalmente glutamatérgicas, que pode ser induzido em diversas áreas do cérebro e medula espinal.

Miótomo – grupo de músculos esqueléticos supridos por uma única raiz espinal.

Pensamento catastrófico – processos mentais direcionados a uma exagerada orientação negativa com relação a um estímulo nocivo, que podem servir como preditores de incapacidade física, estresse, intensidade da dor e respostas inadequadas a tratamentos.

Sensibilização central – processamento central que exibe respostas aumentadas ou facilitadas aos estímulos nóxicos periféricos.

Sensibilização segmentar espinal – condição caracterizada por hiperatividade, facilitação e hiperexcitabilidade em um segmento espinal que ocorre em reação a um foco irritativo, demonstrada por hiperalgesia nas áreas sensitivas, motoras e esqueléticas supridas pela respectiva raiz espinal.

Referências

1. Apkarian AV, Sosa Y, Sonty S et al. Chronic back pain is associated with decreased prefrontal and thalamic gray matter density. Journal of Neuroscience. 2004; 24:10410-5.
2. Chu J. Dry needling (intramuscular stimulation) in myofascial pain related to lumbosacral radiculopathy. European Journal of Physical Medicine and Rehabilitation. 1995; 5(4):106-121.
3. Chu J, Schwartz I. eToims twitch relief method in chronic refractory myofascial pain (CRMP). Electromyography and Clinical Neurophysiology. 2008; 48(6-7):311-20.
4. Claraco AE. Contemporary acupuncture and movement disorders: Restoring motor and somatic sensory function. Orthopaedic Division Review. 2006 Jan/Feb. p. 18-20.
5. Ernst E, Lee MS, Choi TY. Acupunctue: Does it alleviate pain and are there serious risks? A review of reviews. Pain. 2011; 152:755-764.

6. Farina S, Valeriani M, Rosso T et al. Transient inhibition of the human motor cortex by capsaicin-induced pain. A study with transcranial magnetic stimulation. Neuroscience Letters. 2001; 314(1-2):97-101.
7. Fregni F, Freedman S, Pascual-Leone A. Recent advances in the treatment of chronic pain with non-invasive brain stimulation techniques. Lancet Neurology. 2007; 6:188-91.
8. Huang LP, Zhou S, Lu Z et al. Bilateral effect of unilateral electroacupuncture on muscle strength. Journal of Alternative & Complementary Medicine. 2007; 13(5):539-546.
9. Leo RJ, Latif T. Repetitive transcranial magnetic stimulation (rTMS) in experimentally induced and chronic neurophatic pain: a review. Journal of Pain. 2007; 8:453-9.
10. Maioli C, Falciati L, Marangon M, Perini S, Losio A. Short- and long-term modulation of upper limb motor-evoked potentials induced by acupuncture. European Journal of Neuroscience. 2006; 23:1931-38.
11. Osenbach RK. Motor cortex stimulation for intractable pain. Neurosurgical Focus. 2006; 21:E7.
12. Pitcher JB, Ridding MC, Miles TS. Frequency-dependent, bi-directional plasticity in motor cortex of human adults. Clinical Neurophysiology. 2003; 114:1265-1271.
13. Sandkühler J. Learning and memory in pain pathways. Pain. 2000; 88:113-118.
14. Tsao H, Galea MP, Hodges PH. Reorgazitation of the motor cortex is associated with postural control deficits in recurrent low back pain. Brain. 2008; 131:2161-71.
15. Yokoyama M, Sun X, Oku S et al. Comparison of percutaneous electrical nerve stimulation with transcutaneous electrical nerve stimulation for long-term pain relief in patients with chronic low back pain. Anesthesia and Analgesia. 2004; 98(6):1552-6
16. Zaghi S, Acar M, Hultgren B, Boggio PS, Fregni F. Noninvasive brain stimulation with low-intensity electrical currents: Putative mechanisms of action for direct and alternating current stimulation. The Neuroscientist. 2010; 16(3):285-307.

54

Medicina Tradicional Chinesa (MTC)

Li Shih Min

A acupuntura é parte da medicina tradicional chinesa (MTC), cuja origem perdeu-se nas lendas. Os primeiros registros escritos datam mais de 2.000 anos. Ao longo da existência do povo chinês, a MTC era a única modalidade médica, e a introdução da medicina "ocidental" só aconteceu nos séculos XVIII-XIX. A MTC desenvolveu um corpo de conhecimentos teórico-práticos próprio com racionalidade peculiar. Na história chinesa, a MTC se separou do xamanismo por completo antes do século II a.C. As doenças não eram mais atribuídas a castigo divino, sendo reconhecidas as alterações climáticas, os distúrbios alimentares e dietéticos e as anormalidades emocionais como possíveis causas de doença, denotando uma visão biopsicossocial.

A teoria médica tradicional chinesa apresenta uma base humoral importante, as substâncias fundamentais – *Qi*, sangue (*Xue*) e líquidos orgânicos (*Jin Ye*) –, que fluem pelo corpo humano para manter a saúde. Quando ocorre obstrução e interrupção desse fluxo, pode surgir um quadro de estagnação que se traduz clinicamente por dor, alteração de sensibilidade e limitação de movimentos. Os tratamentos tradicionais chineses visam restabelecer o fluxo e a harmonia de funcionamento do organismo.

A acupuntura atravessou séculos de existência e foi testada dentro de contextos distintos. Inicialmente, sua validação foi histórico-social na civilização chinesa. Os resultados de modelo experimental fornecem dados para a compreensão e a explicação dos fenômenos dolorosos e dos mecanismos analgésicos. Alcançou o mundo contemporâneo demonstrando seus efeitos baseados em comprovação com os ensaios clínicos controlados, fortalecendo, assim, seu papel no tratamento multimodal de dor e de outros distúrbios somaticofuncionais.

Contudo, a MTC não se limita à acupuntura; outras modalidades terapêuticas são conhecidas, em graus variados, no mundo ocidental. São elas: farmacoterapia tradicional chinesa (matéria médica), dietoterapia, *Tui Na* (massoterapia), *Qi Gong* (exercício respiratório), ginástica preventiva e terapêutica e as medidas conhecidas como *Yang Sheng* (preservação da saúde). Essas modalidades distintas compartilham uma fundamentação teórica em comum que é distinta da biomedicina, e o seu entendimento pode proporcionar uma integração entre esses dois modelos. O modelo da MTC difere do modelo biomédico já na sua base cognitiva (Tabela 54.1).

Existem três níveis no conceito básico do holismo da MTC:

1. A teoria da correspondência entre o céu e o homem: os processos biológicos naturais do homem existem em estreita ligação com o ambiente natural.
2. O holismo dos órgãos internos: a complexidade do organismo humano e suas funções reflete-se em uma unidade integrada e orgânica.
3. A união do corpo e do espírito: os tecidos e órgãos do corpo humano estão em coordenação sincrônica com a atividade mental.

O holismo na medicina chinesa é baseado na teoria de *Yin-Yang* e os cinco elementos. Usa-se a teoria de *Yin-Yang* para explicar a natureza inata da unidade dos opostos de todas as coisas na existência. Também se utiliza a teoria de cinco elementos para explicar as complexas relações de oposição e complementaridade entre os vários aspectos do corpo. É oposto, mas é unificado; é oposto, mas é complementar. Assim, o movimento e a mudança são as formas pelas quais a coisa existe. Isso é o dinamismo da MTC: essa filosofia descreve o corpo humano e as doenças dinamicamente, e concebe a terapêutica clínica como um ajuste dinâmico das atividades dos processos harmoniosos.

Essa teoria de monismo – de correspondência ou concordância entre a natureza e o homem – considera que:

1. Por serem correspondentes, as estruturas e as composições da natureza estão manifestas no homem.
2. *Qi* que flui no corpo humano também flui simultaneamente na natureza, comunicando os dois. O corpo humano não é um sistema fechado, o *Qi* está fluindo na base de sua estrutura. Assim, a natureza e o homem não só são correspondentes, mas também interagem entre si.
3. O homem e a natureza são organismos que possuem a mesma qualidade na sua constituição, porém com aparência diferente. Além da teoria de *Yin-Yang*, a teoria de cinco elementos descreve essa relação com mais correlações.

Essa é uma noção bem similar à ecologia profunda de Arne Naess. A ecologia profunda "não separa o homem ou qualquer coisa do ambiente natural. O mundo não é visto como uma coleção de objetos isolados, mas uma rede de fenômenos que são fundamentalmente interconectados e interdependentes", distinta da ecologia superficial, que é antropocêntrica, centrada no homem e que considera que o homem está acima da natureza.

A noção do dinamismo no pensamento da filosofia taoísta apresenta o conceito do corpo pelo movimento e mudanças de *Qi*. Esse conceito é o alicerce da MTC, estabelecendo a relação corpo-*Qi*-mente e homem-*Qi*-natureza. No livro *Tratado de Medicina Interna do Imperador Amarelo* (Nei Jing), existe uma passagem que refere a

TABELA 54.1. Diferenças entre biomedicina e MTC

	BIOMEDICINA	MTC
Princípios filosóficos	Estruturalismo e reducionismo	Holismo e dinamismo
Visão do mundo	Mundo construído	O mundo "nasceu" pronto (Dao)
Objeto de análise	Elementos e estruturas	Sistemas e funções
Objetivo de análise	Constituição e composição	Interconexão e interação

Capítulo 54 *Medicina Tradicional Chinesa (MTC)*

comunicação entre os órgãos internos como "caminhos de transmissão de ordens ou de outras informações". Esses caminhos no corpo humano são representados pelos "meridianos", e o encarregado da transmissão de informação é o *Qi* do meridiano. Então, a fim de inferir o estado de saúde, os médicos chineses examinam os pacientes através da palpação do pulso radial, porque o *Qi* dos órgãos internos se encontra nesse local. Qualquer alteração interna pode ser percebida no pulso radial, tendo este funcionado como "central da informação".

Assim, o *Qi*, que é um componente das substâncias fundamentais da medicina chinesa, ganha outros significados. Ampliando o entendimento, o *Qi* pode ser interpretado como:

Matéria	Atividade
Função	Informação
Influência	Fluxo
Movimento	Organização

Levando em consideração as relações corpo-*Qi*-mente no microcosmo do ser humano e homem-*Qi*-natureza na interação do ser humano com o macrocosmo, as intervenções em *Qi* podem influenciar tanto no organismo humano quanto no meio onde o homem está inserido. As teorias da MTC contribuem para uma aproximação da teoria do sistema e, mais ainda, do modelo explicativo não linear. Esse paradigma complexo diferencia-se do modelo linear da biomedicina, exigindo dos praticantes da acupuntura e demais modalidades de medicina integrativa uma compreensão maior, por anos. Evidencia-se uma carência de publicações que apoia essa compreensão, mas com o avanço da ciência e publicações mais recentes, desvenda-se um novo horizonte que amplia a perspectiva.

Referências

1. Cao X. Scientific bases of acupuncture analgesia. Acupunct Electrother Res. 2002; 27(1):1-14.
2. Deep Ecology, Arne Naess & The Deep Ecology Movement. Pictures, quotes, ecosophy. Disponível em http://www.spaceandmotion.com/deep-ecology-movement-arne-naess.htm. [Acessado em 10/11/2012.]
3. Gongwang, Liu, Pai, Hong J. Tratado contemporâneo de acupuntura e moxibustão. São Paulo: Ceimec; 2003.
4. Li SM, Li HL, Fernandes PT, Li LM (orgs). Medicina tradicional chinesa: harmonia no ecossistema social. São Paulo: Plêiade; 2010.
5. Han JS. Acupuncture: neuropeptide release produced by electrical stimulation of different frequencies. Trends Neurosci. 2003 Jan; 26(1):17-22.
6. Han JS. Acupuncture and endorphins. Neurosci Lett. 2004 May 6; 361(1-3):258-61.
7. Jiang YG. The mode of thinking in Chinese clinical medicine characteristics, steps and forms. Clinical Acupuncture and Oriental Medicine. 2001; 2:23-28.
8. National Institutes of Health. Acupuncture. Consensus Development Conference Statement. Maryland; 1997 Disponível em: http://consensus.nih.gov/1997/1997Acupuncture107html.htm. [Acessado em 10/11/2012.]
9. Park J, Linde K, Manheimer E, Molsberger A, Sherman K, Smith C et al. The status and future of acupuncture clinical research. J Altern Complement Med. 2008 Sep; 14(7):871-81.
10. Special issue dedicated to Professor Ji-Sheng Han. Neurochem Res. 2008 Oct; 33(10):1911-2170.

11. Tan S, Tillisch K, Mayer E. Functional somatic syndromes: emerging biomedical models and traditional Chinese medicine. Evid Based Complement Alternat Med. 2004 Jun 1; 1(1):35-40.
12. Walach H, Pincus D. Kissing descartes good bye. Forsch Komplementmed. 2012; 19(Suppl 1):1-2.
13. WHO. Acupuncture: review and analysis of reports on controlled clinical trials. Geneva; 2003 Disponível em http://www.who.int/medicinedocs/collect/medicinedocs/pdf/s4926e/s4926e.pdf. [Acessado em 10/11/2012.]
14. Xinnong C. Acupuntura e moxabustão chinesa. São Paulo: Roca; 1999.
15. Zhao ZQ. Neural mechanism underlying acupuncture analgesia. Prog Neurobiol. 2008 Aug; 85(4): 355-75.

Eletroacupuntura

55

Rubens dos Santos Zanella
Iris Hermes Zanella Troncoso

Eletroacupuntura é o emprego de pulsos elétricos nos pontos de acupuntura em substituição à manipulação manual. Propicia melhor controle, eficácia e regularidade na estimulação dos receptores sensoriais dos pontos de acupuntura e potencializa a intensidade e a duração dos seus efeitos.

Os aparelhos utilizados são geradores de corrente pulsada bidirecional (alternada ou bifásica). Os pulsos elétricos (ondas elétricas) são gerados em ambos os sentidos, de positivo para negativo e vice-versa, não possuem polo sempre positivo e outro negativo, e não apresentam migração de íons no local da aplicação (eletrólise). São compostos por duas fases ou dois semiciclos, que completam um ciclo por segundo (um pulso elétrico), chamados de 1 Hertz (1 Hz).

O número de pulsos por segundo determina a frequência da corrente. É considerada de baixa frequência quando são gerados dois a quatro pulsos por segundo (2 a 4 Hertz), de média frequência entre 10 e 15 Hertz e de alta frequência entre 15 e 100 Hertz.

Os pulsos podem ser programados para ser gerados de maneira constante, intermitente ou na forma denso-dispersa. A estimulação constante é caracterizada pelo fato de a frequência dos pulsos se manter a mesma durante todo o período do tratamento (mais usada para analgesia pós-operatória). A intermitente, chamada de *Burst*, intercala trens de pulso com períodos de repouso entre eles (usada para tratamento clínico). Por fim, existe a forma denso-dispersa, que intercala períodos de alta com baixa frequência (tratamento da dor aguda). Tanto a técnica *Burst* como a denso-dispersa evitam adaptação e fadiga sináptica e apresentam resultados terapêuticos mais potentes e duradouros.

Conforme Bowsher (*apud* Filshie e White, 2002), o efeito da acupuntura se consegue através do estímulo nos receptores de alto limiar das fibras A delta, por meio de uma picada de agulha (nociceptores), pelo calor da moxabustão (termorreceptores) e por pulsos elétricos de 2 a 4 Hertz (receptores mecanoelétricos). A eletroestimulação de baixa frequência dos pontos de acupuntura é considerada a eletroacupuntura clássica, enquanto a alta frequência é o TENS convencional, utilizado como analgésico.

A eletroacupuntura de baixa frequência (2 a 4 Hertz) deve ter intensidade (amperagem) suficiente para causar pulsação forte, podendo provocar contração muscular (ergoceptores), sem causar dor. Tem ação moduladora neural através da produção e liberação de endorfinas que agem principalmente em receptores mu em todos os níveis segmentar, supra/extrassegmentares.

O efeito segmentar nociceptivo, autonômico e motor da eletroacupuntura ocorre quando o impulso através das fibras aferentes primárias A delta penetra no corno dorsal da medula espinal e faz conexão com a coluna intermédia lateral autonômica simpática com a coluna motora anterior e com interneurônios encefaloninérgicos das lâminas I e II. Esses interneurônios são produtores de encefalinas, neuropeptídios que hiperpolarizam as membranas pré-sinápticas das fibras C aferentes, inibindo com isso o *input* nociceptivo.

O efeito suprassegmentar da eletroacupuntura se dá através dos impulsos nervosos que aferem por ramos das fibras A delta e fazem sinapse com neurônios de segunda ordem (células longas de Waldeyer), sobem pelo trato espinotalâmico e estabelecem conexões com uma vasta circuitaria cerebral (substância cinzenta periaquedutal, núcleo do trato solitário, núcleo magno da rafe, hipotálamo, tálamo, córtex somatossensório, entre outras). Também estimulam as fibras do funículo dorsolateral descendente, ativando interneurônios serotoninérgicos e noradrenérgicos do sistema inibidor descendente de dor (DPIS) em todos os níveis da medula espinal.

O efeito extrassegmentar se dá quando os estímulos partem do núcleo arqueado do hipotálamo e vão até a hipófise, onde estimulam a produção e a liberação de beta-endorfina e ACTH. A beta-endorfina liberada no fluido cerebroespinal e no sangue vai agir em receptores opioides distribuídos por todo o organismo e ativar os mecanismos analgésicos, ansiolíticos, anti-inflamatórios, homeostáticos e promotores da imunidade. O ACTH liberado pela hipófise ativa o eixo hipotálamo-hipófise-suprarrenal e a liberação de glicocorticoides com efeitos anti-inflamatórios, o que pode explicar por que a eletroacupuntura pode ajudar no tratamento das artrites e da asma.

Em 1980, sob o título *Endorphin and Acupuncture Analgesie, Research in the Peoples of China*, pesquisa realizada em laboratórios de Hospitais de Pequim e Xangai constatou que a eletroestimulação de baixa frequência aumentou em 300% a liberação de endorfina, além de aumentar o limiar de tolerância à dor.

Pesquisas realizadas em animais e voluntários humanos para comparar os efeitos da baixa frequência em relação à manipulação manual das agulhas constataram que o estímulo manual e breve das agulhas de acupuntura não é tão poderoso e prolongado quanto aquele fornecido pela eletroacupuntura feita por aproximadamente 20 a 40 minutos (Hertz *et al.*, 1970; Mayer e Watkins, 1981; Yaksh e Aimone, 1989, *apud* Baldry, 1993).

Recentes trabalhos demonstraram que a eletroacupuntura diminui significativamente a hipernocicepção e a alodinia mecânica e térmica, e que os receptores GABA-A e GABA-B têm participação nesse efeito antinociceptivo.

Peets e Pomeranz (*apud* Baldry, 1993) demonstraram que ratos geneticamente deficientes em receptores opioides e na expressão do gene neuropeptídio (produção e liberação de endorfinas) não respondem bem à morfina nem à eletroacupuntura de baixa frequência. Isso ajuda a explicar por que um percentual pequeno de pessoas não responde bem à eletroacupuntura.

Pomeranz e Meyer (*apud* Filschie e White, 2002) comprovaram que a naloxona, antagonista da morfina, inibe o efeito da baixa frequência, corroborando a tese de que os estímulos de baixa frequência liberam endorfina.

As principais indicações da eletroestimulação de baixa frequência são o tratamento das dores crônicas, dores musculoesqueléticas e síndromes miofasciais, e, em alguns casos, o alívio da dor pode ser permanente (Thorsen *et al. apud* Valle *et al.*,

2001). Por seus efeitos fisiológicos, homeostáticos e ação anti-inflamatória, tem indicação nas síndromes disfuncionais, distúrbios inflamatórios e desarmonias, segundo a medicina tradicional chinesa (MTC).

Han *et al.* (*apud* Baldry, 1993) comprovaram a existência de uma verdadeira "farmácia biológica endógena", que é liberada ao mudar a frequência elétrica empregada nos pontos de acupuntura sem mover a posição e a profundidade da agulha. Constataram evidências que se reproduzem todas as vezes que a mesma frequência elétrica é utilizada: estímulos de 2 Hertz liberam endorfinas que agem, principalmente, em receptores mu, estímulos de 15 Hertz, em encefalinas e receptores delta, e de 100 Hertz, dinorfinas em receptores *kappa* (Bowsher *apud* Filshie e White, 2002).

Constatações neurofisiológicas do uso de correntes elétricas de alta frequência surgiram em 1965, com a teoria do portão do controle da dor, *gate control*, de Melzack e Wall, ao demonstrarem evidências de que estímulos elétricos de alta frequência nas fibras grossas mielinizadas A betabloqueiam o impulso doloroso induzido.

Estímulos elétricos de alta frequência e baixa intensidade fazem transdução em receptores mecanoelétricos de baixo limiar das fibras A beta que entram no corno dorsal da medula espinal e se dividem em dois ramos. O ramo colateral faz sinapse com interneurônios produtores de neurotransmissores inibitórios GABA e dinorfina, que interagem com receptores GABA e *kappa*, inibindo os *inputs* nociceptivos das fibras de menor diâmetro (A delta e C), em níveis medulares segmentares (Bowsher *apud* Filshie; White, 2002). Com isso, ativam o portão do controle da dor (*gate control*). O outro ramo das fibras A beta ascende ao mesencéfalo, ativando áreas do núcleo parabraquial, da substância cinzenta periaquedutal, do núcleo magno da rafe, de neurônios dopaminérgicos e do funículo dorsolateral descendente inibidor de dor serotoninérgica e noradrenérgica.

Medições através de radioimunoensaio, em pacientes que receberam estímulos elétricos de alta frequência, apresentaram aumento significativo na liberação de dinorfina na medula espinal.

Evidências demonstraram que a eletroacupuntura de 10 Hz de frequência elétrica e 3 mA de intensidade ativa a rota L-arginina-NO-GMPc, faz abertura dos canais K^+ ATP e se comporta como bom modulador biológico no corno dorsal da medula espinal.

As principais indicações da eletroestimulação de alta frequência são dor aguda, dor pós-operatória, obstétrica, de origem visceral ou espasmódica, isquêmica e dor neuropática. Devem ser estímulos que causem sensação de vibração, formigamento ou parestesia não dolorosa. Seu efeito analgésico é de curta duração, de quatro a sete horas. Além disso, desenvolve tolerância e não tem ação anti-inflamatória.

O médico é o responsável técnico pelo tratamento com eletroacupuntura e deve observar as normas gerais da ABNT NBR-IEC 60601 e utilizar aparelhos que tenham registro de certificação na Anvisa, de acordo com a RDC nº 185/2001 e portaria do Inmetro nº 350/2001.

O paciente deve ser acomodado confortavelmente, deitado ou sentado, para prevenir possíveis reações vagais, de sonolência (opioide) ou lipotimia.

Somente ligar o equipamento após programar o tipo de frequência elétrica a ser empregada e conectar os cabos do aparelho aos respectivos pontos de acupuntura. A intensidade de corrente, tanto em alta como em baixa frequência, deve ser no limite tolerável de cada paciente, sem causar dor; portanto, proceder com muito cuidado em pacientes com zonas de anestesia ou hipoestesia.

As contraindicações são em pacientes confusos ou portadores de marca-passo. Também não se deve aplicar eletroacupuntura na região precordial, nos seios carotídeos, em áreas sobre a laringe, em pele inflamada ou com abscesso, em vasos sanguíneos propensos a hemorragia, assim como sobre útero gravídico, olhos e mucosas, e eletroestimulação com agulha em contato com próteses metálicas.

É um método extremamente seguro, preciso, controlável, indolor e isento de perigos ou danos de qualquer natureza quando efetuado por médico capacitado. Possui mais de 50 anos de constatações neurofisiológicas, reprodução de evidências e aplicação clínica, com raros efeitos colaterais.

Referências

1. An-Zhong, Z. Endorphin and acupuncture analgesia research in the people's republic of China. New York: Acupuncture & Electro-Therapeutics Research, the International Journal. 1980; 5, 2:131-146.
2. Baldry PE. Acupuncture, trigger points and musculoskeletal pain. 2. ed. Edinburgh: Churchill Livingstone; 1993.
3. Filshie J, White A (ed.). Acupuntura médica: um enfoque científico do ponto de vista ocidental. São Paulo: Roca; 2002.
4. Garrido-Suárez BB et al. Eletroacupuntura ativa a rota de L-arginina-NO-GMPc. Revista Dor on-line. Set. 2009; 10:110.
5. Han JS. Acupuncture: neuropeptide release produced by electrical stimulation of different frequencies. Beijing Neuroscience Research Institute, Peking University, 100083. 2002 November.
6. Kitchen S. Eletroterapia: prática baseada em evidências. São Paulo: Manole; 2003.
7. Low J, Reed A. Eletroterapia explicada: princípios e práticas. 3. ed. Barueri: Manole; 2001.
8. Park JH et al. Receptores GABA espinais no efeito da eletroacupuntura na alodinia ao frio. Revista Dor on-line. Maio 2010; 10:118.
9. Soo Hahm T. The effect of 2 Hz and 100 Hz electrical stimulation of acupoint on ankle sprain in rats. Korean Med Scl. 2007; 22:347-51.
10. Stux G, Hammerschlag R (ed.) Acupuntura clínica: bases científicas. Barueri: Manole; 2005.
11. Teixeira MJ (ed.). Dor: contexto interdisciplinar. Curitiba. Maio 2003.
12. Valle LBS et al. Controle da dor com acupuntura: evidências científicas. In: Simpósio Brasileiro e Encontro Internacional sobre Dor. São Paulo: Instituto Simbidor. 2001; 5:224-229.

Acupuntura Segmentar

56

Marco Antônio Hélio da Silva

A segmentação corporal é um sistema de inter-relações neurais entre os vários tecidos corporais e suas raízes nervosas. O sistema segmentar é composto de segmentos e subdividido em quatro subsistemas – dermátomo, miótomo, esclerótomo e viscerótomo –, que poderiam ser assim definidos:

- *Segmento:* todo o território de inervação de uma única raiz sensitiva.
- *Dermátomo:* é a área da pele inervada por fibras sensitivas de cada nervo espinal.
- *Miótomo:* é a região de influência do nervo espinal sobre a musculatura.
- *Esclerótomo:* é a região de influência do nervo espinal sobre a articulação, cápsulas, ligamentos, periósteo e fáscias.
- *Viscerótomo:* é a região de influência do nervo espinal sobre as vísceras.

A acupuntura segmentar (AS) baseia-se na estimulação de acupontos e não acupontos, observando-se a distribuição da inervação segmentar relativa àquele órgão, tecido ou região a ser tratada. As técnicas de AS visam à estimulação dos vários subsistemas segmentares conforme o objetivo do tratamento. Portanto, a base da AS é a incorporação dos conceitos dos subsistemas segmentares aos acupontos tradicionais através dos conhecimentos modernos de neuroanatomia. Esses conceitos podem ser usados tanto para o diagnóstico como para a escolha de acupontos para tratamento.

O sistema segmentar e os seus subsistemas estão interconectados através do compartilhamento de uma mesma raiz nervosa. Dessa maneira, cada subsistema de um segmento pode interferir em todos os outros subsistemas do mesmo segmento. Além disso, as fibras nervosas se superpõem nas regiões de transição entre dois ou mais segmentos, formando áreas com inervação mais densa e que permitem interconexões entre segmentos contíguos.

Tanto o sistema nervoso central como o periférico são repletos de redundâncias na comunicação entre suas várias partes. As raízes dorsal e ventral compõem um nervo espinal. As raízes dorsais encerram fibras sensitivas da pele (ramo dorsal primário), tecidos profundos, frequentemente, das vísceras. Os receptores da pele enviam a informação às raízes dorsais através dos neurônios aferentes, passando pela raiz do gânglio dorsal. No corno lateral da medula espinal, eles podem fazer sinapses ou passar ao longo de um nervo esplâncnico à sinapse em um gânglio pré-vertebral. Por sua vez, as raízes espinais têm ramos comunicantes com pelo menos um nível acima e um nível abaixo, formando mais uma redundância neural.

Além da pele, os acupontos têm relações estreitas com a musculatura, os feixes neurovasculares, periósteo, cápsulas, ligamentos e áreas anastomóticas neurovasculares, como a base das unhas e a ponta dos dedos. Os quatro subsistemas (dermátomos, miótomos, esclerótomos e viscerótomos) estão superpostos, mas não coincidem entre si. Quando uma agulha punciona pele, subcutâneo, músculos etc., ela transpassa diferentes níveis da segmentação neural dependendo da profundidade da agulha. O fato de o agulhamento atuar sobre os diversos subsistemas e diferentes segmentos ao mesmo tempo possibilita estratégias específicas no tratamento por acupuntura segmentar. Jänig (2006) argumenta que "a regulação dos órgãos pelo sistema nervoso autonômico pode somente ser compreendida se a geração dos sinais elétricos nas vias autonômicas periféricas do sistema nervoso central é função-específica". Ainda está para ser determinada até onde essa especificidade atua, mas já é considerado que alcança as emoções, a homeostase e a alostase corporal. A Figura 56.1 ilustra como a profundidade do agulhamento pode atingir diferentes segmentos.

Os subsistemas segmentares explicam, por exemplo, por que uma patologia visceral pode manifestar-se na pele (viscerótomo), nos músculos (miótomo) ou nas articulações (esclerótomo) e, por sua vez, a estimulação da pele ou do músculo pode influenciar as camadas mais profundas desse mesmo segmento. Dentre os vários efeitos das terapias de modulação segmentar (como acupuntura, TENS, terapias manuais etc.), os principais são a eliminação de fatores perpetuadores e a modulação segmentar para controle de sintomas e das disfunções viscerais.

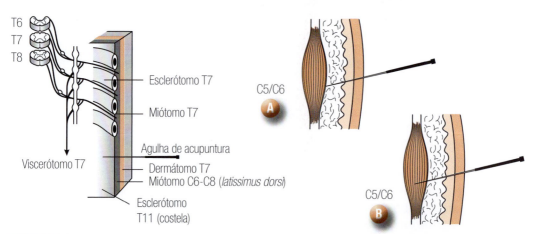

FIGURA 56.1. Os diversos subsistemas segmentares estão superpostos, mas não são coincidentes. Modificada de Bekkering R, Bussel RV. Segmental acupuncture. In: Filshie J, White A, editors. Medical acupuncture – a western scientific approach. Edinburgh: Churchill Livingstone; 1998. p. 107,124.

Capítulo 56 *Acupuntura Segmentar*

A informação sensitiva aferente decorrente da estimulação do acuponto chega ao primeiro centro modulador, o corno sensitivo posterior da medula espinal. Daí diferentes caminhos são possíveis:

- Através das fibras ascendentes aos centros mais elevados.
- Através das fibras intersegmentares ao corno anterior (sistema nervoso somático).
- Através das fibras intersegmentares ao corno lateral (sistema nervoso autônomo).

A inervação eferente de todas as partes do segmento consiste nos dois últimos, mas nem sempre inerva as mesmas partes do corpo. Por exemplo, há inervação somática eferente (miótomos) de D1 a D5 no tórax, mas também inervação autonômica simpática eferente dos segmentos C1 a C5, também no tórax, na cabeça, garganta e membros superiores. A explanação dessa diferença encontra-se na origem da inervação simpática: o corpo é inervado pelo sistema nervoso simpático entre os níveis D1 e L2.

Os padrões nervosos autonômicos mencionados podem ser usados para a seleção dos acupontos, especialmente quando se objetiva a realização de uma modulação segmentar específica, utilizando pontos distantes para tratar o sistema nervoso autonômico.

RELAÇÕES SEGMENTARES SECUNDÁRIAS

A acupuntura tradicional indica, com frequência, "pontos distais" (nas extremidades), usados para tratar problemas do tronco e das vísceras, além de efeitos analgésicos inespecíficos (suprassegmentares). Muitos desses efeitos podem ser explicados através das relações segmentares secundárias. A Tabela 56.1 descreve as inter-relações segmentares secundárias medulares defendidas por Bekkering e Bussel como explicação para sinais e sintomas aparentemente sem relação causal direta.

O corpo é inervado pelo sistema nervoso simpático entre os segmentos espinhais de C8 a L2, mas o corno lateral autonômico é a origem medular da inervação simpática. As fibras eferentes originadas dessa coluna lateral ascendem ou descendem dentro da cadeia simpática para os seus segmentos de destino. O *corno lateral* autonômico é subdividido em três colunas, de acordo com diferentes funções:

- A *coluna medial* é constituída de corpos celulares de fibras pré-ganglionares para os órgãos internos.

TABELA 56.1. Relações segmentares secundárias

C8/D1/D2	C1/C2
D2/D3/D4	C3/C4
D5/D6	C5/C6
D7/D8/D9	C7/C8
D10/D11	L3/L4
D12/L1/L2	L5/S1/S2

Modificada de Bekkering R, Bussel RV. Segmental acupuncture. In: Filshie J, White A, editors. Medical acupuncture – a western scientific approach. Edinburgh: Churchill Livingstone. 1998; p. 225-94.

- A *coluna central* é constituída de corpos celulares de fibras pré-ganglionares para o tronco.
- A *coluna lateral* é constituída de corpos celulares de fibras pré-ganglionares para a cabeça e extremidades.

Na Tabela 56.2, mostra-se a representação esquemática das relações medulares do sistema simpático e os vários segmentos.

A acupuntura estimula, inicialmente, as fibras do sistema simpático periférico, já que os pontos estão primordialmente localizados em dermátomos e miótomos, e chegam diretamente a essas fibras. Daí segue para as vias simpáticas dos níveis espinais e gânglios paraespinais simpáticos relacionados. A exceção é a acupuntura no pavilhão auricular, pelo acesso direto aos ramos dos nervos vago e trigêmeo, que atua sobre vísceras, regiões corporais e sistema límbico.

As fibras parassimpáticas vêm de centros mais altos (bulbo, ponte e mesencéfalo). Essas fibras se intercomunicam com os vários níveis do tronco simpático ao longo da região anterior à coluna vertebral (nervos esplâncnicos torácicos e abdominais) e os gânglios viscerais, nos dando a presunção de que é aí que temos o processo de autorregulação local e segmentar do tônus entre os dois sistemas.

O nervo vago, X par craniano, também tem ramos confluentes com as raízes vertebrais de C1 e C2. Assim, podemos entender por que acupontos localizados na região suboccipital, como GB20, GB12, BL10, GV16 e *Anmian*, têm tradicionalmente indicações para o tratamento de distúrbios como tonteiras, insônia e hipertensão arterial, já que sua inervação tem comunicação também com o sistema nervoso parassimpático.

TABELA 56.2. Relações entre segmentos e estruturas medulares

| | | CORNO LATERAL | | |
CORNO POSTERIOR	CORNO ANTERIOR	COLUNA MEDIAL	COLUNA CENTRAL	COLUNA LATERAL
–	C1	–	–	–
C2-C7	C2-C7	–	–	–
C8-D2	C8-D2	C8-D2	C8-D2	C1-C2
D2-D4	D2-D4	D2-D4	D2-D4	C3-C4
D5-D6	D5-D6	D5-D6	D5-D6	C5-C6
D7-D9	D7-D9	D7-D9	D7-D9	C7-C8
D10-D11	D10-D11	D10-D11	D10-D11	L3-L4
D12-L2	D12-L2	D12-L2	D12-L2	L5-S2
L2-L5	L2-L5	–	–	–
S1-S4	S1-S4	–	–	–

Modificada de Bekkering R, Bussel RV. Segmental acupuncture. In: Filshie J, White A, editors. Medical acupuncture – a western scientific approach. Edinburgh: Churchill Livingstone. 1998; p. 225-94.

Capítulo 56 *Acupuntura Segmentar*

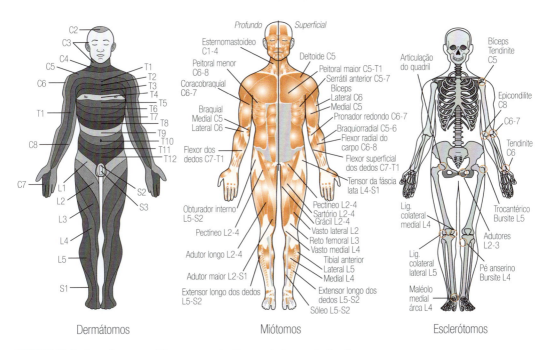

FIGURA 56.2. Dermátomos, miótomos e esclerótomos da face anterior do corpo.

Com o entendimento mais apurado da segmentação corporal, os acupontos que atuam no nervo vago se sobressaem como de grande importância para o médico acupunturista, pois eles atuam sobre a regulação das vísceras e indiretamente com o simpático de maneira ampla.

Como o agulhamento de acupontos pode estimular segmentos totalmente diferentes, dependendo da camada alcançada pela agulha, assim como também segmentos contíguos, os subsistemas segmentares a serem tratados devem ser identificados para o agulhamento. Dessa forma, é imprescindível o conhecimento dos mapas dos diversos subsistemas para a prática da AS. As Figuras 56.2 e 56.3 ilustram a importância do conhecimento dos mapas dos vários subsistemas, não apenas para o agulhamento, mas também para o melhor diagnóstico segmentar.

VISCERÓTOMOS DE HEAD E OS PONTOS *SHU* DORSAIS

Sir Henry Head, neurologista inglês que viveu de 1861 a 1964, estudou a dor visceral e suas manifestações. Através de estudos clínicos, ele demonstrou detalhadamente as áreas de sensibilização cutânea associadas a distúrbios viscerais, caracterizando o que hoje conhecemos como viscerótomos. Seu extenso trabalho é conhecido como "zonas de Head", que são faixas cutâneas abrangendo as raízes de C3 a S4. Ele demonstrou manifestações de sinais de dor e sensibilizações diversas sobre a superfície corporal, evidenciando uma superposição de fibras sensitivas viscerais sobre os dermátomos. Contudo, os territórios cutâneos são parcialmente coincidentes com as suas raízes espinais de origem, com a sensibilização cutânea visceral extrapolando as áreas de determinado dermátomo.

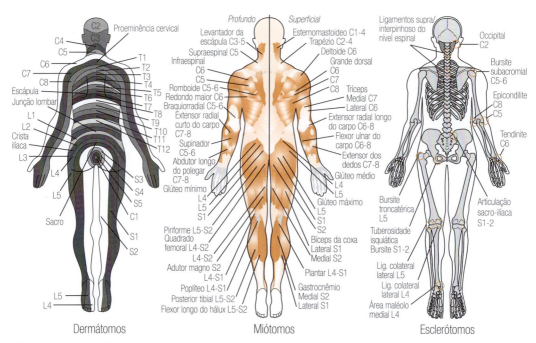

FIGURA 56.3. Dermátomos, miótomos e esclerótomos da face posterior do corpo.

Em análise comparativa entre os acupontos *Shu* dorsais (também chamados "pontos de assentimento") e as zonas de Head, muitas semelhanças são perceptíveis, pois os *Shu* dorsais seguem a metamerização do corpo. Analisando apenas a distribuição dermatômica, ocorrem várias divergências entre esses acupontos e a segmentação simpática visceral. Porém, em uma superposição dos dermátomos com os viscerótomos descritos por Head, os segmentos coincidem em praticamente todos os níveis segmentares com a distribuição descrita pela MTC para os acupontos *Shu* dorsais.

Os acupontos *Shu* dorsais têm classificação funcional específica na medicina tradicional chinesa (MTC), onde um único ponto atua sobre determinada víscera. No entanto, no contexto da cadeia simpática, cada órgão recebe fibras provenientes de vários níveis segmentares ao mesmo tempo. Essa configuração neuroanatômica indica possibilidades terapêuticas mais amplas para essa tradicional classe de acupontos. Em vez da estimulação em apenas um único acuponto *Shu* dorsal, pode-se atuar sobre determinado órgão através de múltiplos segmentos ao mesmo tempo, com vários outros acupontos em sequência. Pesquisas mais detalhadas são necessárias para aferirmos o quanto essa estratégia amplificará os efeitos sobre o órgão em tratamento.

A Tabela 56.3 descreve as várias correspondências entre a cadeia simpática, os acupontos *Shu* dorsais e os segmentos espinais.

A Tabela 56.4 relaciona os acupontos presentes nos territórios corporais inervados por fibras que têm relações neuroanatômicas com o nervo vago e, portanto, com o sistema parassimpático. Esses plexos não têm correspondências com os segmentos vertebrais C8 a L2, já que a cadeia parassimpática emerge da região cervical alta e do plexo sacral.

Capítulo 56 *Acupuntura Segmentar*

TABELA 56.3. Revisão neuroanatômica dos pontos clássicos *Shu* dorsais

NÍVEIS SEGMENTARES	INERVAÇÃO SIMPÁTICA VISCERAL	*SHU* DORSAIS E OS *ZANG FU*
D1	Pulmão; coração; parótidas; olho; glândulas lacrimais	BL11 (ossos)
D2	Pulmão; coração; parótidas; olho; glândulas lacrimais	BL12 (vias aéreas)
D3	Pulmão; coração	BL13 (pulmão)
D4	Pulmão; coração	BL14 (pericárdio)
D5	Pulmão; coração	BL15 (coração)
D6	Pulmão; fígado; vesícula biliar; baço; pâncreas; estômago; intestino delgado; cólon ascendente	BL16 (vaso governador)
D7	Fígado; vesícula biliar; baço; pâncreas; estômago; intestino delgado; cólon ascendente	BL17 (*Xue*/diafragma)
D8	Fígado; vesícula biliar; baço; pâncreas; estômago; intestino delgado; cólon ascendente	*Wei Wan Xia Shu* (ponto "extra")
D9	Fígado; vesícula biliar; baço; pâncreas; estômago; intestino delgado; cólon ascendente	BL18 (fígado)
D10	Baço; pâncreas; estômago; intestino delgado; cólon ascendente	BL19 (vesícula biliar)
D11	Adrenais	BL20 (baço-pâncreas)
D12	Adrenais, bexiga	BL21 (estômago)
L1	Adrenais; intestino grosso; rim; bexiga; cólon descendente; reto; órgãos sexuais	BL22 (*San Jiao*)
L2	Intestino grosso; rim; bexiga; cólon descendente; reto; órgãos sexuais	BL23 (rim)
L3		BL24 (6VC)
L4		BL25 (intestino grosso)
L5		BL26 (4VC)
S1		BL27 (intestino delgado) e *BL31
S2		BL28 (bexiga) e *BL32
S3		*BL29 e *BL33
S4		*BL30 e *BL34
Cóccix		

Modificada de Silva MAH. A Neurosegmental perspective of the classical back Shu points. Medical Acupuncture. 2010; 22(4).
*Acupontos do canal da bexiga que não são considerados *Shu* dorsais.

TABELA 56.4. Revisão neuroanatômica dos acupontos relacionados ao parassimpático

SISTEMA PARASSIMPÁTICO
Plexo parassimpático cervical: plexos cardíaco, pulmonar, gástrico, mioentérico, submucoso e periarterial
Plexo parassimpático sacral: plexos mioentérico, submucoso, hipogástrico vesical e hipogástrico pélvico

Modificada de Silva MAH. A neurosegmental perspective of the classical back Shu points. Medical Acupuncture. 2010; 22(4).

O DIAGNÓSTICO SEGMENTAR

A identificação e a classificação dos sintomas segmentares diagnosticarão os segmentos comprometidos. Também é possível usar essas conexões nervosas para finalidades terapêuticas. Nos tratamentos por AS procura-se usar os acupontos que são encontrados, por exemplo, no dermátomo e no miótomo do segmento perturbado.

Um diagnóstico segmentar correto será de grande ajuda para identificar e eliminar círculos viciosos segmentares causados por fatores perpetuadores. Esses fatores perpetuadores podem se manifestar por dor, pontos gatilhos miofasciais, degenerações articulares ou discais, alterações funcionais viscerais e outros processos inflamatórios agudos ou crônicos, mesmo quando a causa original do distúrbio já tenha desaparecido. Dessa forma evita-se o tratamento sintomático apenas, diagnosticando os segmentos e subsistemas acometidos naquela situação clínica e selecionando os melhores acupontos para o caso.

O entendimento das interações segmentares permite reconhecer relações obscuras entre sintomas recorrentes, que geralmente são negligenciados pelo clínico não treinado. Além disso, o reconhecimento e a eliminação desses círculos viciosos amplia significativamente a acurácia do diagnóstico, assim como o alcance terapêutico da acupuntura. Não somente os efeitos dos "acupontos locais", mas também os efeitos de muitos "acupontos distantes" podem ser explicados através do entendimento dos subsistemas segmentares e da neuromodulação segmentar e suprassegmentar.

Situações que levam a irritações intensas e/ou crônicas na cadeia simpática desencadeiam hiperatividade simpática e resposta de facilitação medular. A facilitação medular é responsável pelas modificações de textura dos tecidos devido a uma hiperatividade simpática local cutânea, levando a dor ou hiperalgesia, trofoedema, repercussões sobre secreções glandulares e funções viscerais.

No tecido muscular, a hiperatividade simpática leva a hipertonias, à formação de pontos gatilhos miofasciais, bandas de tensão e tendinites reacionais. Em razão da facilitação medular, os músculos daquele miótomo ficam propensos a disfunções dos fusos neuromusculares, como hipertonias, hipotonias ou mesmo inibição da função muscular.

Cada subsistema segmentar tem sinais e sintomas clínicos típicos que devem ser observados na história clínica e ao exame físico:

- Dermátomo: dermalgias reflexas ao nível dos nervos sensitivos cutâneos superficiais, locais ou referidos. Para diagnóstico, utilizam-se as técnicas para sensibilização segmentar (testes de "pinçamento e rolamento", de arranhadura com clipe e de pesquisa de trofoedema).
- Miótomo: alterações na tonicidade de cadeias neuromusculares normais ou lesionais (sistema agonista/antagonista em desequilíbrio). Em músculos hiper-

tônicos, são identificáveis por dor local ou a distância, bandas de tensão e edema tecidual, enquanto em músculos hipotônicos, por fraqueza. Pontos gatilhos miofasciais podem estar presentes em ambas as situações.

- Esclerótomo: dor em periósteo, articulações e/ou ligamentos, local ou a distância; edema quente ou frio. A inspeção e a palpação das facetas, dos processos espinhosos, regiões periarticulares e ênteses (zonas de inserção óssea dos tendões ou ligamentos) mostrarão se o esclerótomo está implicado.
- Viscerótomo: alterações vegetativas viscerais, como hiperfunção, hipofunção ou disfunção, efeitos vasomotores, sudomotores e pilomotores, além da sensibilização das fibras nervosas aferentes pequenas (hiperalgesia referida).

O estado de facilitação medular pode estender-se também a outros neurônios cujo corpo celular está situado no segmento que inerva a região afetada, comprometendo assim outros elementos que compõem o segmento. Portanto, sinais e sintomas em diferentes subsistemas de um mesmo segmento podem estar relacionados e ser apenas sintomatologia reflexa a uma lesão determinada.

PRINCÍPIOS DE TRATAMENTO DA ACUPUNTURA SEGMENTAR

A estimulação dos acupontos deverá ser feita nos segmentos envolvidos e na profundidade mais adequada àquele caso. A escolha dos acupontos em AS segue alguns critérios conforme a situação:

- Acupontos locais e/ou acupontos dolorosos (*Ashi*).
- Pontos gatilhos miofasciais.
- Acupontos axiais, incluindo os acupontos na musculatura paravertebral, articulações interfacetárias (cápsulas ou intra-articulares) e entre os processos espinhosos. São acupontos segmentares axiais: canais internos da bexiga (*Shu* dorsais), canais externos da bexiga, *Huatuojiaji* e vaso do governo.
- Acupontos a distância dentro de um mesmo segmento.
- Acupontos a distância em segmentos contíguos.
- Acupontos a distância nos segmentos relacionados ao órgão a ser tratado.
- Acupontos a distância conforme as relações segmentares secundárias.
- Acupontos a distância com outros efeitos desejados ao tratamento em questão.

Áreas segmentares de inserção e seus objetivos terapêuticos:

- Acupontos dolorosos (*Ashi*): dor, regulação do tônus muscular.
- Feixes neurovasculares: dor, disfunções viscerais.
- Receptores sensoriais especiais: disfunções viscerais.
- Pontos gatilhos miofasciais: dor, regulação do tônus muscular, disfunções viscerais.
- Ventre do músculo: dor, regulação do tônus muscular.
- Junções musculotendinosas (órgãos tendíneos de Golgi): regulação do tônus muscular.
- Inserção tendinoperiostal: regulação do tônus muscular.
- Estruturas do esclerótomo (ligamento, cápsula, espaço intra-articular): dor, regulação do tônus muscular.
- Junção neuromuscular (ponto motor): dor, regulação do tônus muscular.
- Tecido saudável em torno da lesão: dor, cicatrização.

Áreas de inervação autônoma para modulações segmentares específicas:

- A da cabeça se origina em C8 a T4.
- A das extremidades superiores, em T5 a T9.
- A das extremidades inferiores, em T10 a L2.

Áreas autonômicas segmentares reflexas:

- D1: cabeça.
- D1 a D2: garganta.
- D3 a D4: ombro e braço.
- D4 a D6: tórax.
- D7 a D11: abdome.
- D10: região lombar.
- D10 a D11: região glútea.
- D12 a L2: MMII.

Áreas segmentares viscerais: essas áreas buscam a estimulação indireta do ramo posterior do nervo espinal nos níveis segmentares relevantes à disfunção visceral a ser tratada. Representam conexões viscerossomáticas e somaticoviscerais segmentares com o órgão correspondente.

A AS fornece compreensão mais ampla dos acupontos dorsais do que a MTC nos clássicos *Shu* dorsais. A MTC atribui apenas um acuponto para cada víscera e, na AS, os órgãos podem ser estimulados através de grupos de acupontos:

- Pulmão e coração: D1 a D5.
- Parte superior do trato digestivo: D6 a D10.
- Adrenais: D11, D12 e L1.
- Parte inferior do trato digestivo e órgãos geniturinários: L1 e L2.
- Órgãos pélvicos e genitália: S1 a S4.

Acupontos com relações neuroanatômicas com o nervo vago e seus ramos na região da cabeça e pescoço:

- Acupontos na base do crânio inervados pelo ramo meníngeo do nervo vago: GV15, GV16, BL10, BL12, BL20 e *Anmian.*
- Acupontos inervados pelo ramo do nervo vago na concha auricular.
- Acupontos na região anterolateral do pescoço inervados pelo nervo vago através das suas anastomoses com as raízes de C1 a C3 ("alça" cervical do vago): ST9, ST10, ST11, LI17, LI18, SI16, SI17, TE16 e TE17.

Acupontos com relações neuroanatômicas com o nervo vago e seus ramos na região sacral:

- Bexiga: BL31, 32, 33 e 34 (relacionam-se com os níveis sacrais de S1, S2, S3 e S4, respectivamente).
- Vaso do governo: GV2 (localizado sob o hiato sacral, portanto recebendo principalmente fibras sensitivas de S4).

Áreas extrassegmentares relacionadas a distúrbios musculoesqueléticos: áreas distais inespecíficas geralmente encontradas distalmente ao joelho e ao cotovelo, e que fornecem mecanismos neuro-humorais para nocicepção no tratamento da dor. Esses acupontos são conhecidos na MTC como "*Su* antigos".

Acupontos clássicos com influência em distúrbios musculoesqueléticos:

- GB34: tendões e músculos.
- GB39: ossos e medula.
- TE5: rigidez nas extremidades superiores, cefaleia occipital, regula os tendões, relaxamento das articulações.
- LV3: dores em geral, dor abdominal.
- BL60: cefaleia, torcicolo, dor do tornozelo/pé, dor lombar baixa.
- SI3: relaxamento muscular.
- KI3: dor lombar alta.
- LI4: cefaleias, dores em geral.

Capítulo 56 *Acupuntura Segmentar*

Áreas de microssistemas: esses locais de inserção requerem conhecimento e metodologia específicos dos microssistemas (por exemplo, orelha, escalpo, mão, pé). Ativam mecanismos neuro-humorais para a nocicepção no tratamento da dor e de disfunções. Na orelha podemos descrever:

- Áreas auriculares somáticas:
  - Ao longo da hélice, da cruz superior da hélice e da cruz inferior da hélice: ombro, cotovelo, mão, quadril etc.

Acupontos principais especiais:

- Áreas autonômicas auriculares: esses locais de inserção na orelha estimulam primeiramente o nervo do trigêmeo, fornecendo bom acesso ao SNC.
  - Acupontos autonômicos auriculares: ponto zero, *Shenmen*, simpático, endócrino, tálamo, encéfalo etc.
- Acupontos auriculares viscerais: localizados na concha da orelha, estimulam o nervo vago, regulando o parassimpático associado ao órgão correspondente.
  - Acupontos auriculares da concha: pulmão, fígado, coração, rim, estômago etc.

Áreas de regulação sistêmica:

- Acupontos reguladores clássicos: acupontos distais que provocam reflexos somatoviscerais (que não são segmentares) ou reflexos supraespinais com a finalidade de regulação visceral ou sistêmica. Por exemplo, os 12 acupontos reguladores:
  - LU7, LI4, ST36, SP6.
  - HT3, SI3, BL60, KI3.
  - PC6, TE5, GB34, LV3.
- Acupontos da cabeça: fazem a regulação de disfunções autonômicas como ansiedade, insônia, baixa de libido, humor instável, irritabilidade etc.

CONCLUSÃO

Muitos médicos acupunturistas praticam a acupuntura utilizando conceitos e classificações tradicionais obtendo bons resultados. Os conceitos tradicionais da medicina tradicional chinesa merecem toda a atenção por se tratar de conhecimento médico clínico exaustivamente praticado ao longo de milhares de anos em incalculável número de pacientes em todo o mundo. No entanto, os médicos que procuram praticar a acupuntura moderna também devem compreender suas inter-relações neuroanatômicas e neurofisiológicas, hoje já bastante difundidas.

Sabemos hoje que os acupontos são áreas de estimulação neural periférica, já que estão em sua maioria localizados sobre ou muito próximos a feixes vasculonervosos ou pontos gatilhos miofasciais. A agulha de acupuntura perpassa as diferentes camadas de tecido, atuando ao mesmo tempo sobre os vários subsistemas segmentares. Dependendo da profundidade estimulada, a agulha pode atuar apenas sobre o dermátomo ou também sobre os outros subsistemas, como o miótomo, o esclerótomo, mas sempre atuará sobre os viscerótomos, que também se manifestam na pele. Identificando-se os sintomas de acordo com os subsistemas segmentares, naturalmente a estimulação busca atuar naquele determinado subsistema, aprimorando o tratamento ao máximo.

O diagnóstico segmentar e a incorporação desses princípios na terapêutica acupuntural podem ser de grande importância na clínica diária, pois a escolha dos acupontos se tornará mais precisa e, portanto, melhores resultados podem ser esperados. No entanto, são ainda necessários estudos para melhor quantificar e qualificar os ganhos com as técnicas da acupuntura segmentar.

Referências

1. Ahadian FM. Acupuncture in pain medicine: An integrated approach to the management of refractory pain. Current Pain and Headache Reports. 2002 November; 6(6).
2. April EW. Clinical anatomy. 3. ed. Williams & Wilkins. 1997; 4.
3. Bekkering R, Bussel RV. Segmental acupuncture. In: Filshie J, White A, editors. Medical acupuncture – a western scientific approach. Edinburgh: Churchill Livingstone. 1998; p. 225-94.
4. Campbell A. Métodos de acupuntura. In: Filshie J, White A: Acupuntura: uma avaliação científica. São Paulo: Manole; 2001.
5. Chan WW, Weissensteiner H, Rausch WD, Chen KY, Wu LS, Lin JH. Comparison of substance P concentration in acupuncture points in different tissues in dogs. Am J Chin Med. 1998; 26:13-18.
6. Chien CH et al. The spatial and segmental innervation of somatic acupoint – a study of canine Shen-Shu point (BL-23). Am J Chin Med. 2007; 35(3):437-446.
7. Claraco AE. Summary of contemporary acupuncture inputs. Instructional handout for the "contemporary medical acupuncture for health professionals". McMaster University; 2007.
8. Cohen SP, Srinivasa NR. Pathogenesis, diagnosis, and treatment of lumbar zygapophysial (facet) joint pain. Anesthesiology. 2007; 106:591-614.
9. Dorsher PT. Myofascial referred-pain data provide physiologic evidence of acupuncture meridians. The Journal of Pain. 2009 Jul.; 10(7):723-731.
10. Gardner E et al. Anatomy: a regional study of human structure. 4. ed. Saunders. 1975; 5.
11. Head H. On Disturbances of sensation with especial reference to the pain of visceral disease. Brain. 1893; 16:1-13. 1894; 17:339-480. 1896; 19:153-276.
12. http://www.emglab.com.br/html/radiculopatias.html. [Acessado em 30/5/2009.]
13. http://www.wgate.com.br/conteudo/medicinaesaude/fisioterapia/traumato/metamerica.htm. [Acessado em 30/5/2009.]
14. Iwa M et al. Anatomical evidence of regional specific effects of acupuncture on gastric motor function in rats. Auton Neurosci Basic Clin. 2007; 35(3):437-46.
15. Jänig W. The integrative action of the autonomic nervous system. Cambridge University Press. 2006; p. 508, 515-516.
16. Jin S. Manual prático de auriculoacupuntura. Roca. 2012; 3.
17. Keegan JJ, Garrett FD. The segmental distribution of the cutaneous nerves in the limbs of man. The Anatomical Record. 1948; 102(Issue 4):409-437.
18. Kierman JA. Neuroanatomia humana de Barr. São Paulo: Manole. 2003; 5:102.
19. Langevin HM, Yandow JA. Relationship of acupuncture points and meridians to connective tissue planes. The Anatomical Record (New Anat.). 2002; 269:257-265.
20. MacDonald AJR. Segmental acupuncture therapy. Acupunct Electrother Res. 1983; 8(3-4):267-82.
21. Silva MAH. A neurosegmental perspective of the classical back shu points. Medical Acupuncture. 2010; 22(4).
22. Travell J, Rinzter S, Herman M. Pain and disability of the shoulder and arm. JAMA. 1942; 120: 417-422.
23. Watkin H. Segmental dysfunction. Acupuncture in Medicine. 1999 Dec.; 17(2).

Escolha e Combinação de Pontos de Acupuntura

57

Li Shih Min

Na condição fisiológica, o corpo humano apresenta os meridianos pérvios, *Qi* e *Xue* (sangue) fluindo sem interrupção, os órgãos internos (*Zang Fu*) com suas funções coordenadas e *Yin* e *Yang* balanceados. O objetivo do tratamento por acupuntura ou moxabustão visa estimular os pontos para corrigir as desarmonias e restabelecer essa condição fisiológica.

A prescrição de pontos para tratamento deve seguir as diretrizes da teoria básica e princípios terapêuticos da medicina tradicional chinesa (MTC), tendo como fundamentos a circulação, a distribuição, a interseção e o encontro dos meridianos, e a distribuição e as funções dos pontos, associando o comprometimento de órgãos internos, manifestações clínicas agudas ou crônicas, raiz ou manifestação para formular a combinação.

A terapêutica é um assunto amplo com muitas particularidades. A seguir, apresentamos algumas noções gerais para escolha, combinação e formulação de pontos.

PRINCÍPIO PARA ESCOLHA DE PONTOS

É o princípio básico para escolher os pontos de acupuntura, o primeiro passo na combinação e formulação da prescrição.

Pontos locorregionais

A escolha locorregional refere-se à utilização dos pontos no local ou na área próxima da afecção. Por exemplo, para tratamento da paralisia facial com *Dicang* (ST4)[1] e *Jiache* (ST6). A utilização dos pontos dolorosos – *Ashi* no tratamento da dor também é um exemplo. No tratamento do quadro doloroso, os pontos locais são muitos usados, para tratar dor de cotovelo – *Quchi* (LI11), *Tianjing* (TE10) – e para dor de joelho – *Dubi* (ST35), *Yinlingquan* (SP9).

Frequentemente aplica-se, para tratar as doenças sistêmicas, a combinação clássica de pontos *Shu* (*Shu* dorsal); *Mu* (*Mu* frontal) é um representante desse princípio.

---

[1]Anotação alfanumérica recomendada pela OMS (Organização Mundial da Saúde). As siglas são: LU: pulmão; LI: intestino grosso; ST: estômago; SP: baço; PC: pericárdio; TE: triplo aquecedor; BL: bexiga; KI: rim; HT: coração; SI: intestino delgado; GB: vesícula biliar; LR: fígado.

Pontos a distância

Refere-se à utilização dos pontos afastados da área da afecção. É aplicação de conhecimentos sobre circulação e distribuição dos meridianos. Classicamente, os pontos distais a cotovelos e joelhos são usados para tratar as afecções de cabeça, face, órgãos sensoriais, tronco e órgãos internos. A utilização desse princípio pode ser de três formas:

Pontos do próprio meridiano

Escolher os pontos dos meridianos afetados pode tratar as doenças das extremidades e as internas também.

Para as alterações da região frontal do corpo, escolhem-se os pontos dos meridianos *Yang Ming* (LI, ST), região dorsal, meridianos *Tai Yang* (SI, BL) e lateral, meridianos *Shao Yang* (TE, GB).

Para afecções internas: dor torácica – *Neiguan* (PC6); dor abdominal – *Zusanli* (ST36).

Pontos dos meridianos acoplados

Escolher os pontos dos meridianos acoplados (*Yin/Yang*) para tratar as doenças dos meridianos e dos órgãos internos (*Zang Fu*). Por exemplo, para as afecções nasais: *Shaoshang* (LU11) e *Hegu* (LI4). Tratar problema gástrico: *Zusanli* (ST36) e *Gongsun* (SP4).

Pontos dos meridianos do mesmo nome[2]

Podem ser aplicados para tratar as doenças dos meridianos e dos órgãos internos porque os meridianos *Yang* do mesmo nome da mão e do pé se conectam na cabeça, e os *Yin* da mão e do pé, no tórax. Por exemplo, para tratar dor epigástrica: *Zusanli* (ST36) e *Hegu* (LI4); tosse: *Taiyuan* (LU10) e *Taibai* (SP3).

Pontos para tratar sintomas

É o tratamento de manifestação (*Biao*) para aliviar desconforto do paciente. Por exemplo, para insônia: *Shenmen* (HT7) e *Sanyinjiao* (SP6); sensação de calor: *Dazhui* (GV14) e *Quchi* (LI11).

Escolha baseada no nome do ponto

O nome do ponto pode indicar sua função, por exemplo, *Sanyinjiao* (SP6) significa interseção de três *Yin* (meridianos do pé), como baço *(Pi)* gera sangue (*Xue*) e o contém dentro de vasos, fígado (*Gan*) armazena sangue e rim (*Shen*) armazena essência (*Jing*); por isso, é o ponto para tratar essência e sangue. Outros exemplos bem conhecidos são: *Shu* dorsal para tratar as afecções dos órgãos internos correspondentes e *Qihai* (CV6) – mar de *Qi* – para tonificar deficiência de *Qi* (*Qi Xu*).

Escolha baseada em anatomia

Anatomia local

É muito similar à escolha locorregional já apresentada anteriormente, principalmente no tratamento das doenças das extremidades, porém a ênfase aqui é a noção anatômica biomédica, por exemplo, um distúrbio cardíaco não engloba as funções mentais (*Shen*) da noção *Xin* (coração) da MTC. Insônia pode estar relacionada

---

[2]Nome em chinês: *Yang Ming, Tai Yang, Shao Yang, Tai Yin, Shao Yin* e *Jue Yin*.

Capítulo 57 *Escolha e Combinação de Pontos de Acupuntura*

263

TABELA 57.1. Anatomia segmentar

SEGMENTO	ÁREA TRATADA
C1-C4	Cabeça
C1-T1	Membros superiores
C1-C7	Região cervical
C3-T9	Arcabouço costal e cavidade torácica
T5-L5	Cavidade abdominal
T11-S2	Lombossacra

com a disfunção cortical cerebral, por isso utilizam-se os pontos como *Sishencong* (EX-HN1), *Baihui* (GV20).

Anatomia segmentar

De acordo com o segmento e a inervação da medula espinal. Exemplos são os pontos de *Huatou Jiaji*. A indicação terapêutica varia de acordo com a localização segmentar (Tabela 57.1).

Trajeto nervoso

Os exemplos conhecidos são as escolhas de pontos para tratar a paralisia facial ou a síndrome do túnel do carpo.

COMBINAÇÃO DE PONTOS

Após escolher os pontos, de acordo com a síndrome, combinam-se os efeitos terapêuticos concorrentes.

Combinação locorregional

Usando dois ou mais pontos locorregionais para reforçar o efeito.
Por exemplo, para dor epigástrica: *Zhongwan* (CV12) e *Liangmen* (ST21).

Combinação local distante

Os pontos locais são aqueles localizados na cabeça, tronco e dorsolombar; os distantes são os localizados distais a cotovelos e joelhos.
Por exemplo, para afecções oculares: *Jingmin* (BL1) e *Hegu* (LI4); para epigastralgia por invasão de frio: *Zhongwan* (CV12) e *Liangqiu* (ST34).

Combinação correspondente

Aproveitando as funções terapêuticas dos pontos na áreas correspondentes.

Combinação direita-esquerda

Porque o lado direito é *Yin* e o esquerdo é *Yang*. Assim, pode-se regular e balancear *Yin-Yang*, influindo a movimentação de *Qi* e sangue e mecanismos de subida e descida de *Qi*.

Por exemplo: tratar a dor no cotovelo, usando *Quchi* (LI11) bilateral, tratar a paralisia facial com os pontos do lado não afetado conjuntamente.

Combinação frontodorsal

Usando os pontos frontais e dorsais, por exemplo: para tratar dor epigástrica: *Weicang* (BL50) e *Liangqiu* (ST34).

A combinação de *Shu* dorsal e *Mu* frontal é o exemplo clássico desse método.

▉ REGRAS PARA FORMULAR A PRESCRIÇÃO

Para formular uma prescrição, deve-se observar a diferenciação sindrômica, os princípios terapêuticos correspondentes, a combinação apropriada de pontos, a aplicação de métodos de tonificação e de redução, e a ordem de manipulação das agulhas.

Cuidados local e geral concomitantes

As alterações locais podem ser partes da manifestação geral, por isso, ao se tratar localmente, deve-se considerar as desarmonias dos órgãos internos (*Zang Fu*), meridianos e *Qi*, sangue (*Xue*) e líquidos orgânicos (*Jin Ye*).

Os pontos dos meridianos *Ashi* ou extra podem ser usados para tratar localmente, mas para tratamento sistêmico precisa-se escolher os pontos após a determinação da causa e mecanismo de síndromes, através de diferenciação sindrômica de meridianos, órgãos internos e *Qi*, sangue e líquidos orgânicos.

Reconhecer os pontos principais e auxiliares

Os pontos principais são aqueles para alcançar o objetivo principal de tratamento da prescrição. Os auxiliares são aqueles que auxiliam para atingir o objetivo principal ou aqueles escolhidos para tratar os sintomas. No tratamento de manifestação da situação aguda, os pontos para tratamento sintomático são os principais. No tratamento de raiz da situação crônica, os pontos para tratar a raiz são principais.

Existe uma prescrição básica para todas as doenças e, variando de acordo com os sintomas, associam-se outros pontos. Os pontos da prescrição básica são principais, e os pontos associados para sintomas são auxiliares.

Observar a sequência da aplicação

De forma genérica, a sequência para aplicação de agulhas é: primeiro, no dorso, depois no abdome; primeiro, no superior, depois no inferior; primeiro, os pontos do meridiano próprio da afecção, depois dos meridianos acoplados. Modificações são feitas para algumas situações: para dor aguda, primeiro são usados os pontos distantes do meridiano ou os pontos extras com efeito terapêutico destacado; após o alívio da dor, escolhem-se os pontos locais. Para as dores crônicas, os pontos locais na região da dor são usados primeiro, depois escolhem-se os pontos distantes.

As sequências podem variar; na clínica, vai depender de conhecimento da doença, evolução e reconhecimento dos sintomas para atingir o objetivo.

Diferenciar os métodos de acupuntura e moxabustão

A agulha filiforme é o instrumento mais utilizado; para atingir o objetivo terapêutico, precisa-se determinar os métodos – tonificação ou redução.

Para movimentar *Qi*, deve-se usar o ponto fonte (*Yuan*) do meridiano afetado. Para os casos que necessitam de manipulação mais vigorosa de agulha, recomendam-se os pontos situados nos locais com maior massa muscular.

A moxabustão é muito indicada nos casos de síndrome de frio por deficiência, doença crônica ou refratária. Deve ser mais aplicada nos pontos com maior efeito de tonificação.

A eletroacupuntura é mais usada nas doenças que seguem o trajeto do meridiano ou de nervos.

A agulha incandescente é usada para tratar o local da afecção.

A injeção nos pontos é mais usada nos *Shu* dorsal e nos locais reflexos.

Outros fatores que contribuem para o sucesso da prescrição são a permanência, a movimentação e a retirada de agulhas.

Referências

1. 李志道, 主编. 针灸处方学. 第一版. 北京: 中医药出版社; 2006. (Li Zhi Dao, Editor. Prescrição da acupuntura. Beijing: Editora de Medicina e Farmacologia Tradicionais Chinesas; 2006.)
2. 王启才, 主编. 针灸治疗学. 第一版. 北京: 中医药出版社; 2003. (Wang Qi Cai, Editor. Terapêutica por Acupuntura. Beijing: Editora de Medicina e Farmacologia Tradicionais Chinesas; 2003.)

58

Dor e Acupuntura: Bases Neurofisiológicas

Ari Ojeda Ocampo Moré

DOR E NOCICEPÇÃO

A dor é uma submodalidade sensorial que faz parte de um conjunto de funções fisiológicas relacionadas à proteção do organismo exposto a estímulos nocivos. A sinalização desses estímulos, que iniciam em receptores localizados no sistema nervoso periférico (SNP) e são conduzidos até diferentes estruturas do sistema nervoso central (SNC), pode fazer com que ocorra uma reação neurossensorial descrita como percepção dolorosa ou sensação dolorosa.

Existe uma série de fatores constitucionais, situacionais, comportamentais e emocionais que influenciam a fisiologia da percepção dolorosa no ser humano e, por isso, um estímulo nocivo de mesma intensidade pode provocar diferentes reações. Assim, com base nessas características, a Associação Internacional para o Estudo da Dor (IASP) define a dor como "uma experiência emocional e sensorial desagradável associada a uma lesão tecidual real ou potencial ou descrita em termos de tal lesão".

O estímulo nocivo é definido pela IASP como "um evento presente ou potencialmente causador de dano aos tecidos". O estímulo nociceptivo foi considerado como "um evento presente ou potencialmente causador de dano aos tecidos que é traduzido e decodificado por nociceptores". Apesar de um dano tecidual presente ou potencial ser o denominador comum de estímulos que podem causar dor, existem alguns tipos de danos teciduais que não são detectados por qualquer receptor sensorial e que, portanto, não causam dor.

Na reunião realizada em Kyoto, em 2007, a IASP revisou os conceitos de termos relacionados à dor e definiu nocicepção como "os processos neurais de codificação e processamento do estímulo nocivo" (Loeser e Treede, 2008).

É importante ressaltar que dor e nocicepção são eventos que podem ocorrer de forma independente, tendo definições distintas e devendo ser diferenciadas nos contextos de pesquisa e prática clínica. As definições de dor e termos associados citadas anteriormente evitam atrelar diretamente dor ao estímulo, portanto a atividade induzida no nociceptor e a condução de sinais pelas vias nociceptivas não são consideradas dor, pois esta última está sempre relacionada a fatores multidimensionais.

A dor pode ser classificada de várias maneiras, sendo uma delas de acordo com a sua duração. A dor aguda se dá pela ativação direta de nociceptores (estruturas especializadas na codificação de estímulos nociceptivos) na eminência ou após uma lesão substancial de algum tecido. Quando a dor persiste por semanas ou meses, é classificada como dor crônica. A dor aguda tem caráter de proteção e, geralmente, não é mais percebida após a recuperação da estrutura lesada. Por outro lado, a dor crônica pode permanecer mesmo após a recuperação da lesão e caracteriza-se pela incapacidade do organismo em restabelecer suas funções fisiológicas.

A dor também pode ser classificada de quatro formas quanto à sua origem:

1. Nociceptiva: ocorre devido à ativação de nociceptores com terminações na pele, vísceras e outros órgãos. Essa modalidade de dor é uma experiência sensorial aguda causada por um estímulo nociceptivo e é mediada por um sistema de alto limiar sensorial especializado, o sistema nociceptivo.

2. Inflamatória: ocorre na presença de lesão tecidual ou inflamação. Caracteriza-se pela presença de uma série de mediadores químicos liberados por células lesadas e por fibras aferentes primárias, incluindo substância P (SP), neurocinina A e peptídeo relacionado ao gene da calcitonina, que têm efeitos diretos sobre a excitabilidade de fibras sensoriais e simpáticas. Esses mediadores também promovem vasodilatação com extravasamento de proteínas plasmáticas e o recrutamento de células inflamatórias. Mastócitos, macrófagos, linfócitos e plaquetas contribuem para a formação de um ambiente complexo, composto por mediadores inflamatórios, como íons hidrogênio, norepinefrina, bradicinina, histamina, íons potássio, citocinas, serotonina, fator de crescimento neural, óxido nítrico e produtos das vias da cicloxigenase e lipoxigenase do metabolismo do ácido araquidônico. Essa "cascata" de eventos promove uma alteração no limiar de transdução dos nociceptores e é chamada de sensibilização periférica.

3. Neuropática: essa modalidade de dor caracteriza-se pela lesão ou disfunção do sistema nervoso periférico ou central e tem como consequência a ativação anormal da via nociceptiva. Essa lesão ou disfunção do sistema nervoso promove mudanças funcionais, estruturais e bioquímicas ao longo de toda a via nociceptiva. Em geral, devido ao seu caráter mal adaptativo, a dor neuropática pode tornar-se crônica, resultando na aparição de hiperalgesia, dor espontânea, parestesia e alodinia.

4. Funcional: nessa modalidade não é detectada anomalia estrutural ou dano ao sistema nervoso. Nesse caso, a dor é resultante do processamento central anormal dos estímulos, os quais podem ser amplificados e gerar uma sensação dolorosa desproporcional. A fisiopatologia da dor funcional ainda não está completamente esclarecida, porém é notória a influência de fatores emocionais sobre as várias condições clínicas relacionadas a essa modalidade de dor, como por exemplo: fibromialgia, síndrome do intestino irritável, algumas formas de dor torácica não cardíaca e cefaleia do tipo tensional.

O estudo, a avaliação e o tratamento de condições dolorosas são considerados complexos, pois envolvem aspectos subjetivos e processos fisiopatológicos não bem elucidados. Assim, a compreensão dos conceitos e da taxonomia referente aos aspectos da dor é de fundamental importância nessa área de pesquisa.

NEUROFISIOLOGIA DA NOCICEPÇÃO

No início do século XX, um pesquisador chamado Sherrington propôs a existência de um neurônio sensorial primário que seria ativado por um estímulo capaz de causar dano tecidual, o qual foi denominado "nociceptor". De acordo com o modelo descrito por Sherrington, nociceptores teriam limiares ou sensibilidades características que os distinguiriam de outras fibras nervosas sensoriais. Posteriormente, estudos eletrofisiológicos confirmaram a existência de neurônios sensoriais primários que podem ser excitados por calor nocivo, pressão intensa ou irritantes químicos, mas não por estímulos inócuos, como um contato morno ou um leve toque. Assim, a dor pôde ser caracterizada como uma submodalidade sensorial somestésica semelhante ao toque, pressão e propriocepção, na qual um estímulo de certa qualidade ou intensidade é detectado por células especializadas.

Os diferentes aspectos que envolvem a neurofisiologia da dor podem ser divididos didaticamente em quatro processos: transdução, transmissão, modulação e percepção.

1. Transdução: constitui a decodificação de estímulo mecânico, térmico e químico em impulsos elétricos por terminais nervosos especializados presentes na extremidade periférica do nociceptor, denominados terminações nervosas livres. Essas terminações são encontradas na pele, mucosas, membranas, fáscias, tecido conjuntivo de órgãos viscerais, ligamentos, cápsulas articulares, periósteo, músculos, tendões e vasos arteriais.

2. Transmissão: refere-se à propagação do impulso elétrico do sistema nervoso periférico até o sistema nervoso central. A transmissão tem início nas fibras de axônios dos nociceptores, que podem ser classificadas de acordo com o seu diâmetro, grau de mielinização e velocidade de condução. As fibras classificadas como do tipo C e do tipo A delta são responsáveis pela transmissão do estímulo nociceptivo. As fibras A delta são pouco mielinizadas, conduzem o impulso elétrico em velocidade entre 12 e 30 m/s e são responsáveis pela chamada "primeira dor". As fibras C não possuem bainha, conduzem estímulo a uma velocidade muito mais lenta em relação às outras fibras nociceptivas, em torno de 0,5 a 2 m/s, e são responsáveis pela chamada "segunda dor".

   Os nociceptores (neurônios aferentes primários) têm seus corpos celulares localizados no gânglio da raiz dorsal e emitem projeções axonais em duas direções: para a periferia e para a medula espinal. Após os impulsos chegarem através dos aferentes primários ao corno dorsal da medula espinal, a informação nociceptiva é transmitida do corno dorsal para estruturas supraespinais através de neurônios de segunda ordem, que constituem as chamadas vias ascendentes. Os neurônios sensoriais secundários recebem seus sinais pela liberação de neurotransmissores (glutamato e SP) dos aferentes primários. Além disso, esse processo também é mediado por canais de cálcio e sódio, sendo os canais de cálcio os principais reguladores da liberação de neurotransmissores nas sinapses. Dentre as vias ascendentes, a via espinotalâmica é a principal na propagação do estímulo nociceptivo. Os neurônios de segunda ordem dessa via emitem suas projeções diretamente ao tálamo, onde a informação é inicialmente processada. Posteriormente, o estímulo é transmitido do tálamo até o córtex sensorial primário, no encéfalo.

3. Modulação: etapa na qual ocorre modificação da propagação do estímulo nociceptivo através de mecanismos endógenos. É mediada por interação entre neurônios medulares e impulsos das vias descendentes originadas no tronco

encefálico e encéfalo. Essa interação ocorre através da ativação de diferentes sistemas de neurotransmissores, como opioide, serotonérgico, noradrenérgico, GABAérgico e glutamatérgico.

4. Percepção: é a etapa final do processo de sinalização nociceptiva no encéfalo e reflete a experiência física e emocional provocada pelo estímulo nociceptivo. Diferentes grupos funcionais de neurônios encefálicos recebem a sinalização da via nociceptiva, que, além de definirem a percepção das características somáticas do estímulo, são responsáveis pelos aspectos cognitivos e afetivos da sensação de dor.

MECANISMOS ENDÓGENOS DE CONTROLE DA NOCICEPÇÃO

A transmissão do estímulo nociceptivo pode ser modulada em vários níveis, desde os nervos periféricos até regiões medulares e encefálicas no SNC. Em 1965, Melzack e Wall sugeriram que o estímulo nociceptivo conduzido pelo SNP ao sistema SNC sofreria a atuação de sistemas moduladores, mesmo antes de a percepção dolorosa ser evocada. Essa modulação ocorreria na substância gelatinosa do corno posterior da medula espinal (CPME), após ativação de fibras aferentes de grosso calibre. Essas fibras poderiam ativar interneurônios que inibiriam a transmissão do estímulo nociceptivo. O balanço, no CPME, entre a atividade das fibras de grosso calibre, transmitindo estímulos não nociceptivos, e das fibras de pequeno calibre, transmitindo estímulos nociceptivos, resultaria na sensação dolorosa.

Essa teoria recebeu o nome de "teoria da comporta" e foi o marco inicial para o atual entendimento da inter-relação entre as vias ascendentes de transmissão dos impulsos nociceptivos e o complexo sistema endógeno de modulação da dor. Posteriormente verificou-se que, além dos mecanismos da teoria da comporta, existe uma complexa via neural descendente que se origina em diversas estruturas do SNC, que, quando ativada, induz a liberação de opioides endógenos na substância gelatinosa do CPME, inibindo a transmissão do impulso nociceptivo a regiões superiores do SNC. Essa via neural é conhecida como via inibitória descendente da dor e inicia-se no nível supraespinal.

Há demonstrações experimentais de que a estimulação elétrica do córtex pré-frontal ou da substância cinzenta periaquedutal (SCP) inibe a resposta nociceptiva em ratos. Os estímulos aplicados, tanto no córtex quanto na SCP, induzem a liberação, nesta última região, de opioides endógenos que inibem interneurônios inibitórios GABAérgicos, ativando a via descendente. Estímulos no núcleo magno da rafe e no núcleo do *locus coeruleus* são conduzidos ao CPME por fibras serotonérgicas e noradrenérgicas, respectivamente, onde, na substância gelatinosa, estimulam a liberação de opioides endógenos.

Outras substâncias, além dos opioides endógenos, desempenham papel importante na fisiopatologia da dor, como a adenosina, a acetilcolina, o óxido nítrico, a serotonina, as catecolaminas, o ácido gama-aminobutírico, a SP e a colecistocinina, a anandaminda, entre outras. Todos esses mediadores podem exercer efeitos facilitatórios ou inibitórios no processamento das informações nociceptivas, dependendo de fatores como a sua concentração e o local de sua ação.

BASES NEUROFISIOLÓGICAS DA ACUPUNTURA NO CONTROLE DA NOCICEPÇÃO

O tratamento com acupuntura tem o potencial de estimular mecanismos endógenos de controle da nocicepção. Esses mecanismos podem ser didaticamente divididos em quatro tipos: local, segmentar, extrassegmentar e regulatório central.

Os efeitos locais da acupuntura são os que apresentam a menor quantidade de estudos na literatura. Inicialmente relacionaram-se os efeitos locais da acupuntura à liberação de CGRP pelos terminais dos nociceptores ao redor da região onde a agulha é inserida. Essa liberação foi associada a efeitos de vasodilatação local, os quais teriam papel importante no tratamento de pacientes com xeroftalmia (olho seco) e xerostomia (boca seca). Posteriormente, verificou-se que o estímulo com eletroacupuntura poderia modular a nocicepção na periferia através da influência de receptores opioides e canabinoides presentes nos terminais dos nociceptores.

Recentemente, Goldman e col. (2010) verificaram a participação de receptores A1 adenosinérgicos no efeito antinociceptivo local da acupuntura manual em camundongos. Nesse estudo foi demonstrado que há liberação de adenosina no sítio de inserção da agulha de acupuntura. Foi também verificado que a acupuntura não exerce influência no comportamento nociceptivo de animais que não expressam o receptor A1 adenosinérgico. Os mesmos autores demonstraram que a administração de um fármaco agonista de receptores A1 no ponto de acupuntura ST36 (músculo tibial anterior) produz efeito antinociceptivo que mimetiza o tratamento com acupuntura no mesmo ponto. Além disso, os tratamentos com agonista A1 ou acupuntura só foram efetivos quando realizados no acuponto ipsilateral à pata submetida ao estímulo nociceptivo. Ao final desse estudo foi observado que a pré-administração sistêmica de um fármaco que inibe a conversão da adenosina em seu metabólito aumenta em cerca de três vezes a duração do efeito antinociceptivo da acupuntura. Essas contribuições na elucidação da influência do sistema adenosinérgico no efeito da acupuntura promoveram novas perspectivas no contexto da pesquisa experimental em acupuntura.

Os efeitos segmentares da acupuntura estão associados à inibição da atividade de neurônios transmissores da nocicepção em nível medular, segundo mecanismo da teoria da comporta proposta (Melzack e Wall, 1994). Assim como a eletroaestimulação transcutânea (TENS), o estímulo com eletroacupuntura poderia despolarizar fibras nervosas de mais grosso calibre, as quais, através de interneurônios inibitórios medulares, influenciariam a transmissão do estímulo nociceptivo.

A ativação da vias inibitórias descendentes da dor está associada aos efeitos extrassegmentares da acupuntura. Existem demonstrações experimentais de que neurônios de áreas relacionadas às vias descendentes, como SCP, núcleo magno da rafe e *locus coeruleus*, têm sua atividade aumentada com o estímulo com eletroacupuntura. Adicionalmente foi verificado que a lesão do trato lateral da medula espinal, o qual transmite o impulso das vias descendentes, inibe o efeito analgésico da acupuntura.

Estudos com ressonância funcional magnética em seres humanos demonstram que o tratamento com acupuntura pode modular áreas do sistema límbico, como hipocampo e amídala. A capacidade da acupuntura de exercer efeito específico sobre essas áreas encefálicas, relacionado às emoções e à integração do estímulo nociceptivo, foi denominada efeito regulatório central. Esse efeito sobre o sistema límbico, associado à modulação de outras áreas encefálicas, também faz parte do substrato neurobiológico da acupuntura no tratamento de outros processos não nociceptivos, como depressão, náuseas e vômitos, dependência química, entre outros.

Além do controle da nocicepção, o tratamento com acupuntura influencia diversos outros mecanismos endógenos envolvidos no controle da inflamação, sistema imune, atividade autonômica e neuromuscular. No encarte deste livro há uma figura que resume os dos principais elementos envolvidos na neurofisiologia da acupuntura.

Nota:

Parte do conteúdo deste capítulo pertence à dissertação de mestrado de Ari Ojeda Ocampo Moré, "Efeito da acupuntura no modelo de dor pós-operatória em camundongos: investigação do sistema adenosinérgico utilizando a farmacopuntura".

Referências

1. Basbaum AI, Bautista DM, Scherrer G, Julius D. Cellular and molecular mechanisms of pain. Cell. 2009; 139:267-84.
2. Besson JM. The neurobiology of pain. Lancet. 1999; 353:1610-5.
3. Chen L, Zhang J, Li F et al. Endogenous anandamide and cannabinoid receptor-2 contribute to electroacupuncture analgesia in rats. J Pain. 2009; 10:732-9.
4. Dhond RP, Kettner N, Napadow V. Neuroimaging acupuncture effects in the human brain. J Altern Complement Med. 2007; 13:603-16.
5. Goldman N, Chen M, Fujita T et al. Adenosine A1 receptors mediate local anti-nociceptive effects of acupuncture. Nat Neurosci. 2010; 13:883-8.
6. Jansen G, Lundeberg T, Kjartansson J, Samuelson UE. Acupuncture and sensory neuropeptides increase cutaneous blood flow in rats. Neurosci Lett. 1989; 97:305-9.
7. Julius D, Basbaum AI. Molecular mechanisms of nociception. Nature. 2001; 413:203-10.
8. Kelly DJ, Ahmad M, Brull SJ. Preemptive analgesia I: physiological pathways and pharmacological modalities. Can J Anaesth. 2001; 48:1000-10.
9. Li A, Wang Y, Xin J et al. Electroacupuncture suppresses hyperalgesia and spinal Fos expression by activating the descending inhibitory system. Brain Res. 2007; 1186:171-9.
10. Loeser JD, Treede RD. The Kyoto protocol of IASP basic pain terminology. Pain. 2008; 137:473-7.
11. Melzack R, Wall PD. Pain mechanisms: a new theory. Science. 1965; 150:971-9.
12. Millan MJ. Descending control of pain. Prog Neurobiol. 2002; 66:355-474.
13. Millan MJ. The induction of pain: an integrative review. Prog Neurobiol. 1999; 57:1-164.
14. Sawynok J. Adenosine receptor activation and nociception. Eur J Pharmacol. 1998; 347:1-11.
15. Silva JR, Silva ML, Prado WA. Analgesia induced by 2- or 100-Hz electroacupuncture in the rat tail-flick test depends on the activation of different descending pain inhibitory mechanisms. J Pain. 2011; 12:51-60.
16. Tracey I, Mantyh PW. The cerebral signature for pain perception and its modulation. Neuron. 2007; 55:377-91.
17. White A, Cummings M, Filshie J. An Introduction to Western medical acupuncture. London: Churchill Livingstone; 2008.
18. Woolf CJ. Pain: moving from symptom control toward mechanism-specific pharmacologic management. Ann Intern Med. 2004; 140:441-51.
19. Zhang GG, Yu C, Lee W, Lao L, Ren K, Berman BM. Involvement of peripheral opioid mechanisms in electroacupuncture analgesia. New York: Explore. 2005; 1:365-71.

59 Prática e Pesquisa em Acupuntura

Ari Ojeda Ocampo Moré • Li Shih Min • Jéssica Maria Costi • Adair Roberto Soares dos Santos

A acupuntura é um método terapêutico utilizado na medicina tradicional chinesa há mais de três mil anos. Há registros de que esse é o procedimento mais antigo da história da medicina. Ao contrário de outros procedimentos utilizados na Antiguidade que caíram em desuso, a acupuntura nunca deixou de ser praticada e, atualmente, é um dos tratamentos mais populares em todo o mundo.

Até 1970, as evidências para o uso da acupuntura restringiam-se a uma enorme coleção de casos advindos de 1/4 da população mundial – a população da China. Havia poucos experimentos à luz do conhecimento científico ocidental para convencer os céticos; porém, nos últimos 25 anos essa situação mudou consideravelmente. Estudos clínicos e pré-clínicos nos moldes atuais vêm demonstrando a eficácia e a efetividade da acupuntura em diversas condições. Em 2003, a Organização Mundial da Saúde (OMS) publicou uma revisão indicando a terapia com acupuntura para uma relação de mais de cem doenças.

Atualmente, o tratamento com acupuntura no Ocidente está deixando de ser considerado alternativo. Essa consolidação junto à chamada "prática convencional" da medicina se dá na medida em que o acupunturista, dentro do modelo biomédico vigente, realiza o diagnóstico médico de maneira convencional e utiliza as agulhas para modular as respostas do organismo, ou seja, a fisiologia do corpo, para o tratamento de doenças, de acordo com a óptica biomédica. É importante salientar que a acupuntura pode ser utilizada como um tratamento convencional de maneira isolada ou em associação com fármacos, cirurgia ou outros procedimentos, de acordo com as necessidades do paciente.

A acupuntura, nesta última década, vem se tornando uma opção terapêutica cada vez mais utilizada no tratamento da dor. Apesar do progresso no desenvolvimento de fármacos que auxiliam no manejo das condições álgicas, há uma crescente preocupação com os efeitos colaterais, principalmente dos analgésicos e anti-inflamatórios não esteroidais (AINEs). Nesse sentido, a acupuntura, quando praticada por profissionais qualificados, tem se revelado uma medida não farmacológica efetiva para o tratamento da dor porque demonstra ser um método seguro, custo-efetivo e com baixos índices de efeitos colaterais.

Um dos desafios enfrentados pelos praticantes da acupuntura é o ceticismo por parte da comunidade científica em relação à presença de efeitos fisiológicos específicos que justifiquem a sua utilização. Assim, diferentemente de outros tratamentos que passaram por diversas fases de estudos pré-clínicos e clínicos até serem praticados em seres humanos, a acupuntura seguiu o caminho inverso, sendo utilizada primeiro no homem para depois ser estudada em animais. O resultado disso foi uma vasta compilação de dados empíricos sobre como utilizar os pontos de acupuntura e sua aplicação na prática clínica.

Um fato curioso dentro da pesquisa em acupuntura é a trajetória percorrida pelos estudiosos da área. Alguns autores que aprenderam acupuntura segundo os princípios da medicina chinesa, um modelo empírico com fortes bases filosóficas que é aplicado com bons resultados há milênios, voltaram-se exclusivamente ao modelo biomédico cartesiano linear de causalidade e vivem em busca de medidas e explicações objetivas. Por outro lado, outros autores que originalmente foram treinados no modelo científico ocidental, em vez de seguirem sua "trajetória biomédica natural" de pesquisa resolveram explorar as antigamente chamadas "áreas marginais" da medicina e buscaram outros modelos explicativos dos fenômenos observados.

A presença dos dois estilos de pesquisadores no cenário atual faz com que a acupuntura seja foco de grandes discussões. Entretanto, essas mesmas controvérsias proporcionam a oportunidade para que ciência, filosofia e pesquisa sejam abordadas em seus diferentes aspectos.

Existem claras distinções filosófico-culturais entre o modelo da biomedicina ocidental e o modelo da medicina tradicional chinesa. A primeira tem uma abordagem reducionista, objetiva, tenta esclarecer mecanismos de ação, relacionar causa e efeito, e separar os aspectos relativos a corpo e mente. A segunda tem uma abordagem holística, subjetiva, tenta esclarecer inter-relações e vê o corpo e a mente como sendo componentes interconectados e inseparáveis.

Após a apresentação dos dois modelos surge a seguinte pergunta: qual é o melhor modelo para tratar os pacientes? Em 1999, emergiu em diversas universidades norte-americanas uma proposta para tentar responder a essa pergunta. A proposta baseia-se na prática da medicina que reafirma a importância da relação médico-paciente, foca a abordagem da pessoa como um todo, apoia-se em ferramentas da medicina baseada em evidências, faz uso da abordagem interdisciplinar e busca tratar, curar ou confortar o paciente com o(s) modelo(s) terapêutico(s) que melhor se adeque(m) às características do indivíduo. Essa é a proposta da chamada medicina integrativa e que já foi instituída no ensino e pesquisa em mais de 40 universidades nos Estados Unidos.

Nesse contexto, grupos de pesquisadores em acupuntura buscaram um novo enfoque em seus trabalhos, o qual nomearam *Translational acupuncture research* (pesquisa translacional em acupuntura). Define-se pesquisa translacional como a pesquisa médica que se preocupa com a facilitação da aplicação prática das descobertas científicas para o desenvolvimento e implementação de novas formas de prevenção, diagnóstico e tratamento.

Utilizando os conceitos de medicina integrativa e pesquisa translacional, a Universidade Federal de Santa Catarina (UFSC), através da parceria entre o Ambulatório de Acupuntura do Hospital Universitário e o Laboratório de Neurobiologia da Dor e Inflamação (Landi) do Departamento de Ciências Fisiológicas, vem utilizando a experimentação animal para responder a algumas perguntas básicas da prática da acupuntura. Esses dados estão sendo compartilhados e discutidos visando contribuir, inclusive, na formação dos médicos residentes em acupuntura.

No entanto, vários são os desafios a serem enfrentados por pesquisadores na área da acupuntura. Nesse sentido, há várias perguntas sobre as formas de pesquisa aplicadas ao método, como por exemplo: Como utilizar o método de pesquisa biomédico para investigar a medicina oriental? Como implementar nas pesquisas as experiências individuais, frequentemente difíceis de categorizar, relatadas pelos pacientes? Como desenhar estudos que consigam comparar acupuntura e o tratamento "usual"? Há diferença no desfecho clínico entre os diversos estilos e escolas de acupuntura? Existe algum método placebo que possa ser utilizado como controle? Até o momento não existem respostas definitivas para essas perguntas – há apenas pesquisadores engajados em discutir e buscar esclarecimentos.

Outra questão repetidamente feita sobre acupuntura é se a acupuntura funciona. Como essa questão é muito ampla, pode ser fragmentada para seu melhor entendimento: Para quais condições clínicas há evidências da eficácia do tratamento com acupuntura? Os pacientes sentem-se satisfeitos com o uso da acupuntura? O tratamento é custo-efetivo? Existem mecanismos neurobiológicos que expliquem a ação da acupuntura?

Dentro das pesquisas clínicas há várias evidências de que a acupuntura é eficaz para o tratamento de diversas condições. O nível de evidência desses dados varia desde o nível 5 (opinião de especialistas e resultado de pesquisa básica) até o nível 1 (revisão sistemática com metanálise). Com base nessa classificação, condições como náuseas e vômito, migrânea, cefaleia do tipo tensional, dor lombar crônica, depressão e cervicalgia já têm nível de evidência 1. Há várias outras condições que apresentaram resultados promissores, porém o número de estudos com boa qualidade metodológica é escasso para chegar a conclusões definitivas. Em relação ao custo-efetividade, há estudos que mostram o benefício do uso da acupuntura para osteoartrose de joelho, lombalgia, dismenorreia, rinite e cervicalgia. Quanto aos mecanismos de ação da acupuntura, há uma extensa literatura sobre o assunto, principalmente em relação a seus efeitos analgésicos.

Quando a acupuntura foi trazida para o Ocidente, causava surpresa o fato de que uma agulha introduzida na mão pudesse aliviar uma dor de dente ou de que uma agulha introduzida na perna aliviasse o desconforto abdominal pós-apendicectomia. Dado que esse fenômeno não era explicado pelos conceitos da fisiologia, os cientistas sentiram-se confusos e céticos. Muitos o explicaram pelo "conhecido" efeito placebo, que funciona por sugestão, distração ou até hipnose. Em 1945, Beecher mostrou que a morfina aliviava a dor em 70% dos pacientes com dor crônica, ao passo que injeções de açúcar (placebo) reduziam em 35% a dor dos pacientes que acreditavam estar recebendo morfina. Assim, muitos cientistas e médicos no início dos anos 1970 partiram do pressuposto de que a analgesia por acupuntura ocorria devido a esse efeito placebo. Entretanto, havia controvérsias acerca dessa suposição, pois como explicar que ao longo dos últimos mil anos na China e 100 anos na Europa a acupuntura foi utilizada na medicina veterinária com excelentes resultados? Os animais não são passíveis de sugestão e apenas poucas espécies têm reação de imobilidade ou catalepsia (chamada de hipnose animal). Analogamente, crianças também respondem à analgesia por acupuntura. Além disso, vários estudos em que pacientes são submetidos a testes psicológicos não apresentaram correlação evidente entre analgesia por acupuntura e sugestionabilidade.

Capítulo 59 *Prática e Pesquisa em Acupuntura*

Após deparar-se com esses fatos, os cientistas suscitaram duas perguntas: a analgesia por acupuntura realmente funciona por algum efeito fisiológico específico que não seja placebo/efeito psicológico? Em caso afirmativo, por meio de que mecanismo? Nesse sentido, vários estudos experimentais em modelos de dor aguda, tanto em seres humanos quanto em animais, permitiram concluir que a analgesia por acupuntura funciona melhor do que o "placebo". Portanto, deve haver alguma base fisiológica para explicar essa ação analgésica, e o esclarecimento dessa questão poderia dissipar o ceticismo existente em relação à acupuntura.

O tratamento por acupuntura baseia-se na inserção de agulhas em pontos específicos na superfície corporal. Os pontos de acupuntura são conhecidos em chinês como *Shu Xue*. A palavra *Shu* significa passagem ou comunicação, enquanto a palavra *Xue* significa cavidade ou buraco. Portanto, *Shu Xue* representa aberturas ou buracos de comunicação ou transporte na pele. Os pontos de acupuntura foram descobertos através do conhecimento empírico adquirido na prática clínica no decorrer dos séculos. Durante a Era da Pedra Lascada, as pedras *Bian* (agulhas de pedra) eram utilizadas para puncionar, promover sangria ou drenar abscessos. Com o passar do tempo, percebeu-se que a manipulação em determinados locais do corpo aliviava os desconfortos e/ou curava determinadas doenças.

Por meio de observação criteriosa e sistemática, os chineses notaram que havia uma sensação peculiar de entorpecimento, peso ou choque relacionada com o estímulo dos pontos, à qual chamaram de *De Qi*. Também perceberam que havia um padrão comum no trajeto de irradiação dessa sensação para regiões distantes do corpo. A sensação de *De Qi* geralmente percorria pequenos trechos; assim, se o local onde terminava a sensação fosse agulhado havia a transmissão por mais um trecho. Dessa maneira, novos pontos foram descobertos, e as linhas traçadas entre eles acabaram delimitando o trajeto dos meridianos.

Inicialmente, os pontos não possuíam localização bem definida nem nomes próprios. No século III a.C., descobertas arqueológicas trouxeram os mais antigos registros escritos dos pontos de acupuntura e trajeto de meridianos. A compilação de conhecimentos sobre os pontos e meridianos encontra-se em capítulos de livros chineses, como *Nei Jing* (estados combatentes, 475 a.C.), com registros de 160 pontos, *Jia Yi Jing* (dinastia *Jin*, 256 d.C.), com localização e indicação de 349 pontos, e no *Zheng Jiu Feng Yuan* (dinastia *Qing*, 1817 d.C.), com registros de 361 pontos localizados nos 14 meridianos, que são os aplicados até os dias atuais.

Segundo a teoria da medicina tradicional chinesa, os meridianos, que foram traduzidos do termo *Jing* (que significa via de transporte), formam um sistema que abrange todo o corpo e ligam-se uns aos outros em sequência. Eles estabelecem conexões e comunicações entre órgãos e vísceras (*Zang Fu*), pele, membros e orifícios e, assim, permitem a integração de diferentes partes do corpo de forma a manter uma condição harmoniosa no organismo.

Por outro lado, não foi comprovada, do ponto de vista anatômico, a existência de meridianos, apesar de alguns autores conseguirem demonstrar parte de seu trajeto através do mapeamento de radioisótopos injetados no corpo e fotografias infravermelho. Do ponto de vista prático, a teoria básica dos meridianos é considerada importante para orientar o tratamento pela acupuntura.

Quanto aos pontos de acupuntura, foram avaliados por vários estudos histológicos que não demonstraram de forma consistente a presença de estruturas específicas relacionadas a eles. Contudo, alguns autores fizeram a observação de que a maioria dos pontos de acupuntura coincide com os *trigger points* (pontos gatilhos). Por exemplo, Melzack e col. descobriram que 71% dos pontos de acupuntura coincidiam com os pontos gatilhos. O trabalho de Janet Travell e David Simon sobre pontos gatilhos, iniciado em 1952 e que resultou em um denso livro publicado em 1983, mostra que há locais hipersensíveis nas estruturas miofasciais que, quando estimulados, ampliam a área de dor para a região adjacente ou distante (referida). Esses autores observaram que o "agulhamento seco" (sem injeção de fármacos) nesses pontos gatilhos produziu alívio da dor. De forma semelhante, livros clássicos chineses do período dos estados combatentes (475-221 a.C.) descrevem que o princípio inicial da acupuntura baseou-se na escolha dos pontos e inserção das agulhas no local da dor (pontos *Ah Shi*).

Além da pesquisa sobre a "existência" dos pontos de acupuntura e do estudo de estruturas anatômicas específicas, outros trabalhos realizaram essa pesquisa de maneiras diversas: pelo estudo das propriedades elétricas da pele nos acupontos, pelo estudo das fibras nervosas que são ativadas pelo estímulo nos acupontos e pela comparação dos efeitos da inserção de agulhas nos pontos verdadeiros e falsos.

Alguns relatos afirmam que a resistência elétrica da pele em pontos de acupuntura é mais baixa do que a da pele adjacente, mas esse resultado tem sido atribuído a artefatos resultantes da pressão dos eletrodos. Dados curiosos advêm do uso de localizadores de pontos auriculares, que também localizam pontos de menor resistência elétrica na pele da orelha. Osleson e col. examinaram 40 pacientes em um estudo "cego" e compararam os diagnósticos topográficos feitos por um localizador de pontos auriculares com diagnósticos topográficos feitos nos mesmos pacientes por meio do exame médico nos moldes ocidentais. De forma surpreendente, a correlação entre o diagnóstico da orelha e o diagnóstico ocidental foi de 72,5%.

Em relação aos tipos de fibras nervosas estimuladas, as evidências eletrofisiológicas indicam que o estímulo de fibras aferentes dos músculos (tipos II e III) produz as sensações chamadas de *De Qi*, que, por sua vez, enviam mensagens ao cérebro para liberar neurotransmissores (endorfinas, monoaminas, entre outros). Lu e col. mostraram que os tipos de fibra II e III foram importantes em coelhos e gatos para que obtivessem analgesia por acupuntura. Em seus experimentos, o bloqueio de fibras do tipo IV não surtiu efeito sobre a analgesia por acupuntura, ao passo que o bloqueio isquêmico ou anódico de fibras dos tipos II e III suprimiu tal efeito analgésico. Assim, há evidências em estudos animais de que esses dois tipos de fibra medeiam a analgesia pela acupuntura.

Sobre a questão do uso de pontos verdadeiros ou falsos na analgesia por acupuntura, como citado anteriormente, há evidências de que em modelos de dor aguda a acupuntura "falsa" não funciona, enquanto a verdadeira responde muito bem. Porém, na dor crônica há controvérsias, pois a analgesia por placebo funciona, em média, em 30% a 35% dos pacientes, e estudos que tentaram obter esse efeito placebo com a introdução de agulhas em pontos *sham* (falsos) produziram analgesia em 33% a 50% dos pacientes, ao passo que pontos verdadeiros foram eficazes em 55% a 85% dos casos. Assim, estudos são necessários com número muito grande de pacientes para tentar detectar diferenças com significância estatística entre esses grupos. Recentemente, um grupo alemão de pesquisadores realizou e publicou estudos com metodologia rigorosa, demonstrando superioridade da acupuntura quando comparada ao tratamento convencional em algumas situações clínicas comuns de dor crônica. Por outro lado, na maioria das vezes, a "acupuntura verdadeira" não demonstrou resultados superiores quando comparada à "acupuntura falsa", ou *sham acupuncture*;

Capítulo 59 *Prática e Pesquisa em Acupuntura*

porém, quando comparada ao tratamento "usual", a acupuntura falsa demonstrou resultados iguais ou superiores. Assim, questiona-se o uso da *sham acupuncture* com um controle inerte.

No momento, há um extenso debate entre os acupunturistas sobre as formas de acupuntura falsa, se as intervenções *sham* podem ser consideradas placebo e se há necessidade de utilizar essas intervenções como controle em estudos clínicos.

Enquanto isso, no campo da ciência básica, apesar das muitas descobertas realizadas nas últimas décadas, os mecanismos fisiológicos da analgesia por acupuntura não foram completamente elucidados. A maioria dos pesquisadores concentrou-se em estudar a analgesia produzida pela eletroacupuntura em suas diferentes formas de estímulo.

As séries de experimentos mais abrangentes realizadas sobre mecanismos de ação da analgesia por acupuntura foram realizadas pelos professores Chifuyu Takeshige, no Japão, e Ji Sheng Han, na China. O primeiro, através do estímulo elétrico de baixa frequência em pontos de acupuntura, não apenas descobriu que os pontos falsos de acupuntura (*sham*) falharam em produzir analgesia, como também apresentou uma explicação plausível para essa falha. O segundo descobriu que a eletrocupuntura, além de liberar endorfinas, era capaz de induzir a produção de opioides endógenos específicos através da variação da frequência do estímulo.

Os segmentos das ciências básicas, como biologia molecular, farmacologia, embriologia e fisiologia, passaram por situação semelhante à que a acupuntura passa no momento, em que se buscam respostas para a formação de um conhecimento científico sólido. Já no contexto da pesquisa translacional, duas linhas podem ser seguidas: uma linha "horizontal", que identifique quais condições/patologias são potencialmente tratáveis por acupuntura, e uma linha "vertical", que identifique qual é a melhor técnica de acupuntura que se aplica a cada condição. Com o crescimento da popularidade da acupuntura no Ocidente e com a formação de profissionais técnica e cientificamente qualificados para a sua prática, há tendência ao aumento na quantidade e qualidade da pesquisa nessa área.

Em relação a recursos humanos, no Brasil, assim como na China e em alguns países no mundo, a acupuntura é uma especialidade médica que é ensinada tanto na graduação quanto na pós-graduação. Em 2002, foi criado o programa de residência médica em acupuntura e, da mesma forma que em outros programas de residência, o médico pode optar por realizar um treinamento intensivo de 5.800 h para tornar-se especialista em acupuntura.

A proposta da medicina translacional, partindo das pesquisas de bancada de laboratório até a clínica de beira de leito, visa utilizar os melhores resultados a fim de proporcionar o melhor cuidado dos pacientes e, indo além dos indivíduos, alcançar também a comunidade, contribuindo com soluções sustentáveis. A universidade, com seus objetivos de ensino, pesquisa e extensão, deve desempenhar esse papel, desenvolvendo pesquisas com visão translacional para prestar assistência à população e, ao final, formando recursos humanos, tanto na graduação quanto na pós-graduação, voltados para a comunidade. A acupuntura no Brasil deve se envolver, dessa forma, contribuindo para o estudo e tratamento da dor.

Nota:

O conteúdo deste capítulo foi publicado na *Revista Ciência e Cultura* vol. 63, n. 2, em 2011, e a sua reprodução neste capítulo foi autorizada pelo corpo editorial da revista.

Referências

1. Acupuncture: review and analysis of reports on controlled clinical trials. 2003. Disponível em: http://www.who.int/medicinedocs/library.fcgi?e=d-01dedmweb--000-1-0--010---4----0--0-10l--1en-5000-0--50-about-01en-5000-01131-0011xyl4uDve9ee80ca800000000459bc6c2-0utf-Zz-8-0-0---01001-001-110utfZz-8-0-0&a=d&c=edmweb&cl=CL1.1.11.1&d=Js4926e.
2. A história da acupuntura no Brasil; 2008. Disponível em: http://www.cmacupuntura.org.br/principal/historia.) [Acessado em 30/10/2009.]
3. Beecher HK. The powerful placebo. J Am Med Assoc. 1955; 159:1602-6.
4. Biblioteca Virtual em Saúde (BVS). Disponível em: http://decs.bvs.br/cgi-bin/wxis1660.exe/decsserver/. [Acessado em 2/12/2011.]
5. Chan SH. What is being stimulated in acupuncture: evaluation of the existence of a specific substrate. Neurosci Biobehav Rev. 1984; 8:25-33.
6. Costi JM, Li SM, More AO, Teixeira JE. What is acupuncture after all? Arch Intern Med. 2009; 169:1812; author reply 3-4.
7. Curriculum in Integrative Medicine. 2004, Disponível em: http://www.ahc.umn.edu/img/assets/20825/CURRICULUM_final.pdf. [Acessado em 30/10/2009.]
8. Ernst E. Acupuncture: what does the most reliable evidence tell us? J Pain Symptom Manage. 2009; 37:709-14.
9. Furlan AD, van Tulder MW, Cherkin DC et al. Acupuncture and dry-needling for low back pain. Cochrane Database Syst Rev. 2005: CD001351.
10. Gongwang L. Meridianos e pontos de acupuntura. Tratado comtemporâneo de acupuntura e moxibustão. São Paulo: Rocca; 2004.
11. Gongwang L. Tratado contemporâneo de acupuntura e moxibustão. São Paulo: Ceimec; 2005.
12. Haake M, Muller HH, Schade-Brittinger C et al. German Acupuncture Trials (GERAC) for chronic low back pain: randomized, multicenter, blinded, parallel-group trial with 3 groups. Arch Intern Med. 2007; 167:1892-8.
13. Han JS. Acupuncture: neuropeptide release produced by electrical stimulation of different frequencies. Trends Neurosci. 2003; 26:17-22.
14. House of Lords. Science and technology – sixth report, complementary and alternative medicine. Disponível em: http://www.parliament.the-stationery-office.co.uk/pa/ld199900/ldselect/ldsctech/123/12301.htm [Acessado em 29/10/2009.]
15. Jindal V, Ge A, Mansky PJ. Safety and efficacy of acupuncture in children: a review of the evidence. J Pediatr Hematol Oncol. 2008; 30:431-42.
16. Kaptchuk TJ. Acupuncture: theory, efficacy, and practice. Ann Intern Med. 2002; 136:374-83.
17. Kundu A, Berman B. Acupuncture for pediatric pain and symptom management. Pediatr Clin North Am. 2007; 54:885-9;x.
18. Lao L, Zhang G, Wei F, Berman BM, Ren K. Electro-acupuncture attenuates behavioral hyperalgesia and selectively reduces spinal Fos protein expression in rats with persistent inflammation. J Pain. 2001; 2:111-7.
19. Li SM, Darella ML, Pereira OA. Acupuntura e medicina tradicional chinesa. Florianópolis: Instituto de Ensino e Pesquisa em Medicina Tradicional Chinesa; 2004.
20. Liao SJ. Recent advances in the understanding of acupuncture. Yale J Biol Med. 1978; 51:55-65.
21. Linde K, Allais G, Brinkhaus B, Manheimer E, Vickers A, White AR. Acupuncture for migraine prophylaxis. Cochrane Database Syst Rev. 2009; CD001218.
22. Linde K, Allais G, Brinkhaus B, Manheimer E, Vickers A, White AR. Acupuncture for tension-type headache. Cochrane Database Syst Rev. 2009; CD007587.
23. Lu GW. Characteristics of afferent fiber innervation on acupuncture points zusanli. Am J Physiol. 1983; 245:R606-12.
24. Lund I, Lundeberg T. Are minimal, superficial or sham acupuncture procedures acceptable as inert placebo controls? Acupunct Med. 2006; 24:13-5.
25. MacPherson H, Hammerschalg R, George L, Schnyer R. Acupuncture research. Philadelphia: Churchill Livingstone; 2007.
26. Melzack R, Stillwell DM, Fox EJ. Trigger points and acupuncture points for pain: correlations and implications. Pain. 1977; 3:3-23.
27. Merriam-Webster dictionary. Disponível em: http://www.merriam-wester.com/dictionary/translational. [Acessado em 2/12/2011.]

Capítulo 59 *Prática e Pesquisa em Acupuntura*

28. Moffet HH. Sham acupuncture may be as efficacious as true acupuncture: a systematic review of clinical trials. J Altern Complement Med. 2009; 15:213-6.
29. National Center for Complementary and Alterantive Medicine (NCCAM). Disponível em: http://nccam.nih.gov/. [Acessado em 29/10/2009.]
30. Oleson TD, Kroening RJ, Bresler DE. An experimental evaluation of auricular diagnosis: the somatotopic mapping or musculoskeletal pain at ear acupuncture points. Pain. 1980; 8:217-29.
31. Oxford Centre for Evidence-based Medicine. Levels of evidence. March 2009. Disponível em: http://www.cebm.net/index.aspx?o=1025. [Acessado em 30/10/2009.]
32. Reinhold T, Witt CM, Jena S, Brinkhaus B, Willich SN. Quality of life and cost-effectiveness of acupuncture treatment in patients with osteoarthritis pain. Eur J Health Econ. 2008; 9:209-19.
33. Reston J. New York Times, Monday July 26, 1971. Disponível em: http://www.acupuncture.com/testimonials/restonexp.htm. [Acessado em 30/10/2009.]
34. Stux G, Hammerschalg R. Acupuntura clínica – bases científicas. São Paulo: Manole; 2005.
35. Takeshige C. Differentiation between acupuncture and non-acupuncture points by association with analgesia inhibitory system. Acupunct Electrother Res. 1985; 10:195-202.
36. Travell JG, Simons DS. Myofascial pain and dysfunction: the trigger point manual. Lippincott: Williams & Wilkins; 1998.
37. Trinh KV, Graham N, Gross AR et al. Acupuncture for neck disorders. Cochrane Database Syst Rev. 2006; 3:CD004870.
38. Ulett GA, Han S, Han JS. Electroacupuncture: mechanisms and clinical application. Biol Psychiatry. 1998; 44:129-38.
39. Vincent CA, Richardson PH. The evaluation of therapeutic acupuncture: concepts and methods. Pain. 1986; 24:1-13.
40. Wen TS. Acupuntura clássica chinesa. São Paulo: Cultrix; 1985.
41. White A, Cummings M, Filshie J. An introduction to Western medical acupuncture. London: Churchill Livingstone; 2008.
42. Willich SN, Reinhold T, Selim D, Jena S, Brinkhaus B, Witt CM. Cost-effectiveness of acupuncture treatment in patients with chronic neck pain. Pain. 2006; 125:107-13.
43. Witt CM, Jena S, Selim D et al. Pragmatic randomized trial evaluating the clinical and economic effectiveness of acupuncture for chronic low back pain. Am J Epidemiol. 2006; 164:487-96.
44. Witt CM, Reinhold T, Brinkhaus B, Roll S, Jena S, Willich SN. Acupuncture in patients with dysmenorrhea: a randomized study on clinical effectiveness and cost-effectiveness in usual care. Am J Obstet Gynecol. 2008; 198:166 e1-8.
45. Witt CM, Reinhold T, Jena S, Brinkhaus B, Willich SN. Cost-effectiveness of acupuncture in women and men with allergic rhinitis: a randomized controlled study in usual care. Am J Epidemiol. 2009; 169:562-71.
46. Zhang ZJ, Chen HY, Yip KC, Ng R, Wong VT. The effectiveness and safety of acupuncture therapy in depressive disorders: Systematic review and meta-analysis. J Affect Disord. 2009.
47. Zhao ZQ. Neural mechanism underlying acupuncture analgesia. Prog Neurobiol. 2008; 85:355-75.

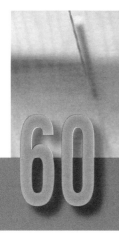

Guia de Pontos de Acupuntura

PONTOS DE ACUPUNTURA

- 361 pontos estão localizados nos meridianos e são chamados de pontos regulares;
- 48 pontos são descritos fora dos meridianos e são chamados de pontos-extra;
- Pontos que são dolorosos à palpação localizados em qualquer local do corpo são chamados de pontos *ashi*.

TABELA 60.1. Nomenclatura dos pontos de acupuntura utilizada pela Organização Mundial de Saúde

MERIDIANOS	CÓDIGO (NÚMERO DE PONTOS)
Pulmão (*lung*)	LU 1-11
Intestino grosso (*large intestine*)	LI 1-20
Pericárdio (*pericardium*)	PC 1-9
Sanjiao (*triple energizer*)	TE 1-23
Coração (*heart*)	HT 1-9
Intestino delgado (*small intestine*)	SI 1-19
Baço (*spleen*)	SP 1-21
Estômago (*stomach*)	ST 1-45
Fígado (*liver*)	LR 1-14
Vesícula biliar (*gallbladder*)	GB 1-44
Rim (*kidney*)	KI 1-27
Bexiga (*bladder*)	BL 1-67
Du Mai (*governing vessel*)	GV 1-28
Ren Mai (*conception vessel*)	CV 1-24

Capítulo 60 *Guia de Pontos de Acupuntura*

TABELA 60.2. Nomenclatura dos pontos de acupuntura utilizada pela Organização Mundial de Saúde

EXTRAS – LOCALIZAÇÃO	CÓDIGO
Cabeça e pescoço (*headand neck*)	EX-HN
Membro superior (*upper extremity*)	EX-UE
Membro inferior (*lower extremity*)	EX-LE

TABELA 60.3. Pontos comumente utilizados com suas indicações clínicas e funções de acordo com a Medicina Tradicional Chinesa (MTC) e Neurofisiologia

PONTO	INDICAÇÃO	MTC	NEUROFISIOLOGIA
1- LI4	Analgesia/face	4 portões	Regulatório central
2- LI11	Dor em cotovelo	Remover calor	Extrassegmentar
3- TE5	Cefaleia lateral	Eliminar fat. patog	Extrassegmentar
4- PC6	Náuseas e vômitos	Acalma mente	Regulatório central
5- GB21	Dor no trapézio	Regula fluxo de *Qi*	Local, ponto gatilho
6- BL23	Lombalgia	*Qi* do *Shen*	Segmentar
7- CV12	Trata vísceras	Domínio de vísceras	Segmentar
8- CV6	Trata abdome inf.	Tonifica *Qi*	Segmentar
9- ST36	Analgesia	Tonifica *Qi*	Extrassegmentar
10- SP6	Problemas ginecol.	Tonifica *Yin*	Segmentar
11- LR3	Cefaleia/irritabilid.	4 portões	Regulatório central
12- KI3	Lombalgia	*Qi* do *Shen*	Segmentar
13- EX-HN3	Ansiedade/insônia	Acalma mente	Regulatório central
14- GB34	Analgesia	Músculos e tendões	Extrassegmentar

LOCALIZAÇÃO DOS PONTOS

- Medida por *cun* (*tsun*): referências para localização dos pontos de acupuntura.

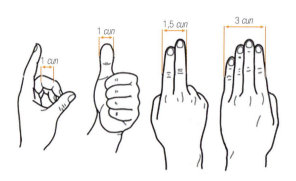

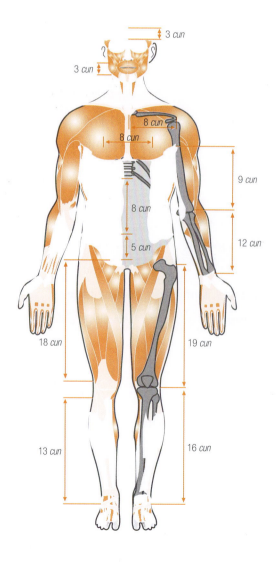

EX-HN3 – YINTANG

- *Ansiedade*, insônia, rinite, sinusite, cefaleia frontal, patologias oftalmológicas.

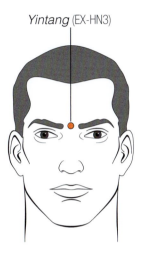

LI4 – HEGU

- *Analgesia*, cefaleia frontal, patologias da face e boca, epistaxe, doenças febris, zumbido, afonia, dispneia, prurido, insônia, depressão, dismenorreia.

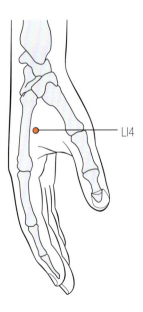

PC6 – NEIGUAN

- *Náuseas e vômitos*, patologias do tórax, estômago e coração, palpitação, opressão no peito, dispneia, ansiedade, angina e epigastralgia.

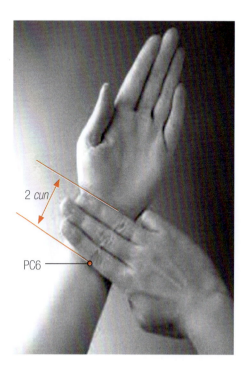

SI3 – HOUXI

- *Cervicalgia*, cefaleia occipital, disfunções dolorosas da região lombar e de toda a coluna vertebral, dor na mão e no punho.

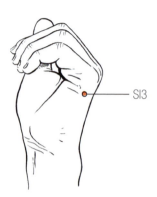

LI11 – QUCHI

- *Epicondilite lateral*, dor no joelho, dor no ombro, urticária, doenças de pele, dor de garganta e dente, dor no peito.

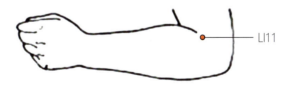

LR3 – TAICHONG

- *Enxaqueca*, dor no peito e hipocôndrio, dor na região púbica e periumbilical, distúrbios oftalmológicos, alterações menstruais.

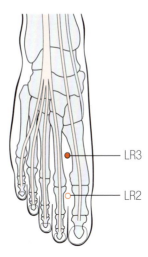

SP6 – SANYINJIAO

- *Patologias ginecológicas*, alterações menstruais, dismenorreia, impotência, ejaculação precoce, disúria, diarreia e indigestão, síndromes somático-funcionais.

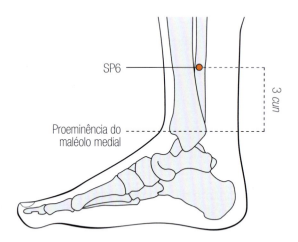

BL60 – KUNLUN

- *Lombalgia*, sacralgia, ciatalgia, coccidínia, cefaleia.

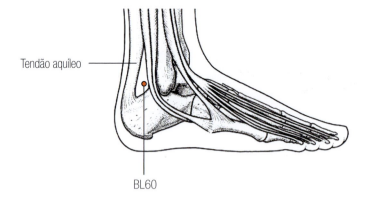

BL40 – WEIZHONG

- *Dores da região dorsal*, lombalgia, cervicalgia, dor no joelho, disúria, cãimbras em membro inferior.

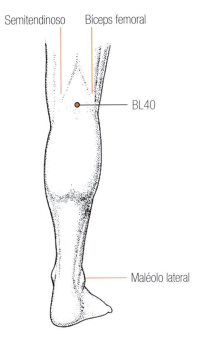

ST36 – ZUSANLI

- *Patologias do trato gastrointestinal*, analgesia, distensão abdominal, epigastralgia, obstipação, vômitos, diarreia, anorexia, dor nos joelhos, cefaleia frontal.

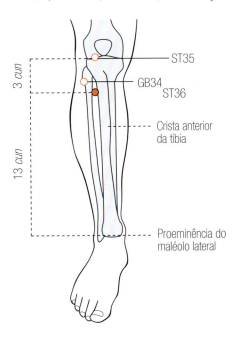

GB34 – YANGLINGQUAN

- *Relaxamento de músculos e tendões*, dor no joelho, cefaleia, vômito, obstipação.

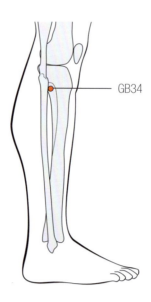

CV6 – QIHAI

- *Cansaço e indisposição*, dor em baixo ventre, disfunções do trato geniturinário, lombalgia.

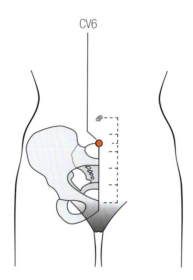

PRINCIPAIS PONTOS GATILHO

Trapézio

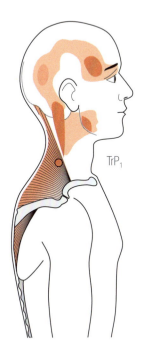
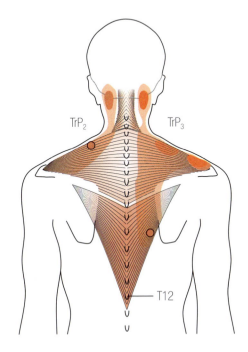

Infraespinhoso

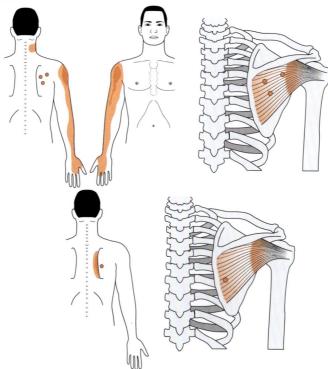

Supraespinhoso

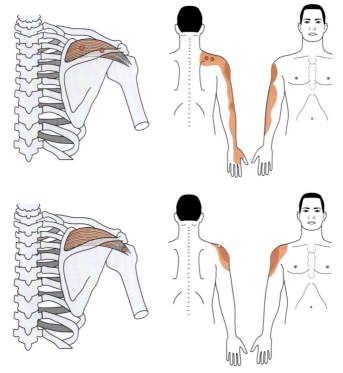

Torácico longo

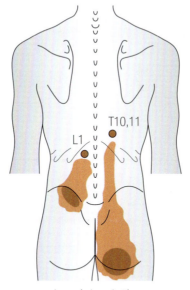

Longuíssimo do tórax

Glúteo mínimo

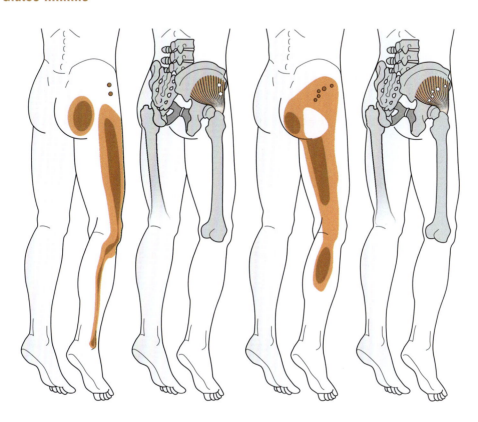

Vasto medial

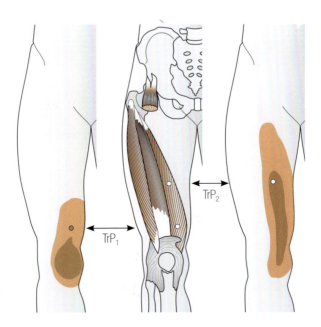

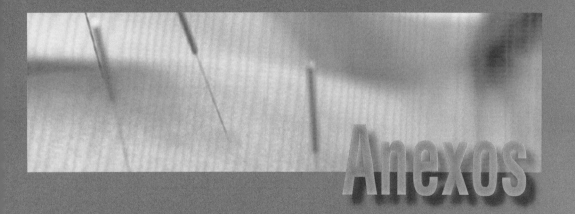

ACUPOINTER
Desenvolvido por Ari Ojeda Ocampo Moré, MD

GB	TE	BL	SI	ST	LI	YANG		YIN	LR	PC	KI	HT	SP	LU
44	1	67	1	45	1	METAL	JING	MADEIRA	1	9	1	9	1	11
43	2	66	2	44	2	ÁGUA	YING	FOGO	2	8	2	8	2	10
41	3	65	3	43	3	MADEIRA	SHU	TERRA	3	7	3	7	3	9
38	6	60	5	41	5	FOGO	JING	METAL	4	5	7	4	5	8
34	10	40	8	36	11	TERRA	HE	ÁGUA	8	3	10	3	9	5
43	3	67	3	41	11		TONIFICAÇÃO		8	9	7	9	2	9
38	10	65	8	45	2		SEDAÇÃO		2	7	1	7	5	5
40	4	64	4	42	4		PONTO YUAN		3	7	3	7	3	9
37	5	58	7	40	6		PONTO LUO		5	6	4	5	4	7
36	7	63	6	34	7		PONTO XI		6	4	5	6	8	6
BL19 T10	BL22 L1	BL28 S2	BL27 S1	BL21 T12	BL25 L4		SHU DORSAL		BL18 T9	BL14 T4	BL23 L2	BL15 T5	BL20 T11	BL13 T3
GB24	CV5	CV3	CV4	CV12	ST25		PONTO MU		LR14	CV17	GB25	CV14	LR13	LU1
GB34	BL39	BL40	ST39	ST36	ST37	HE INFERIOR		MENTAL	Hun	Shen	Zhi	Shen	Yi	Po

DAÍ MAI GB41	Lateral olho, maxila, pescoço, ombro, orelha	Pontos de confluência de MERIDIANO ATÍPICO	Xin, Tórax e Wei	**CHONG MAI** SP4
YANG WEI MAI TE5				**YIN WEI MAI** PC6
DU MAI SI3	Medial olho pescoço ombro, SI e BL		Sistema respiratório, garganta e diafragma	**REN MAI** LU7
Yang Qiao Mai BL62				**YIN QIAO MAI** KI6
FU	CV12		LR13	ZANG
QI	CV17	Pontos de Influência (HUI)	BL17	XUE
TENDÕES	GB34		BL11	OSSOS
VASOS	LU9		GB39	MEDULA

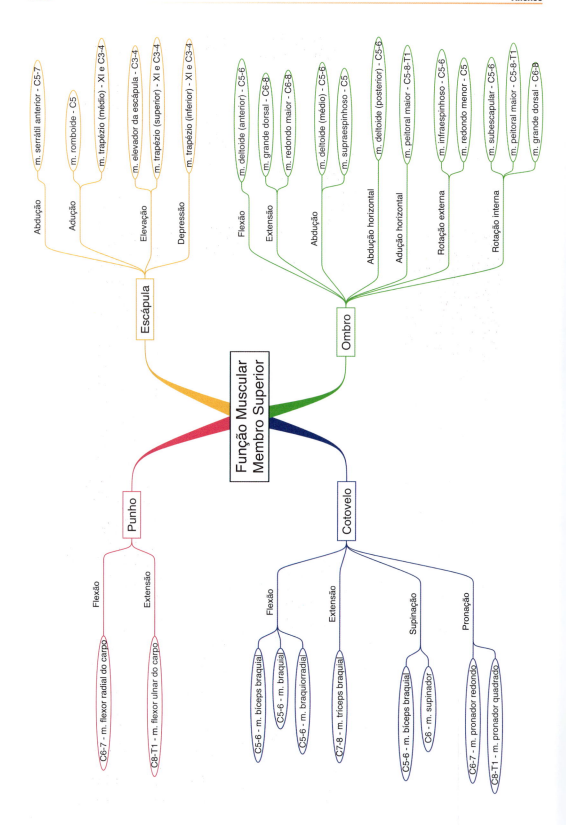

Anexos

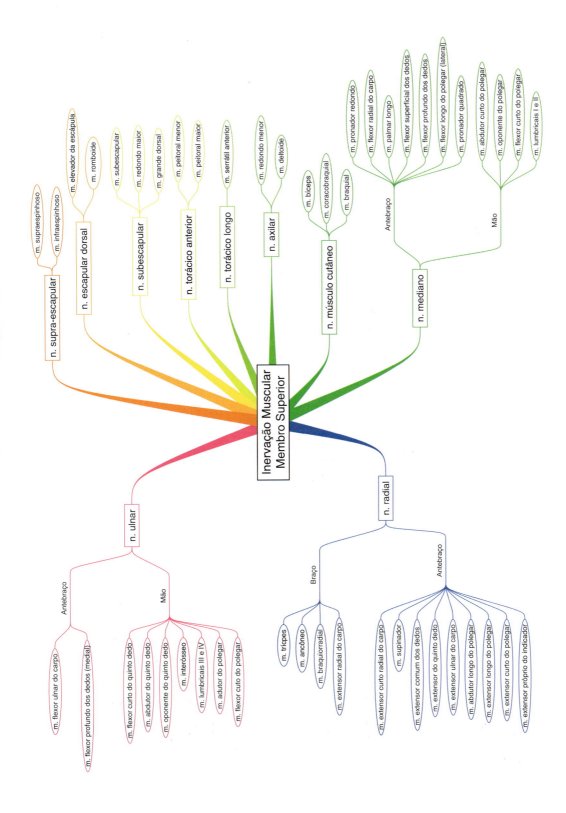

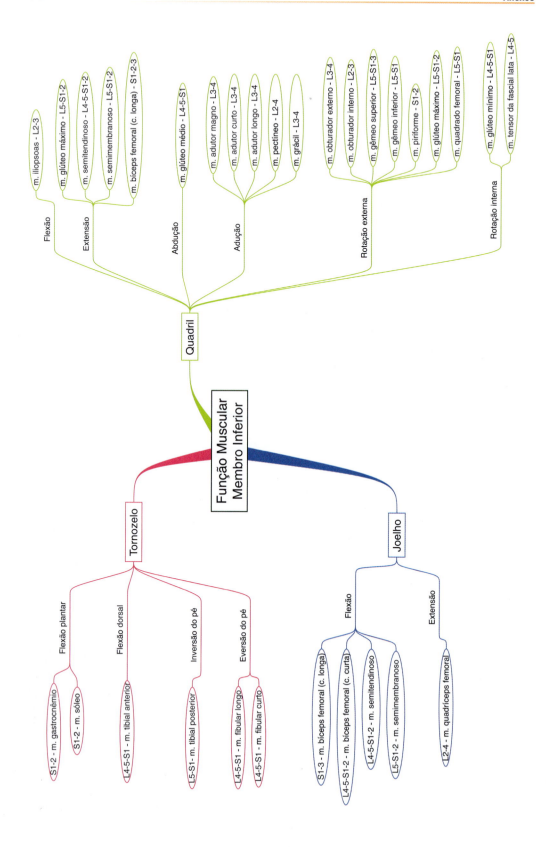

Anexos

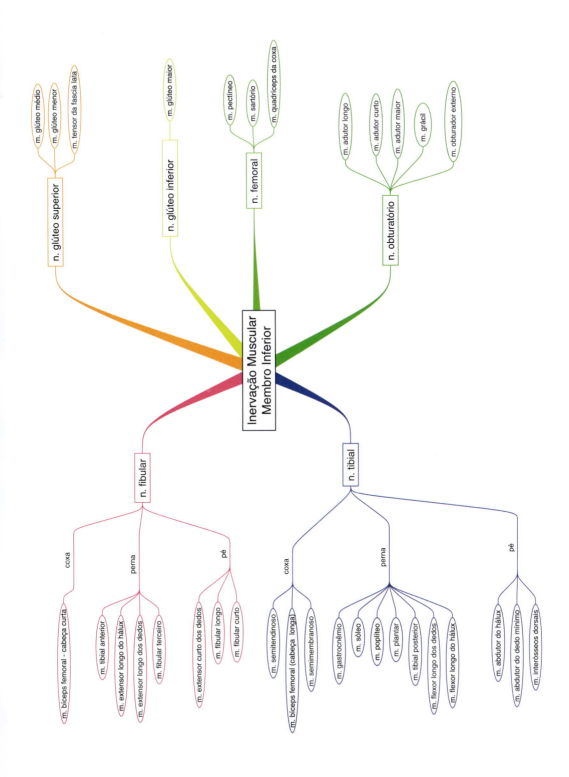

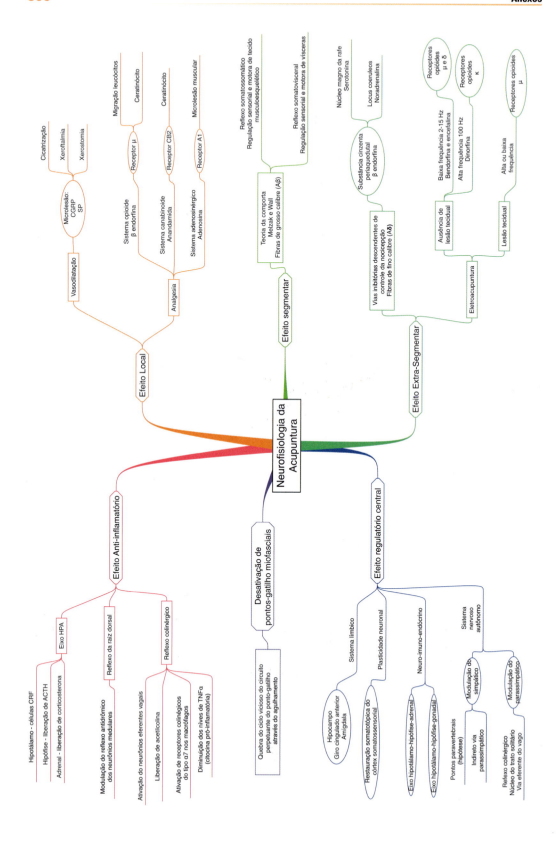

Índice

A

Acidente vascular encefálico (AVE), 1
  acupuntura, 3
    aurículo, 4
    evidências clínicas, 4
    prescrições MTC, 3
      tratamento agudo
        com perda de consciência, 3
        sem perda de consciência ou sequelas, 4
  definição, 1
  incidência e prevalência, 1
  principais aspectos clínicos, 2
  tratamento, 3
Acupuntura na gestação, 202
Acupuntura neurofuncional, 232
  bases neurofisiológicas, 233
  delineando o tratamento, 236
  dor musculoesquelética e, 237
  indicações clínicas, 235
  introdução, 232
Acupuntura segmentar, 249
  diagnóstico segmentar, 256
  princípios de tratamento, 257
  relações segmentares secundárias, 251
  viscerótomos de Head e os pontos *Shu* dorsais, 253
Amigdalite, 7
  acupuntura, 8
    aurículo, 8
    evidências clínicas, 8
    pontos mais utilizados, 8
    prescrições MTC, 8
  definição, 7
  incidência e prevalência, 7
  principais aspectos clínicos, 7
  tratamento, 8
Analgesia cirúrgica acupuntural, 206
  definição, 206
  desvantagens, 208
  eletroacupuntura (EA), 207
  eletrofisiologia do acuponto, 206
  histórico, 206
  parâmetros técnicos, 207
  seleção de pontos para acupuntura anestésica, 208
  vantagens, 208
Ansiedade, 10
  acupuntura, 12
    aurículo, 13
    pontos
      mais utilizados, 12
      principais, 12
    prescrições da MTC, 13
  causas, 11
  definição, 10
  diagnóstico, 11
    diferencial, 12
  evidências clínicas, 13
  incidência e prevalência, 10
  principais manifestações, 11
  tratamento(s), 12
    convencional, 12
    ioga, 12
    meditação, 12
    não convencionais, 12
      homeopatia, 12
      qi gong, 12
Apneia do sono, 15
  acupuntura, 16
    aurículo, 17
    evidências clínicas, 17
    pontos mais utilizados, 16
    prescrições MTC, 16
  definição, 15
  incidência e prevalência, 15
  principais aspectos clínicos, 15
  tratamento, 15
Asma, 19
  acupuntura, 20
    aurículo, 20
    evidências clínicas, 20
    pontos mais utilizados, 20
    prescrição MTC, 20
    tratamento agudo, 20
  definição, 19
  incidência e prevalência, 19
  principais aspectos clínicos, 19
  tratamento, 20

B

Bexiga neurogênica, 22
  acupuntura, 23
    aurículo, 24
    evidências clínicas, 24
    pontos mais utilizados, 23
    prescrições MTC, 23
    tratamento agudo, 23
  definição, 22
  incidência e prevalência, 22
  principais aspectos clínicos, 22
  tratamento, 23

C

Câncer de mama – mastectomia, 26
  acupuntura, 27
    aurículo, 29
    clássica (MTC), 27
    descrição da técnica, 28
    evidências clínicas, 29

neuromiossegmentar, 28
zonas neurorreativas mais utilizadas, 29
definição, 26
incidência e prevalência, 26
principais aspectos clínicos, 26
tratamento, 27
Cefaleia – enxaqueca, 32
definição, 32
incidência e prevalência, 32
principais aspectos clínicos, 33
tratamento, 33
agudo, 34
acupuntura, 34
controle
da dor, 34
das náuseas/vômitos, 34
medicamentoso, 34
evidências clínicas, 35
pontos mais utilizados, 33
acupuntura, 33
auriculoterapia, 33
profilático, 34
acupuntura, 34
pontos
adicionais, 35
principais, 35
Cefaleia tipo tensional, 38
acupuntura, 39
aurículo, 40
evidências clínicas, 41
pontos mais utilizados, 39
prescrições MTC, 40
pontos
de acordo com alguns sintomas, 40
locais, 40
nos meridianos, 40
tratamento sindrômico, 40
tratamento agudo, 39
definição, 38
incidência e prevalência, 38
principais aspectos clínicos, 38
tratamento, 39
Classificação de olho seco, 153
Cólicas em crianças, 43
definição, 43
etiologia, 44
medicina tradicional chinesa (MTC), 44
incidência e prevalência, 44
tratamento MTC, 45
auriculoacupuntura, 45
evidências clínicas, 45
pontos mais utilizados, 45
tuina, 45
tratamento, 44
Constipação, 47
acupuntura, 49
aurículo, 49
evidências clínicas, 49
pontos mais utilizados, 49
prescrições MTC, 49
definição, 47
incidência e prevalência, 47
principais aspectos clínicos, 47
classificação, 48
exames complementares, 48
fatores de risco, 48
sinais de alarme, 48
tratamento, 48

D

Demências, 52
acupuntura, 53
aurículo, 54
evidências clínicas, 54
pontos mais utilizados, 53
prescrições MTC, 53
definição, 52
incidência e prevalência, 52
principais aspectos clínicos, 52
tratamento, 53
Depressão, 56
acupuntura, 60
aurículo, 60
evidências clínicas, 61
pontos mais utilizados, 60
prescrições MTC, 60
tratamento agudo, 60
definição, 56
incidência e prevalência, 57
principais aspectos clínicos, 57
classificação do transtorno depressivo, 57
grave, 59
leve, 57
moderado, 57
falta de resposta ao tratamento antidepressor, 59
quando encaminhar para o especialista, 59
tratamento, 60
Dermátomos, miótomos e esclerótomos da face
anterior do corpo, 253
posterior do corpo, 254
Descrição dos pontos
básicos localizados na região frontal (*Yin*),
216-217
cerebrais (cérebro, cerebelo e gânglio da base),
221
da palpação cervical, 227
sensoriais (olho, nariz, boca e ouvido), 219
Y (Yamamoto), 222-223
Diarreia, 63
acupuntura, 64
aurículo, 64
evidências clínicas, 65
ponto mais utilizado, 64
prescrições MTC, 64
tratamento agudo, 64
definição, 63
incidência e prevalência, 63
principais aspectos clínicos, 63
tratamento, 64
Diferenças entre biomedicina e MTC, 242
Disfunção erétil e ejaculação precoce, 66
acupuntura, 67
aurículo, 68
evidências clínicas, 68
pontos mais utilizados, 67
prescrições MTC, 68
definição, 66
incidência e prevalência, 66
principais aspectos clínicos, 66
disfunção erétil, 66
ejaculação precoce, 67
tratamento, 67
Dismenorreia, 70
acupuntura, 71
aurículo, 71
evidências clínicas, 71

Índice

303

ponto mais utilizado, 71
prescrições MTC, 71
tratamento agudo, 71
definição, 70
incidência e prevalência, 70
principais aspectos clínicos, 70
tratamento, 71
Dispepsia, 73
acupuntura, 75
aurículo, 75
evidências clínicas, 76
pontos mais utilizados, 75
prescrições MTC, 75
tratamento agudo, 75
definição, 73
incidência e prevalência, 73
principais aspectos clínicos, 73
tratamento convencional, 74
Doença do refluxo gastroesofágico, 77
acupuntura, 78
aurículo, 78
evidências clínicas, 78
pontos mais utilizados, 78
prescrições MTC, 78
definição, 77
incidência e prevalência, 77
principais aspectos clínicos, 77
tratamento, 78
Doença inflamatória intestinal, 80
acupuntura, 81
aurículo, 82
evidências clínicas, 82
pontos mais utilizados, 81
prescrições MTC, 82
tratamento agudo, 82
definição, 80
incidência e prevalência, 80
principais aspectos clínicos, 80
tratamento, 81
Doença pulmonar obstrutiva crônica, 84
acupuntura, 86
aurículo, 86
evidências clínicas, 87
pontos mais utilizados, 86
prescrições MTC, 86
tratamento agudo, 86
definição, 84
incidência e prevalência, 84
principais aspectos clínicos, 84
tratamento, 85
farmacológico, 86
não farmacológico, 86
Dor complexa regional, 89
acupuntura, 91
aurículo, 91
evidências clínicas, 91
pontos mais utilizados, 91
tratamento, 91
definição, 89
incidência e prevalência, 89
principais aspectos clínicos, 90
tratamento, 90
Dor e acupuntura: bases neurofisiológicas, 266
bases neurofisiológicas da acupuntura no controle
da nocicepção, 269
dor e nocicepção, 266
mecanismos endógenos de controle da
nocicepção, 269
neurofisiologia da nocicepção, 268

Dor miofascial, 94
acupuntura, 95
aurículo, 96
evidências clínicas, 96
pontos mais utilizados, 95
prescrições MTC, 95
tratamento agudo, 95
definição, 94
incidência e prevalência, 94
principais aspectos clínicos, 94
tratamento, 95
Dor pós-operatória, 98
acupuntura, 99
evidências clínicas, 99
pós-operatória, 99
pré-operatória, 99
prescrições, 99
definição, 98
incidência e prevalência, 98
principais aspectos clínicos, 98
tratamento, 99

E

Elementos componentes de uma racionalidade
médica, 210
Eletroacupuntura, 245
Epicondilite lateral, 101
acupuntura, 102
aurículo, 102
evidências clínicas, 102
pontos mais utilizados, 102
prescrições MTC, 102
tratamento agudo, 102
definição, 101
incidência e prevalência, 101
principais aspectos clínicos, 101
tratamento, 101
Escolha e combinação de pontos de acupuntura,
261
combinação de pontos, 263
correspondente, 263
direita-esquerda, 263
frontodorsal, 264
local distante, 263
locorregional, 263
princípio para escolha de pontos, 261
a distância, 262
pontos
do próprio meridiano, 262
dos meridianos
acoplados, 262
do mesmo nome, 262
para tratar sintomas, 262
escolha baseada
em anatomia, 262
local, 262
segmentar, 263
trajeto nervoso, 263
no nome do ponto, 262
locorregionais, 261
regras para formular a prescrição, 264
cuidados local e geral concomitantes, 264
diferenciando os métodos de acupuntura e
moxabustão, 264
observando a sequência da aplicação, 264
reconhecendo os pontos principais e auxiliares,
264
Esquema dos pontos da palpação cervical, 228

F

Fasciite plantar, 104
  acupuntura/MTC, 105
    evidências clínicas, 106
    pontos mais utilizados, 105
    prescrição pela MTC, 105
  definição, 104
  prevalência, 104
  principais aspectos clínicos, 104
  tratamento, 105
Fibromialgia, 107
  acupuntura, 108
    aurículo, 109
    evidências clínicas, 109
    pontos mais utilizados, 108
    prescrições MTC, 109
  definição, 107
  etiologia, 107
  incidência, 107
  principais aspectos clínicos, 108
  tratamento, 108

G

Guia de pontos de acupuntura, 280
  BL40 – *Weizhong*, 287
  BL60 – *Kunlun*, 286
  CV6 – *Qihai*, 288
  EX-HN3 – *Yintang*, 283
  GB34 – *Yanglingquan*, 288
  LI11 – *Quchi*, 285
  LI4 – *Hegu*, 283
  localização dos pontos, 282
  LR3 – *Taichong*, 285
  PC6 – *Neiguan*, 284
  pontos de acupuntura, 280
  principais pontos gatilho, 289
    glúteo mínimo, 291
    infraespinhoso, 290
    supraespinhoso, 290
    torácico longo, 291
    trapézio, 289
    vasto medial, 292
  SI3 – *Houxi*, 284
  SP6 – *Sanyinjiao*, 286
  ST36 – *Zusanli*, 287

I

Infecção urinária de repetição, 112
  acupuntura, 113
    pontos mais utilizados, 113
  definição, 112
  incidência e prevalência, 112
  principais aspectos clínicos, 112
  tratamento, 113, 114
    aurículo, 114
    evidências clínicas, 114
    prescrições MTC, 114
Infertilidade feminina, 116
  acupuntura, 118
    aurículo, 118
    evidências clínicas, 118
    prescrições MTC, 118
  causas de infertilidade, 117
  definição, 116
  fecundibilidade, 116
  incidência e prevalência, 116

investigação do casal infértil, 117
  tratamento, 117
Insônia, 120
  acupuntura, 121
    aurículo, 122
    evidências clínicas, 122
    pontos mais utilizados, 121
    prescrições MTC, 121
  definição, 120
  incidência e prevalência, 120
  principais aspectos clínicos, 120
  tratamento, 121

J

Joelho – osteoartrose, 124
  acupuntura, 126
    aurículo, 126
    pontos mais utilizados, 126
    prescrições MTC, 126
      pontos
        gerais, 126
        suplementares, 126
      tratamento agudo, 126
  definição, 124
  evidências clínicas, 126
  incidência e prevalência, 124
  principais aspectos clínicos, 124
  tratamento, 125

L

Lombalgia, 128
  acupuntura, 131
    aurículo, 132
    evidências clínicas, 132
    pontos mais utilizados, 131
    prescrições MTC, 131
    tratamento agudo, 131
  definição, 128
  incidência e prevalência, 128
  principais aspectos clínicos, 128
    doenças inflamatórias, 130
    espondilolistese e espondilólise, 129
    estenose de canal, 129
    fraturas vertebrais, 130
    hérnia de disco, 128
    infecções, 130
    sinais de alerta, 130
    tumores, 130
  tratamento, 130
    espondilolistese, 131
    estenose de canal, 131
    hérnia de disco, 131
    lombalgias
      agudas e subagudas, 130
      crônicas, 131

M

Medicina tradicional chinesa (MTC), 241

N

Náuseas e vômitos, 134
  acupuntura, 135
    aurículo, 135
    evidências clínicas, 135
    ponto mais utilizado, 135
    prescrições MTC, 135
    tratamento agudo, 135

Índice **305**

definição, 134
incidência e prevalência, 134
principais aspectos clínicos, 134
tratamento, 134
Náuseas na gestação, 136
acupuntura, 137
aurículo, 138
evidências clínicas, 138
pontos mais utilizados, 137
prescrições MTC, 137
definição, 136
incidência e prevalência, 136
principais aspectos clínicos, 137
tratamento, 137
Neuralgia do trigêmeo, 140
acupuntura, 141
aurículo, 142
evidências clínicas, 142
pontos mais utilizados, 141
prescrições MTC, 142
tratamento agudo, 142
definição, 140
incidência e prevalência, 140
principais aspectos clínicos, 141
tratamento, 141
Neuralgia pós-herpética, 144
definição, 144
incidência e prevalência, 144
prescrições da medicina tradicional chinesa, 145
aurículo, 146
evidências clínicas, 146
principais aspectos clínicos, 144
tratamento
agudo, 145
com acupuntura, 145
ponto mais utilizado, 145
Noção inicial da craniopuntura de Yamamoto
(YNSA), 214
área de diagnóstico no braço, 226
definição, 214
diagnóstico cervical, 226
indicações, 214, 215
pares cranianos (nervos cranianos da YNSA), 226
pontos
básicos, 214
cerebrais, 220
como localizar, 225
sensoriais ou órgãos dos sentidos, 215
Y (Yamamoto), 220
indicações, 224
Nomenclatura dos pontos de acupuntura utilizada
pela Organização Mundial de Saúde, 280-281

O

Obesidade, 147
acupuntura, 149
acupuntura auricular, 149
principais pontos de acupuntura utilizados, 149
definição, 147
diagnóstico, 148
evidências clínicas, 149
incidência e prevalência, 147
principais aspectos clínicos (tipos de obesidade),
148
obesidade do tipo
androide, 148
ginoide, 148
tratamento, 148

cirurgia bariátrica, 148
farmacologia, 148
Olho seco, 152
acupuntura, 154
aurículo, 155
evidências clínicas, 155
pontos mais utilizados, 154
prescrições MTC, 154
definição, 152
incidência e prevalência, 152
principais aspectos clínicos, 152
tratamento, 154
Ombro doloroso, 157
acupuntura, 160
aurículo, 160
evidências clínicas, 160
pontos mais utilizados, 160
prescrições MTC, 160
definição, 157
incidência e prevalência, 157
principais aspectos clínicos, 157
capsulite adesiva, 158
instabilidade glenoumeral, 158
lesão do manguito rotador, 157
osteoartrite glenoumeral, 158
sinais de alarme, 159
tendinite calcária, 158
tratamento, 159
capsulite adesiva, 159
instabilidade glenoumeral, 160
lesão do manguito rotador, 159
osteoartrite glenoumeral, 160
tendinite calcária, 160

P

Pares cranianos: função e relação com os órgãos
internos e *Zang Fu*, 229
Pontos
comumente utilizados com suas indicações
clínicas e funções de acordo com a medicina
tradicional chinesa (MTC) e neurofisiologia, 281
pares cranianos e a correspondência com os
órgãos internos, 230
Prática e pesquisa em acupuntura, 272

Q

Quadril doloroso, 163
acupuntura, 166
aurículo, 166
evidências clínicas, 166
pontos mais utilizados, 166
prescrições MTC, 166
definição, 163
incidência e prevalência, 163
principais aspectos clínicos, 163
bursite, 164
osteoartrose, 164
osteonecrose da cabeça femoral, 164
pubalgia, 165
síndrome do piriforme, 165
tendinite, 164
tratamento, 165
bursite, 165
osteoartrose, 165
osteonecrose da cabeça femoral, 165
pubalgia, 165
síndrome do piriforme, 165
tendinite, 165

R

Racionalidades médicas, 209
 definição, 209
 desdobramentos, potencialidades e utilidades
  das racionalidades médicas, 210
 racionalidades médicas e acupuntura, 211
Revisão neuroanatômica
 dos acupontos relacionados ao parassimpático,
  256
 dos pontos clássicos *Shu* dorsais, 255

S

Seleção dos pontos para tratamento de pacientes
 apneicos, 16
Síndrome climatérica, 168
 acupuntura, 169
  aurículo, 170
  evidências clínicas, 170
  pontos mais utilizados, 169
  prescrições da MTC, 169
  tratamento agudo, 169
 definição, 168
 incidência e prevalência, 168
 principais aspectos clínicos, 168
 tratamento, 169
Síndrome do túnel do carpo, 173
 acupuntura, 174
  aurículo, 174
  evidências clínicas, 174
  pontos mais utilizados, 174
  prescrições MTC, 174
 definição, 173
 incidência e prevalência, 173
 principais aspectos clínicos, 173
 tratamento, 174
Síndrome dos ovários policísticos, 177
 acupuntura, 178
  aurículo, 178
  evidências clínicas, 178
  pontos mais utilizados, 178
  prescrições MTC, 178
 definição, 177
 incidência e prevalência, 177
 principais aspectos clínicos, 177
 tratamento, 178
Síndrome pré-menstrual, 181
 acupuntura, 182
  evidências clínicas, 182
  ponto mais utilizado, 182
  prescrições MTC, 182
   deficiência, 182
   excesso, 182
 definição, 181
 incidência e prevalência, 181
 principais aspectos clínicos, 181
 tratamento, 182
Sintomas clássicos da depressão, 58
Sinusite, 184
 acupuntura, 185

aurículo, 185
 evidências clínicas, 185
 pontos mais utilizados, 185
 prescrições MTC, 185
 tratamento agudo, 185
definição, 184
incidência e prevalência, 184
principais aspectos clínicos, 184
tratamento, 184

T

Tabagismo, 187
 acupuntura, 188
  aurículo, 188
  evidências clínicas, 189
  ponto mais utilizado, 188
  prescrição MTC, 188
 definição, 187
 incidência e prevalência, 187
 principais aspectos clínicos, 187
 tratamento, 188
Trabalho de parto – dor, 192
 acupuntura, 193
  aurículo, 194
  evidências clínicas, 194
  pontos mais utilizados, 193
  prescrições MTC, 193
 definição, 192
 incidência e prevalência, 192
 principais aspectos clínicos, 192
 tratamento, 193
Trabalho de parto – indução, 196
 acupuntura, 197
  aurículo, 197
  evidências clínicas, 197
  pontos mais utilizados, 197
  prescrições MTC, 197
 definição, 196
 incidência e prevalência, 196
 principais aspectos clínicos, 196
 tratamento, 197

V

Viscerótomos de Head e os pontos *Shu* dorsais, 253

Z

Zona M, usada no controle da dor aguda da
 enxaqueca, auriculoterapia, 34
Zumbido, 199
 acupuntura, 200
  aurículo, 200
  evidências clínicas, 200
  pontos mais utilizados/tratamento agudo, 200
  prescrições MTC, 200
 definição, 199
 incidência e prevalência, 199
 principais aspectos clínicos, 199
 tratamento, 200